L'ART
DE GUÉRIR

ET D'ÉVITER

LES MALADIES

OUVRAGE UTILE AUX MÈRES DE FAMILLE ET A TOUS CEUX QUI, PAR ÉTAT OU PAR DÉVOUEMENT
S'OCCUPENT DE L'AMÉLIORATION DE L'ESPÈCE HUMAINE, TANT AU MORAL QU'AU PHYSIQUE.

PAR

A. M. D. GUILBERT,

Docteur en médecine de la faculté de Paris, Professeur à l'École de pharmacie, médecin honoraire
des bureaux de bienfaisance, ancien officier de santé des armées de la République et de
l'Empire, membre de plusieurs sociétés savantes de France et d'Allemagne.

PARIS

LABÉ, ÉDITEUR, LIBRAIRE DE LA FACULTÉ DE MÉDECINE,
Place de l'École-de-Médecine, 23, ancien 4.

—

1852.

L'ART DE GUÉRIR

ET D'ÉVITER

LES MALADIES.

L'ART

DE GUÉRIR

ET D'ÉVITER

LES MALADIES

OUVRAGE UTILE AUX MÈRES DE FAMILLE ET À TOUS CEUX QUI, PAR ÉTAT OU PAR DÉVOUEMENT,
S'OCCUPENT DE L'AMÉLIORATION DE L'ESPÈCE HUMAINE, TANT AU MORAL QU'AU PHYSIQUE.

PAR

A. M. D. GUILBERT,

Docteur en médecine de la faculté de Paris, Professeur à l'École de pharmacie, médecin honoraire
des bureaux de bienfaisance, ancien officier de santé des armées de la République et de
l'Empire, membre de plusieurs sociétés savantes de France et d'Allemagne.

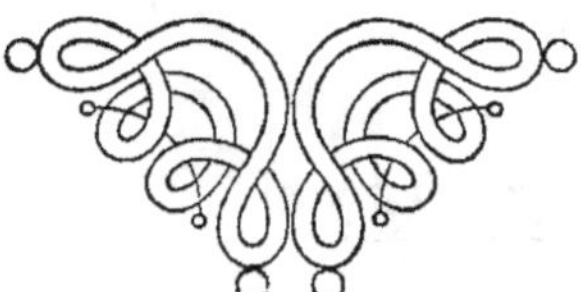

PARIS

LABÉ, ÉDITEUR, LIBRAIRE DE LA FACULTÉ DE MÉDECINE,
Place de l'École-de-Médecine, 23, ancien 4.

1852.

PREMIÈRE PARTIE.

—

CONNAISSANCE DES MALADIES

ET DE LEUR CAUSE.

—

HYGIÈNE.

POINT DE DÉPART.

Dans tous les temps, les hommes sages qui ont exercé la médecine n'ont cessé de chercher, par l'observation et à l'aide des connaissances nombreuses nécessaires, quelle pouvait être la cause mystérieuse des maladies qu'ils étaient appelés à guérir, et, malgré les travaux immenses entrepris sur ce sujet, malgré le talent et la science des hommes supérieurs qui auraient bien voulu la découvrir, la cause des maladies ne s'est jamais offerte à leurs yeux.

Voici ce qu'on lit à ce sujet dans le *Dictionnaire des Sciences médicales*.

« L'essence ou la nature intime des maladies est entière-
« ment inconnue, l'esprit humain a fait longtemps de vains
« et inutiles efforts pour la découvrir, et toutes les recher-
« ches auxquelles on s'est livré sur cet objet obscur et im-
« pénétrable n'ont servi qu'à produire des hypothèses fri-
« voles et d'éternelles divagations, et à prouver enfin qu'il

« est inutile de s'en occuper puisqu'il est inaccessible et
« hors de la portée de notre intelligence.

Voici ce que disait sur le même sujet un médecin très-célèbre, dans son ouvrage sur les révolutions et la réforme de la Médecine, ayant pour épigraphe : *Medicus enim philosophus est Deo æqualis.*

« Pour étudier l'état sain et l'état malade, pour suivre la
« marche et le développement de telle ou telle maladie en
« particulier, nous n'avons pas besoin de connaître l'essence
« de la vie ni celle de la cause morbifique, l'observation,
« l'expérience et le raisonnement nous suffisent, il ne faut
« rien de plus. »

Cependant, jusqu'au moment où cette cause sera généralement connue, chaque médecin s'en créera une à sa guise, car il n'y a pas d'effet sans cause. Le médecin conséquent, pour la trouver, remonte aux circonstances qui ont entouré le malade au moment de l'invasion de la maladie, il constate souvent des refroidissements humides, et, dès lors, il recommande de les éviter; mais la médecine fait usage des refroidissements humides comme moyens curatifs. — Le médecin remarque encore que les courants d'air ont fait des malades et il recommande lui-même les courants d'air, parce que les courants d'air ont guéri. Ne sait-on pas que des gens sont devenus malades pour avoir reçu de l'eau froide sur le corps ? et cependant des médecins instruits et très-sensés versent de l'eau froide, à filet ou en masse, sur les fous qu'ils veulent guérir. — Des malades auxquels on avait recommandé d'éviter soigneusement les refroidissements humides et les courants d'air ne se sont pas guéris par les soins qu'ils ont pris pour les éviter, mais pour s'y être exposés. Ces faits, vrais, laissent l'observateur dans le doute, et l'ordonnance du médecin sans force.

Des hommes, d'ailleurs très-instruits, regardent les affections d'un tissu d'organe comme la cause de l'affection d'un autre tissu du même organe ou d'un organe voisin , sans admettre pour cela que la cause soit la même, parce que les symptômes sont différents, ce qui tient à la différence des organes, de leurs fonctions ou de leurs tissus. On a vu, par exemple, des passions fortes, accidentellement excitées , opérer la guérison d'autres maladies douloureuses qui avaient résisté à tous ces moyens, et l'on est resté dans l'é-tonnement et dans l'admiration, comme si une passion forte, comme toutes les affections du cerveau les moins sensibles, n'était pas une affection dont la cause est la même que celle de la maladie qui a précédé, déplacée par l'irritation du cerveau.

Des médecins, en grand nombre , supposent la cause de la maladie dans la qualité du sang , ou dans sa quantité, parce que souvent ils guérissent un malade , ou font taire une douleur par la saignée ou par les sangsues, sans s'a-percevoir qu'ils n'opèrent par là qu'un changement heu-reux , quelquefois malheureux , et qu'ils diminuent leurs ressources pour la période qui suit le paroxysme et que je nomme la crise.

Dans certaines maladies comme celles du foie , ou de la vésicule biliaire, ou du voisinage, qui cessent ou paraissent cesser en même temps que se présentent des évacuations bilieuses, on croit voir la cause de maladies dans la sura-bondance de la bile, dans sa nature ou dans sa qualité, parce que la crise, arrivant après la guérison , on prend la ma-tière morbide que l'organisme met toujours dehors pour la cause qui l'a produite.

Lorsqu'on guérit un malade par l'usage des purgatifs, on accuse l'humeur ; et n'est-on pas autorisé à le faire lorsque le traitement se trouve suivi d'une crise dans laquelle l'hu-meur semble sortir de tous côtés, parce que la purgation, par l'irritation qu'elle produit sur la membrane muqueuse des intestins, a éloigné la cause morbifique du cerveau et a rétabli les fonctions cutanées en faisant cesser un état nerveux que les anciens nommaient malin , pour de bonnes raisons?

Dans les maladies du cerveau, abstraction faite des enveloppes , maladies de la plus haute importance et si peu connues, ces affections de la pulpe étant sans douleur et la cause des maladies invisible, la logique remplace la science au lit du malade , car le médecin ne doit pas ignorer ; le moins orateur se borne à dire : « Ce n'est rien, c'est nerveux. » Cependant le mal est-il nouveau ? il peut guérir ; est-il ancien? c'est souvent le cas ; ces affections étant insensibles, les symptômes ne sont aperçus que quand la maladie est devenue grave ; le malade meurt , l'autopsie ne présente rien ou peu de chose. Dans ces maladies indolores de l'encéphale, aux yeux de quelques médecins comme aux yeux du monde, c'est le malade lui-même qui est coupable, c'est son imagination, son caractère, ses passions ; comme si tous les organes renfermés dans la pulpe encéphalique ne pouvaient être isolément, ou plusieurs ensemble, affectés par la cause morbifique et présenter tous ces effets qui ne se remarquent pas chez l'homme dont le cerveau est parfaitement sain et libre de sa volonté : parce que cet homme commande à son imagination , il peut cacher ses défauts et ses crimes volontaires, il est bien portant.

Tour à tour on a accusé comme cause de maladies tous les liquides et tous les solides de l'organisme , comme si le sujet de la maladie pouvait en être la cause !

On a encore cherché l'essence de la maladie dans l'irritation, mais, tout en s'étonnant qu'une irritation faible pût déterminer quelquefois une inflammation violente, parce qu'on ne sait pas non plus ce que c'est que l'irritation ou plutôt sa cause.

Passant sur toutes ces difficultés, des médecins très-célèbres cependant ont cru voir le principe des maladies dans ses effets, c'est-à-dire dans les altérations organiques, dans les matières morbides.

On pourrait ajouter beaucoup à ces nombreuses et différentes manières de voir qui ne prouvent qu'une chose : c'est que la cause des maladies n'est pas connue.

En médecine, on ne donne pas le nom de maladie à une fracture, à une brûlure, à un empoisonnement, à l'accouchement, à une luxation, à une amputation, à une opération chirurgicale quelconque, on connaît la cause de chacun de ces effets.

On réserve le nom de maladie à toutes les affections simples ou composées dont la cause est inconnue.

Toutes les maladies qui sont fixes sur un point, comme une douleur continuelle, sont des affections organiques simples.

Les affections qui paraissent compliquées de celles de plusieurs organes ou de plusieurs points qui se présentent chez des sujets différents avec les mêmes symptômes, ou à peu près, sont des maladies proprement dites; la réunion des symptômes sert à leur donner le nom qui leur revient, et sur lequel on est loin d'être d'accord, parce que les symptômes sont rarement parfaitement les mêmes.

Ce qu'on nomme les suites, comme celles de l'accouchement, de la brûlure, de la fracture, de l'opération chirurgicale, de l'empoisonnement, etc., sont encore des affections simples ou composées lorsque la guérison se fait attendre, et, selon les symptômes qui se présentent, on déclare ces suites compliquées de telle ou telle maladie.

On a ignoré jusqu'à ce jour la cause de ces suites, quelquefois interminables, comme on ignore encore la cause des affections organiques simples et celle des affections compliquées; on a employé pour guérir, comme on le fait encore dans les mêmes cas, les mêmes moyens recommandés par l'usage et par l'expérience; on a fait de la médecine expérimentale : les résultats ont souvent été satisfaisants, mais aussi parfois la maladie a fait des progrès et le malade qui aurait pu guérir est mort.

En effet, dit un de nos auteurs célèbres, dans son ouvrage sur les phlegmasies : « La très-grande majorité des « infortunés que je trouvais consumés par une maladie chro-« nique, étaient tout simplement victimes d'une inflamma-« tion qui n'avait pu être guérie dans sa période d'acuité. »

Il est clair que si l'on avait connu la cause des maladies et les moyens de la chasser à volonté, ce que je ferai connaître dans cet ouvrage, on aurait pu éviter la maladie et son passage à l'état chronique.

Dans la période d'acuité ou dans une maladie nouvelle : la cause du mal est seule, il suffit de l'enlever, ses effets cessent.

Dans la maladie chronique, la cause est là, les organes sont altérés par son long séjour ; on peut toujours chasser la cause à volonté, mais les organes ne se répareront que s'ils sont encore réparables.

Il est donc bien important de faire connaître cette cause de maladies et sa nature pour apprendre à l'éviter ; comme aussi les moyens de la chasser, lorsque, malgré les précautions mal comprises, on s'en trouve pénétré.

En écrivant cet ouvrage, je m'adresse particulièrement à la mère de famille, car les maladies chroniques les plus graves datent souvent des premières années de la vie. J'ai dû employer un langage à la portée de la plus simple, comme à la hauteur de tous les hommes qui, par état ou par dé--vouement, s'occupent de l'amélioration de l'espèce humaine.

I

L'HOMME OU LE SUJET DE LA MALADIE.

—

L'Ame.

L'anatomiste qui médite sur la disposition des organes du corps de l'homme reconnaît l'existence d'un centre dans la tête , vers lequel se rendent des nerfs qui rapportent au cerveau les sensations reçues du dehors au moyen des appareils qu'on nomme *organes des sens* , véritables instruments de physique, qui sont : les yeux, pour la vue; les oreilles, pour l'ouïe; le nez, pour l'odorat; le palais et ses accessoires, pour le goût; enfin, les nerfs du toucher, situés au bout des doigts, et ceux de la sensibilité répandus dans un grand nombre de points du corps. Ces nerfs ont leur point de départ dans ces instruments de physique naturelle, et à leur arrivée ils plongent, circulent et se répandent dans la partie de la pulpe cérébrale chargée de percevoir leurs rapports et de les communiquer à l'âme, ou, en présence de l'âme, aux nerfs chargés d'élaborer ces rapports.

De ce centre, dont je viens de parler, partent des masses cérébrales destinées à des fonctions diverses, dont les unes ne vont pas plus loin que la boîte osseuse; les autres, plus allongées et formées de la même matière, retenues dans des enveloppes, se rendent aux muscles auxquels elles portent, sous le nom de *nerfs* qui ressemblent à des fils, la volonté de mouvement.

En voyant cette disposition du système nerveux par l'intermédiaire duquel l'homme reçoit les rapports des sens, et par lequel il commande à toutes les parties de son corps, il est impossible de ne pas comprendre que, dans ce point central, se trouve l'âme, quoiqu'on ne la voie pas plus que ce qui est invisible.

En remarquant la même nature dans la matière médullaire de toutes les parties du système nerveux destinées à des fonctions si diverses, on ne peut s'empêcher de reconnaître que ces fonctions sont simplement celles d'interprètes, soit que cette matière se rende des organes des sens à l'âme, soit qu'elle parte de l'âme pour se rendre aux muscles.

L'âme est, par rapport à la pulpe nerveuse, comme l'artiste placé devant le clavier d'un instrument à cordes, en face d'une musique écrite, ou comme le général placé sous sa tente au milieu de son camp, ou comme le chef responsable d'un gouvernement bien organisé, maîtresse d'ordonner l'action ou le repos, l'âme est obéie si la pulpe est saine; si les sens font naître une pensée, sa volonté suffit pour la chasser. L'homme sain du cerveau commande à ses pensées comme aux autres actions; l'homme qui ne le peut est malade du cerveau ou du cervelet, quoiqu'il n'en ait pas connaissance; il est malade sur des organes qui entendent le langage de l'âme et lui obéissent ordinairement, comme il est malade sur des organes pareils, également insensibles, lorsque, voulant lever le bras, il ne le peut, parce qu'il est paralysé. Il exprime son mal en disant : c'est plus fort que moi.

L'homme sain, moral et savant, trouve un vrai bonheur dans l'usage de tout ce qu'on peut nommer *nourriture de l'âme*, il abandonnerait volontiers les nécessités du corps pour se livrer tout entier aux nobles jouissances de la première. C'est pour contre-balancer cette tentation, comme pour le bonheur de la vie, que le Créateur a voulu que l'homme trouvât dans l'exécution de toutes ses fonctions des plaisirs qui rappelassent le corps à l'âme ; ces plaisirs restent toujours exquis pour l'homme qui en use sans en abuser jamais ; s'il en abusait, il apprendrait bientôt avec quelle facilité la faculté de les ressentir s'émousse. Hélas ! le souvenir du plaisir passé le porte sans cesse vers le plaisir à venir.

Les exigences du corps, à cet égard, deviennent chez l'homme sage et observateur la source d'un débat continuel entre l'âme et le corps : celui-ci, chez cet enfant d'Adam, veut jouir, mais l'âme veut le retenir dans des bornes plus ou moins restreintes, comme l'étendue et la nature de l'éducation et de l'instruction que cet homme a reçues. L'homme sans instruction morale, sans éducation, n'aura rien à mettre en opposition avec les désirs des sens, et la matière animale l'emportera.

Pour parer à ses besoins, l'homme doit travailler ; dans le travail, il trouve encore les moyens d'acquérir la santé, la fortune et la gloire.

Tous les animaux, sans en excepter l'homme, sont pourvus : de l'instinct de conservation de l'individu, et de l'instinct de conservation de l'espèce.

Cet instinct, chez les animaux créés pour l'homme, est très-étendu ; il remplace chez eux les facultés qui ne se trouvent que chez l'homme.

L'instinct des animaux n'étant utile à l'homme qui a une âme que dans une certaine mesure, ne sera jamais aussi développé chez lui que chez les animaux qui doivent avoir, infuse , une certaine dose de science.

Les animaux domestiques sont guéris par la science de l'homme, mais les autres se guérissent par instinct.

On peut chercher l'art de guérir dans le perfectionnement de l'instinct par le somnambulisme, mais on aurait tort de l'espérer ; car ce serait déjà fait, on l'aurait déjà trouvé.

Le Corps.

Lorsque l'enfant sort du sein de sa mère, c'est comme s'il sortait d'un bain chaud ; sa peau, imbibée d'humidité, est disposée à donner facilement introduction à la cause des maladies ; il faut se hâter de l'essuyer sans le frotter et de le couvrir, comme aussi il faut éviter à sa mère le refroidissement humide, afin de n'avoir pas à craindre, pour elle, les suites de couches.

Les vêtements du nouveau-né doivent être compris de manière à ce qu'il ne soit ni gêné ni trop chargé. Sa tête doit être assez couverte pour qu'il n'ait pas froid , et cependant elle ne doit pas l'être trop, de peur qu'elle devienne trop chaude ; un bonnet de flanelle, doublé de toile très-fine, et sans ourlet, suffit en été ; dans l'hiver, on le recouvre d'un autre bonnet léger.

Chaque fois qu'il faut nettoyer l'enfant, on doit se hâter de le faire, et si l'on opère près du feu de la cheminée ou du poêle, il faut éviter de placer sa tête de ce côté, mais toujours présenter au feu ses extrémités inférieures, en garantissant son visage.

Il faut aussi éviter soigneusement de laisser se renverser

en bas la tête de l'enfant sur la cuisse de celle qui l'habille ; on doit couvrir son corps de manière à ce que les extrémités inférieures soient plus chaudement que la tête. Il faut encore se tenir pour bien averti, que, lorsqu'on laisse un enfant mouillé trop longtemps à l'air, on l'expose à des refroidissements humides, c'est-à-dire qu'on fait entrer chez lui la cause des maladies. Heureusement les enfants prennent de la graisse qui les protége, et la circulation du sang, plus vive chez eux que chez l'homme qui marche, vient encore à leur secours ; que de douleurs il peut éprouver, cependant, avant de pouvoir en indiquer la place !

Dans la confection du lit : L'oreiller doit être rempli de feuilles de fougère, de balles d'avoine, ou mieux encore : seulement recouvert d'un drap de toile plié en seize, qu'on place à cheval sur l'oreiller, descendant jusqu'au-dessous du bassin.

La couverture de laine doit être épaisse ou neuve pour l'hiver, et mince ou moins chaude pour l'été ; le lit doit être bordé, la couverture ne doit pas être serrée, autrement l'enfant, trop gêné dans son lit, se découvrirait la nuit, et s'il était en sueur, il se refroidirait et deviendrait malade ; si la couverture une fois bordée ne le gêne pas, parce qu'elle lui permet tous les mouvements, il ne cherchera pas, en dormant, à s'en débarrasser.

L'époque de la dentition ne tarde pas à arriver, car elle n'attend pas qu'une dent paraisse, alors elle a déjà commencé ; ce travail est une irritation importante qui appelle la cause des maladies vers la tête, elle peut agir sur les dents elles-mêmes qui seront gâtées avant d'être dehors. — Les douleurs que sa présence occasionnera seront senties par le cerveau, et la métastase s'établira bientôt des dents à la pulpe cérébrale, *et vice versâ.* Jusqu'à l'âge de 7 à 8 ans, les enfants seront exposés à cette cause d'appel qu'il faudra combattre afin d'en éviter les conséquences ; c'est pour arriver à ce but que je recommande que les pieds soient ordinairement plus chauds que la tête, autrement les fonctions resteront en retard.

Les habits, les vêtements de jour devront être sagement confectionnés d'après ce principe. — Et, contrairement à ce principe, on voit tous les jours dans les lieux publics des enfants qui sont habillés en sens inverse : la tête très-couverte, le haut du corps serré et les jambes nues. — On ne doit attendre de cette mode que le contraire de ce qu'on désire : si ces enfants sont pénétrés par la cause des maladies, elle se portera dans les parties les plus chaudes de leur corps, et naturellement ce sera à la tête, à la poitrine ou à l'estomac.

On pourrait m'objecter que beaucoup d'individus ont cette mise, sans que pour cela ils en soient plus souffrants que d'autres; il est vrai que l'homme peut s'habituer à tout ce ce qui lui est contraire, même aux poisons, parce qu'il existe dans les moyens conservateurs de l'organisme de grandes ressources, mais ces ressources disparaissent avec la mauvaise habitude; et ce qui ne peut nuire à ceux qui toujours vont nu-pieds ou nu-jambes, parce que la peau chez eux est devenue plus serrée, plus imperméable, ne cesse pas d'être dangereux pour ceux qui, adoptant cette mode pour quelque temps seulement, la quittent et la reprennent, la peau étant prise au dépourvu. Les personnes qui commettent ces imprudences ne se doutent pas qu'elles ont dans la substance médullaire du cerveau la cause d'une maladie qu'elles ne sentent pas.

A peine le temps de la dentition est-il écoulé, que l'enfant commence ses études : le travail du cerveau a déjà pris de l'extension et produit de la fatigue; de 8 à 12 ans on fait des efforts de plus, et l'on maintient quelquefois, par trop de travail, une irritation cérébrale que la dentition a commencée; et si le fluide morbifique, appelé par cette irritation, se porte au cerveau, ce sera sur les organes de la section de l'intelligence qu'il se fixera; alors l'enfant ne pourra plus apprendre, on le punira quoiqu'il n'y ait pas de sa faute, les peines morales commenceront à s'ajouter aux autres causes d'irritation et à échauffer le cerveau sans aucun sentiment douloureux, comme le faisait la douleur de la dentition ; à la pension, comme chez ses parents, il n'entendra que des reproches, parce qu'on ignore la cause qui l'empêche d'avancer et parce qu'on ne sait pas l'en débarrasser, on s'en tient à ce que l'on voit ; l'enfant boit bien, mange bien, joue bien et dort ; donc il n'est pas malade. — Mais, dans la récréation : souvent au soleil, les pieds dans l'humidité, recevant la pluie en promenade, s'échauffant jusqu'à la sueur, se refroidissant dans la classe, exposé aux courants d'air, enfin placé mille fois dans la journée sous des influences qui donnent introduction à la cause des maladies si peu connue ou si mal comprise, si quelque chose doit étonner, c'est que ces malheureux enfants ne meurent pas en plus grand nombre. Heureusement la cause des maladies s'en va par la sueur qui répare quelquefois le mal. Mais si la cause des maladies est dans le cerveau, la sueur ne se présente pas toujours, parce que, dans l'affection nerveuse, la circulation va plus lentement, la maladie fait des progrès sans qu'on s'en aperçoive, et lorsque l'enfant prend le lit il est souvent déjà malade mortellement.

Dans la plupart des réunions d'enfants, on est souvent dans l'habitude d'ouvrir les fenêtres et de donner des courants d'air à cause de l'odeur désagréable qui s'exhale, il faudrait les faire sortir plus souvent, ne serait-ce qu'un instant, pour donner ce courant d'air, puis refermer les fenêtres et les faire rentrer.

L'âge de 12 ans est celui du développement et de l'ossification, le fluide se porte sur les organes qui président à cette fonction et sur la fonction elle-même, c'est-à-dire au

cervelet et aux vertèbres; le malade ne sent rien au cervelet, néanmoins il éprouve de la gêne dans la région du
rachis, le pouls indique la place du fluide, ou le pouls est
faible et le fluide est dans la pulpe cérébelleuse, ou il est
martellant, et le fluide est dans la pulpe des nerfs du canal
vertébral; à cette époque, si l'on s'aperçoit que l'enfant
aime à rester seul, qu'il est quelquefois trop gai, le plus ordinairement triste à l'excès, souvent sombre et maigre, il
faut éloigner de lui tout ce qui pourrait le perdre, comme
les camarades dangereux par leurs mauvais conseils, les
mauvais livres, les gravures obscènes, les nudités, etc., parce
que le travail de la puberté commence. — Ce travail opère
quelquefois une dérivation heureuse pour l'organe de l'intelligence; mais s'il se fait sous les influences déplorables des
mauvaises habitudes malheureusement trop répandues, l'ossification en souffrira, l'enfant restera petit, maigre, rachi-
tique.

De 15 à 17 ans, le jeune homme avance dans ses études ;
s'il est en bonne santé, il trouve du plaisir dans son travail,
un encouragement dans son avancement, il recherche les
premières places ; mais que de malades du cerveau viennent
après lui, à sa suite, ne pouvant s'avancer comme lui sans
qu'on sache pourquoi ! les maîtres, les parents qui s'en
aperçoivent en cherchent la cause dans ce qui fait l'objet de
leurs préoccupations ; car les uns sont passionnés, les autres
ont une monomanie ou, si l'on veut, un caractère particulier,
ce qui se connaît à leurs paroles, à leurs actions, à leurs habitudes qu'il faut surveiller et étudier soigneusement pour
découvrir le siége de la cause des maladies chez eux.

On ne croit pas à l'existence d'une cause qui produit
des effets dont les symptômes sont si peu remarquables
qu'on ne les regarde pas comme ceux d'une maladie, on regarde ces effets comme les causes elles-mêmes auxquelles
on attribue le peu d'avancement et le dégoût pour la

science qu'on trouve dans les élèves, on les punit comme s'ils étaient coupables, comme si leurs monomanies existaient chez eux par leur faute. — Combien encore sont accusés de paresse, parce qu'ils sont atteints par un premier degré de paralysie !

Enfin l'élève sort du collége, il se choisit une situation dans le monde ; on ne s'occupe pas si son cerveau est sain ou s'il est malade, on le laisse choisir, et quand ce choix, qui paraît rationnel, est fait, on le met dans une maison qui souvent jouit, sous le masque, d'une réputation usurpée. Le jeune homme s'y trouve placé au milieu de jeunes gens comme lui, déjà plus avancés, qui se chargent de lui faire connaître ce qu'il pourrait avoir le bonheur d'ignorer encore ; alors commence pour lui une série de malheurs, s'il se laisse entraîner, parce que, dans ce cas-là, il n'est plus son maître. — Il arrive à l'époque de la maturité, elle devient pour lui celle des passions, comme on dit, parce qu'à l'époque de la puberté la cause des maladies a son siége sur le système entier de la reproduction, par conséquent sur les nerfs et sur les organes destinés à cette fonction ; il peut devenir passionné ou monomane ; il choisit ses amis, parmi ceux chez lesquels il trouve de l'approbation, de la sympathie ; il voit mauvaises compagnies, il écoute les mauvais conseils, il lit les mauvais livres, et bientôt sa démence ne tarde pas à porter des fruits.

Que faut-il faire pour éviter tous ces malheurs attachés à la jeunesse, malheurs si communs de nos jours, si effrayants, si menaçants ?

Ce qu'il faut faire ? c'est très-peu de chose, et ce peu de chose est à la portée de la mère de famille la plus simple.— Il s'agit de s'assurer chaque jour de l'état de la santé du cerveau de son enfant ; il suffit, pour se rendre compte de la santé de la pulpe cérébrale en particulier, de savoir distinguer par le tact les mouvements du pouls : s'il est faible, le cerveau est malade; il faut faire usage d'un traitement ou mieux encore voir le médecin comme si l'enfant avait une douleur ou un dérangement dans ses fonctions.

Quelle est la mère de famille qui ne s'en occupera dorénavant avec un soin religieux, afin d'éloigner de cette tête chérie la cause d'une maladie si grave! le médecin, appelé alors en temps utile, saura toujours la détourner.

C'est cette petite attention qui lui donnera un enfant parfait, profitant de ses bons conseils et de ceux de son père, de ses maîtres, faisant des progrès faciles dans ses études, fuyant par goût les mauvais conseils et les mauvaises compagnies pour ne fréquenter que des personnes dont la tête est saine comme la sienne, travaillant avec calme et avec profit, parce qu'il y a dans son cerveau de l'ordre et tout ce qu'il faut pour réussir.

Lorsque, par son travail et sa bonne conduite, il se sera fait une position, il s'unira avec une personne de son caractère, c'est-à-dire bien portante du cerveau comme lui, et, à moins que la maladie de cet organe vienne sévir passagèrement chez l'un des deux, la vie se passera pour eux comme un beau jour sans nuage; le bonheur sera dans la famille, parce que leurs caractères resteront toujours égaux et semblables, ils veilleront à la santé l'un de l'autre et à celle de leurs enfants comme leurs parents l'auront fait pour eux; et, si l'antipathie paraissait dans leur ménage, qu'ils ne l'oublient pas, elle serait l'effet d'une maladie qu'ils s'empresseraient de guérir.

Il faut, comme on le voit, peu de chose pour comprendre la présence de l'ennemi, il faut également peu de chose pour le chasser lorsque la maladie est nouvelle.

En regardant comme un devoir ce léger soin, en l'ajoutant aux autres déjà si nombreux de la bonne mère, la femme trouvera le bonheur dans sa maison et dans sa famille, elle donnera à la société et à l'État des hommes moraux et de bon sens.

II

—

La nature de la cause des maladies.

La respiration , fonction indispensable à la vie , ne consiste pas seulement à aspirer et à expirer, elle consiste encore dans un travail vraiment chimique qui a lieu dans les poumons. Lorsque l'homme aspire, tous les principes contenus dans l'air pénètrent dans les voies aériennes de sa poitrine pour fournir au sang des propriétés que celui-ci de son côté vient y puiser.

Ces principes contenus dans l'air sont : l'oxygène, l'azote, l'acide carbonique dans des proportions déterminées, le calorique qui tient ces corps à l'état de gaz , de la vapeur d'eau et du fluide électrique, ces derniers dans des proportions variables.

L'homme expirerait l'air tel qu'il l'aspire sans cette opération dont je viens de parler, dans laquelle il y a absorption de gaz et par conséquent dégagement de calorique en faveur du sang par l'action du fluide électrique qui l'accom pagne partout, et sans la présence duquel toutes les opérations de la vie organique, telles que la respiration, la circulation, l'assimilation, etc., ne pourraient être comprises.

Après avoir été épuisé dans le poumon, l'air altéré en sort par l'expiration avec la vapeur abondante qui s'est formée aux dépens de l'hydrogène carboné du sang, et dans cette vapeur l'acide carbonique, le fluide électrique et le calorique superflus.

Le fluide électrique de l'air entré par la bouche, indispensable aux fonctions de la vie, aux analyses et aux synthèses continuelles qui ont lieu dans l'organisme, s'y trouve retenu dans des proportions qui sont en rapport avec ses besoins, il doit être considéré comme fluide électrique nécessaire, comme la quantité de fluide naturel qui lui revient.

Mais le fluide électrique répandu dans l'air pénètre le corps par d'autres voies que par la bouche ; il le pénètre aussi par la peau et, tant qu'il ne dépasse pas les proportions qui établissent l'équilibre avec celles du fluide entré par la bouche, il n'y a pas d'action ; mais dans certaines circonstances, il le pénètre sans mesure comme sous toutes les influences sous lesquelles on devient plus ou moins malade ; ces influences se traduisent toujours par ces mots : refroidissements humides.

Le refroidissement humide a lieu en été comme en hiver : dans l'été on le recherche, dans l'hiver on ne peut toujours l'éviter ; le refroidissement humide a lieu dans un grand nombre de circonstances dont on fait peu de cas, parce qu'elles ont été mal définies jusqu'à ce jour, et par cette raison je crois utile d'en donner des exemples :

Exemples.

Un homme couché dans son lit, dans une chambre froide,

étant en transpiration, se lève sans se couvrir suffisamment, il éprouve un refroidissement humide ; en hiver il s'en plaint, en été il s'en réjouit.

Une mère de famille, son enfant étant malade, se lève la nuit pour le secourir, elle ne se donne pas le temps de se couvrir, elle deviendra malade.

Un individu entre dans une voiture publique, étant en sueur il se place dans le courant d'air, comme il y en a presque toujours, il a bientôt un refroidissement humide.

Un autre, avec des souliers humides ou ses pieds en sueur, obligé de les poser sur une dalle de pierre ou de marbre, éprouve bientôt un refroidissement humide.

Un cinquième, ayant les bras mouillés, s'arrête dans un courant d'air froid ;

Un sixième, ayant la tête en sueur, obligé de se découvrir dans un lieu public dans lequel il y a un courant d'air ;

Un septième qui, ayant chaud, boit un verre d'eau fraîche ;

Un huitième qui reçoit une pluie abondante après avoir reçu le vent de l'est, du nord, ou du nord-est forts.

Enfin un neuvième qui, étant en sueur, s'arrête dans la rue aux vents du nord, de l'est, ou du nord-est forts;

Tous s'exposent aux refroidissements humides et par conséquent aux influences qui rendent malades.

Ces refroidissements étant forts ou faibles, lents ou rapides, les conséquences en seront plus ou moins intenses.

Les éléments les plus simples de la physique nous apprennent que là où se trouve de l'eau, de la vapeur, de la sueur, de l'humidité enfin et du fluide électrique, la première absorbe le second. Ainsi, lorsque la surface du corps est humide de sueur ou de pluie, le fluide électrique de l'air entre dans cette humidité, que l'air soit sec ou qu'il soit humide, car l'air humide est quelquefois plus chargé d'électricité que l'air sec ; il ne l'est jamais plus que lorsque le vent, venant de l'est, du nord ou du nord-est, est très-fort, comme aux jours de mortalité du choléra de 1832.

On voit encore, par les expériences de physique, que les corps les plus chauds enlèvent le fluide électrique aux corps froids ; c'est pourquoi la surface du corps humain, plus chaud que l'air qui l'enveloppe, attire ce fluide, qui glisse sur la peau sèche comme sur tous les corps non conducteurs, et n'attend qu'un introducteur humide pour la pénétrer et se porter plus en avant où plus de chaleur l'attire encore.

Si, lorsque le corps se trouve chargé de ce fluide accumulé à sa surface par les vents d'est, du nord ou du nord-est forts, qui sont ceux que les physiciens regardent comme étant les plus chargés d'électricité, ou par tout autre moyen, comme les instruments de physique, les éventails, les soufflets de forges, etc., on place de l'eau sur un point de la peau, rendue imperméable par un corps gras, cette eau absorbera le fluide, se volatilisera avec lui et par lui, sans autre conséquence, parce que l'huile ou la graisse qui couvre et enduit la peau la rend imperméable à l'eau.

Mais si la peau n'est pas garantie, si l'eau ou la sueur la mouille et la pénètre, le fluide entrera dans l'organisme au moyen de cette humidité qui lui servira d'introducteur, il la volatilisera en partie, et cet effet ne pouvant avoir lieu sans enlever du calorique du point sur lequel il s'opère, cette déperdition, étant en proportions directes avec celle du fluide, le malade pourra, par le froid plus ou moins fort qu'il éprouvera, mesurer d'avance, par la pensée, l'intensité du fluide électrique entré chez lui par la peau.

L'homme qui s'est refroidi sous l'humidité peut facilement rendre à l'air le fluide électrique qui vient de le pénétrer, en supposant que ce fluide morbifique se soit arrêté dans la peau et qu'il ne soit pas placé chez lui de manière à empêcher ses mouvements, il lui suffit de faire assez d'exercice pour transpirer, le fluide sortira de son corps par les voies par lesquelles il était entré, c'est-à-dire par la sueur, que sa présence d'ailleurs facilite ; il est clair qu'il lui faut éviter soigneusement le refroidissement de cette sueur, puisque ce serait l'introduction d'une nouvelle quantité d'électricité.

Si les mouvements lui sont interdits par la douleur, le malade reste au lit, on appelle le médecin qui chasse le fluide en partie, le ramène à la quantité naturelle ou seulement le déplace.

La guérison s'achève dans ce dernier cas par l'exercice et par tous les moyens qui procurent de la sueur.

Le fluide électrique surabondant, entré par la peau, étant la cause des maladies, je le nomme *le fluide électrique superflu* ; lorsque le corps en est chargé, il est passé, comme disait Franklin, à l'état électrique.

De même qu'on peut introduire du fluide électrique superflu dans le corps de l'homme, de même et par d'autres moyens on peut y introduire du calorique surabondant, mais ici l'on voit que la différence entre ces deux fluides, que l'on confond trop souvent, paraît grandement : le calorique a la propriété de se mettre en équilibre avec les corps environnants ; l'homme qui a trop chaud, s'il n'est pas en sueur, peut perdre facilement son calorique en excès et sans danger. Il n'en est pas de même du fluide électrique superflu, retenu à l'intérieur du corps humain, plus chaud et plus humide que l'air ; pour le chasser il faut employer les moyens qui guérissent.

Pour l'art de guérir, il suffit de savoir que lorsque l'intensité du fluide entré par la peau a dépassé celle du fluide entré par la bouche, il y a chez l'homme une cause de maladies plus ou moins intense qui peut se porter sur un seul tissu, sur un seul organe et produire l'affection de ce tissu ou de cet organe, se porter sur plusieurs comme l'éclair et produire les maladies compliquées.

Le fluide électrique, entré par la peau sous les influences maintenant connues, reste dans l'organisme, retenu par le calorique ; et là, sans cesse attiré par métastase sur ou vers le point le plus irrité, ce qui veut dire le plus chaud, il s'exerce sur chaque organe en fonction, parce que chaque fonction ou chaque opération chimique de l'organisme ne peut se faire sans irritation, sans accumulation de calorique. Il est encore attiré sur les régions qui ont été altérées précédemment par sa présence, et dans lesquelles les mouvements nécessaires ne peuvent se faire sans irritation ; enfin, toute addition de calorique l'attire sur ce point.

Il marche, concentré comme une étincelle, et partout dans le corps humain ce fluide superflu, quelle que soit son intensité, retrouve le fluide nécessaire ; si son point d'arrêt, si le point de contact de ces deux fluides est un de ceux qui sont pourvus d'appareils de la sensibilité, le malade éprouve une douleur dans cette région, et l'intensité de cette douleur est encore une mesure de l'intensité du fluide entré par la peau ; chez l'homme qui sait se conserver en santé par le mouvement, par l'exercice ou l'activité, en un mot par le travail qui met dehors le fluide superflu, celui-ci n'y restera que dans des proportions convenables, et dans ces proportions la réunion de ces deux fluides ayant lieu sur chaque organe en fonction, ne peut plus être considérée que comme le stimulus de l'organisme ou la *force vitale*. Ces deux fluides se trouvent dans des proportions qui établissent équilibre : c'est l'équilibre de deux corps dans l'état naturel ; il n'y a aucune action de la part de l'un sur l'autre que celle admise par les physiciens.

Sur certains points privés d'appareils de la sensibilité, ce fluide, même superflu, ne se fait pas toujours connaître, quoique néanmoins il agisse toujours, surtout s'il s'y arrête, comme cela a souvent lieu, sans que le malade s'en doute, puisqu'il ne le sent pas.

Ce fluide entré par la peau peut se métastaser, c'est-à-dire qu'il peut quitter sa place lentement ou vivement, quelquefois aussi vite que l'éclair et se porter sur plusieurs points comme à la fois, car il ne se divise pas. Si l'accumulation du calorique l'attire, le refroidissement de la région malade lui fait quitter sa place; le refroidissement avec de l'eau ou celui de la sueur qui mouille la peau opère le même effet; mais c'est un refroidissement humide, c'est l'influence sous laquelle le fluide électrique superflu s'introduit, par conséquent l'intensité du fluide déplacé par ce moyen est augmenté; le malade s'en aperçoit lorsque ce fluide retourne sur la même place, si cette place est sensible.

Dans les parties sur lesquelles il pose, ce fluide se comporte différemment : ou il dégage du calorique par son action, comme dans l'hématose et dans l'inflammation, ou il refroidit certaines régions comme dans les fraîcheurs, parce qu'alors il pose sur le système nerveux et diminue le mouvement du sang; il produit le frisson par sa présence sur la pulpe des nerfs dans le canal vertébral.

On voit pourquoi le même fluide, pouvant se métastaser si facilement sur un si grand nombre de tissus et d'organes, dans des proportions si variées, produisant des phénomènes si différents, doit être regardé comme la cause de toutes les maladies que l'on traite sans la connaître, et que je regarde comme des effets de *l'intoxication par le fluide électrique superflu*.

Le froid sec est pour l'organisme une occasion de se fortifier; on peut supporter pendant toute une journée le courant d'air et le vent le plus chargé d'électricité, le plus froid et le plus désagréable, si l'on n'est pas en sueur. Si ce vent n'est pas chargé de vapeurs, s'il est sec enfin, si la température est au-dessous de 0, on sera couvert de fluide électrique, les vêtements de laine le retiendront. Sous un vêtement ou une doublure de soie, on pourra le rendre visible sous forme d'étincelles, parce qu'il n'aura pu pénétrer dans l'intérieur du corps, la peau étant restée sèche.

Mais si, après avoir été frotté pendant une partie de la journée par ce vent sec, l'on reçoit la pluie, ou si, le vent venant à changer, l'on entre en sueur, le fluide accumulé dans les vêtements pénétrera l'organisme, et l'on deviendra malade.

On voit par ces observations, bien longtemps et souvent constatées, que l'homme peut s'exposer aux vents les plus chargés d'électricité, à la condition d'éviter toute humidité à la surface du corps, comme la pluie, la sueur, l'humidité des vêtements ou du lit : par conséquent, les logements humides, les bâtiments neufs, une habitation au rez-de-chaussée, les lavages mal entendus, le voisinage des marais, la demeure au bord des rivières, des étangs, des eaux stagnantes quelles qu'elles soient.

On peut, d'un autre côté, avoir le corps humide à sa surface, être en sueur, mouillé par la pluie ou par des enveloppes humides, il n'en résultera aucun inconvénient si l'on ne s'expose pas au courant d'air chargé d'électricité, ou si, forcé de le faire par nécessité, on continue un mouvement qui, par l'action du sang, ne permet pas l'introduction de la cause morbifique.

C'est ainsi que le cultivateur ou le voyageur à pied, l'ouvrier qui travaille des pieds ou des mains dans la rue, sur la grande route ou dans la campagne, trouve toujours dans son travail même des ressources aux inconvénients qu'il peut avoir pour sa santé, s'il savait qu'il n'y a qu'une précaution à prendre, c'est de changer de vêtements en rentrant, afin d'éviter le refroidissement humide.

D'ailleurs ne sait-on pas que ces hommes, exposés souvent par la nature de leurs travaux aux intempéries des saisons, trouvent dans les lois de l'économie des ressources qui s'opposent à l'intoxication électrique comme il y en a pour toute autre intoxication. L'organisme, chez eux comme chez l'homme du Nord, se fortifie; ils peuvent supporter dans les intempéries des saisons des influences qui tueraient l'homme qui travaille dans le cabinet.

On est dans l'usage d'attribuer aux miasmes beaucoup trop de part dans les influences qui rendent malade, et, pour cette raison, on a l'habitude de donner un courant d'air dans les salles qui réunissent un grand nombre de personnes, sans penser que le courant d'air est plus dangereux que les miasmes qu'on veut éviter. — Que deviendraient les médecins qui, forcés de disséquer, passent plusieurs heures par jour dans les salles qui réunissent souvent un grand nombre de cadavres ou de morceaux anatomiques déjà très-vieux, si les miasmes qu'ils respirent pouvaient les rendre malades, et les ouvriers qui reçoivent les peaux de bêtes mortes pour les travailler, et tant d'autres?

Dans les couvents, comme chez les bénédictins de l'abbaye de Saint-Denis, où tout était dirigé par un esprit de sagesse et de science, le dortoir avait deux vastes fenêtres, l'une au nord et l'autre au midi, et dans cette immense salle très-large se trouvaient les cellules des religieux à droite et à gauche. Chacune de ces cellules était fermée, mais pas couverte; de sorte que chaque religieux était chez lui, profitant de l'air commun, qu'on renouvelait à volonté sans qu'aucun d'eux s'y trouvât exposé aux inconvénients du courant d'air.

III

COMMENT ON DEVIENT MALADE.

—

La cause des maladies est attirée par le calorique.

Le fluide électrique superflu ou la cause des maladies, après avoir pénétré l'organisme, se dirige lentement ou vivement sur le point le plus irrité, c'est-à-dire le plus chaud.

Les irritants ne sont pas des causes de maladies, comme nous l'avons vu; si le fluide électrique entré par la peau n'existe dans l'organisme qu'à l'état nécessaire pour former avec celui qui est entré par la bouche la force vitale, l'irritation l'appellera sans doute; mais le fluide électrique, dans ces proportions, n'est plus la cause des maladies, l'irritation suivra sa marche naturelle, elle disparaîtra toute seule, parce que le calorique qui en est le principe se dissipe tout seul, en se mettant en équilibre avec les corps environnants, et la force vitale n'aura agi que comme stimulus.

Mais si le fluide électrique entré par la peau existe dans

l'organisme à l'état superflu, il sera attiré sur le point irrité, parce que le calorique attire le fluide électrique ; le point irrité ou le plus chaud deviendra le centre d'action de ce fluide, jusqu'au moment où celui-ci, appelé par une irritation plus forte, quittera sa place.

Les irritants sont le soleil, le feu, en un mot le calorique, quelle que soit sa source ou son support, s'exerçant sur une partie du corps, tout ce qui contient du calorique à un degré supérieur à celui du corps, tout ce qui augmente le mouvement du sang et développe du calorique sur un point ; comme l'eau bouillante, la brûlure, le voisinage d'un tuyau de poêle chaud, un oreiller de plume, des vêtements trop chauds, gênants ou serrés, les frictions, les coups, les chutes, les blessures, les opérations chirurgicales, l'accouchement, les rubéfiants de la peau, les sinapismes, les vésicants, les purgatifs, etc.; toutes ces irritations, en augmentant le calorique sur un point, appellent le fluide électrique sur ce point ou vers ce point.

Mais l'accouchement, les vésicants, les plaies et les opérations chirurgicales appellent le fluide électrique non-seulement de l'intérieur, par les raisons que nous venons de dire, mais elles donnent introduction à celui qui se trouve en dehors, parce qu'il y a contact de l'air sur un point de l'organisme irrité et humide.

Les irritants pour le cerveau sont : d'abord la dentition chez les enfants, c'est une opération irritante et longue ; l'habitude de ne pas couvrir leurs jambes suffisamment fait que la tête est presque toujours plus chaude que les extrémités inférieures, tandis que c'est le contraire qui devrait se faire.

Après l'âge de sept ans, c'est le travail de tête, les affections morales, vives, gaies ou tristes, d'autres plus faibles longtemps prolongées, la perception d'une trop vive lumière, la vue d'une longue galerie de tableaux, un bruit éclatant, un bruit moindre longtemps prolongé, une odeur forte, le rapport au cerveau d'une vive douleur corporelle, l'insolation, la lecture d'un ouvrage écrit par un malade du cerveau et par conséquent dans l'opposition par rapport au bon sens ou à la moralité, etc.

L'irritation des autres parties du corps est due également à une augmentation decalorique sur ces parties : ainsi, le malade qui a appelé le sang à la gorge par des cris, des chants, un discours trop long, aura une irritation à la gorge qui pourra disparaître insensiblement et qui pourra aussi appeler la cause de l'inflammation si celle-ci n'est pas loin, ou si l'irritation est plus forte que celle du point qu'il occupe.

L'irritation se porte à la poitrine chez celui qui respire trop l'air chaud du foyer, en rentrant du dehors ; c'est presque toujours là, chez celui qui recherche l'air chaud en hiver, le principe de la toux sèche, parce que le poumon irrité ou plus chaud que le reste du corps appelle la cause morbifique.

Enfin chacun des organes peut se trouver affecté par le fluide électrique appelé par le calorique influencé de manière très-variée, comme les individus, l'âge, le sexe, les habitudes, le pays, le logement, les vêtements, les aliments, etc., ce qui explique pourquoi plusieurs personnes exposées sous les mêmes influences qui donnent entrée au fluide morbifique, se trouvent affectées sur des organes souvent différents. C'est que ces personnes diffèrent par l'âge, le sexe, les habitudes, les vêtements, etc.

Cependant, malgré ces différences, il arrive que les saisons, étant favorables à la production et à l'introduction du fluide électrique superflu, tous les individus vivants dans des temps de misère commune et placés par conséquent dans des circonstances qui appellent le calorique sur les mêmes points comme les affections morales qui frappent tous ces individus au cerveau, la même lecture quotidienne distillant le poison, le mauvais air qui s'exerce sur leur poitrine, la même nourriture indigeste qui entre dans leur estomac et leurs intestins et produit un chyle empoisonné, etc. ; il arrive, dis-je, que les maladies, qui ne s'adressaient qu'à un individu isolé et qu'on nommait sporadiques, prendront un caractère épidémique comme les affections ou maladies simples du cerveau, du poumon, de l'estomac, des intestins, et les maladies composées qui partent à la fois par métastase du cerveau à la muqueuse, de l'estomac et des intestins comme dans le choléra; — du cerveau à la peau et aux glandes comme dans la peste; — du cerveau au foie comme dans la fièvre jaune, etc.

Lorsque la température de l'air se trouve au-dessus de celle du corps, l'homme qui sait en profiter, qui ne cherche pas le frais, remarque qu'il est exempt de maladie; il ne souffre que de la chaleur, parce que le calorique de l'air enlève le fluide superflu que la sueur met dehors; s'il recherche le courant d'air étant en sueur, il deviendra malade ; — s'il veut boire froid, à la glace, il aura des maux de gorge, de poitrine, d'estomac, par sa faute ; — si, ayant donné introduction au fluide morbifique par des imprudences qu'il ne croyait pas commettre en cherchant à se rafraîchir, il se trouve obligé d'aller au soleil, alors la chaleur dardant sur sa tête y attirera la cause de maladie.

Observations.

Au mois d'avril, madame D... se plaça à sa fenêtre, étant en sueur, après s'être beaucoup échauffée à frotter son appartement, elle reçut une petite pluie froide sur la figure.

Le lendemain, madame D... avait un érysipèle au visage.

Madame N... vint de Nantes à Paris, en diligence, au mois de septembre ; sa santé en partant ne laissait rien à désirer. Plusieurs fois, la glace de la voiture resta ouverte pendant la pluie. En arrivant à Paris, elle s'aperçut d'une douleur vive à l'épaule qui s'était trouvée près de la fenêtre.

Un homme, qui avait l'habitude de s'endormir après son dîner la tête posée contre le tuyau d'un poêle de faïence encore chaud, se refroidit après avoir reçu la pluie.

La cause de maladie l'ayant pénétré, elle se porta à son cerveau, et le soir, du même jour, il eut des hallucinations, il croyait voir un chat, qui n'existait pas, et s'occupait très-activement à le chasser avec un sabre.

Il fut guéri quelques mois après par un traitement bien suivi.

Un jeune homme revint de la campagne sur l'impériale d'une voiture, il eut pendant cinq heures le soleil du même côté sur le visage; en arrivant il éprouva un refroidissement humide violent ; le lendemain , la joue qui avait reçu le soleil et l'œil du même côté étaient enflammés.

Un commissionnaire se refroidit un jour étant en sueur, après avoir traîné une voiture chargée de meubles; il faisait froid, le vent était du nord; il se trouva presque aussitôt pris de douleurs dans les articulations; il vint me consulter. Je lui conseillais de faire encore un voyage semblable et de se coucher en rentrant dans un lit très-chaud, ce qu'il fit; ses douleurs disparurent.

On voit que la sueur que le malade se donna par le second voyage mit dehors la cause de ses douleurs.

L'important c'était de la bien respecter et de se ressuyer dans un lit bien chaud.

Au mois de février, madame X... conduisit sa fille au bal, et, pour éviter qu'elle se refroidît, elle se munit d'un châle de laine.

La jeune fille était vêtue de la manière suivante: une chemise de toile, un corset, un jupon de coton, un autre de soie, une robe de gaze, des bas de soie, souliers idem, une semelle très-mince.

La jeune personne dansa beaucoup; cependant sa mère lui interdit la dernière contredanse et la retint près d'elle assise sur une bergère dont le coussin était rempli de plume; la sueur s'établit; elle était abondante, lorsqu'on vint prévenir que la voiture était arrivée. On descendit par un grand escalier de pierre très-froid, et, comme on peut le penser, la jeune personne s'en aperçut fortement sur les cuisses; la poitrine était au contraire très-chaudement sous le châle de laine.

La cause de maladie pénétra par les cuisses, se porta sur le point le plus chaud, c'est-à-dire à la poitrine, et le lendemain la jeune personne toussait; c'était peu de chose. Quelques mois après, la phthisie tuberculeuse était tellement avancée que la malade n'était plus guérissable; elle quittait ce monde, dont elle avait fait l'ornement, ayant à peine dix-sept ans.

Au mois de juillet, un maçon après son travail dîna, puis se reposa par terre, le ventre sur le gazon sur lequel il avait plu la veille.

Le lendemain, il avait des borborygmes et la diarrhée jusqu'au sang.

Dans l'été de 1814, les Hanovriens étaient campés dans le bois de Boulogne, couchés sur un peu de paille placée sur la terre; ils furent bientôt affectés de diarrhée dyssentérique, dont un grand nombre mourut dans les hôpitaux.

Deux femmes, la mère encore jeune et la fille de seize ans, furent laver du linge au bateau; elles revinrent en sueur, rapportant à la maison le linge mouillé, qu'elles firent sécher dans leur chambre à coucher. Le lendemain, la mère avait une hémorrhagie utérine, et la fille, qui attendait ses règles, ne les eut pas ce mois-là.

Le pouls était developpé chez la mère, il était faible chez sa fille.

La cause de maladie était chez la mère à la matrice, et chez la fille elle était dans l'encéphale.

Les mêmes influences produisaient chez l'une comme chez l'autre des effets très-différents.

Dans l'hiver de 1825, étant alors pharmacien de Paris, je me trouvais pendant une journée entière occupé à étendre de l'emplâtre simple sur du papier pour servir de papier à cautère.

La pharmacie très-profonde et le laboratoire qui lui faisait suite étaient ouverts en face d'une rue parallèle à la Seine et recevaient directement le vent de l'est.

Le temps était très-beau, la porte d'un couloir donnant sur une cour étroite était ouverte, le courant d'air chassait l'odeur du charbon.

Le soir en me déshabillant, je fus très-étonné en apercevant une quantité prodigieuse d'étincelles électriques qui décrépitaient et semblaient sortir d'un gilet de tricot de laine que je retirais et que j'avais gardé toute la journée en travaillant.

Il est utile de dire comment j'étais vêtu : un gilet de flanelle sur la peau, une chemise de toile, un gilet de laine tricoté, un autre de soie noire et enfin un habit doublé en soie noire.

J'ajouterai une circonstance importante, c'est que j'étais pendant mon travail isolé du parterre, par des débris de papiers couverts d'emplâtre, qui adhéraient à mes chaussures.

Ma santé était parfaite, je travaillais sans sueur.

Le lendemain, je m'occupais comme la veille.

Voulant revoir le même phénomène électrique qui m'avait tant étonné, je tâchais de me conserver sous les mêmes influences.

Les portes restèrent ouvertes, mais la pluie tombait, quoique le vent fût le même.

Le soir, les étincelles ne se montrèrent point, et le lendemain j'avais des douleurs rhumatismales aux épaules.

J'étais devenu malade sous le courant d'air humide qui contenait le fluide morbifique et lui servait d'introducteur.

On pourrait ajouter à cette masse d'observations la liste de tous les malades; car tous le sont devenus par le refroidissement humide, par les courants d'air, par l'introduction du fluide électrique superflu; soit par les influences naturelles soit au moyen des machines électriques.

L'homme malade se plaint, il ose accuser le Créateur qui a si merveilleusement fait toutes choses pour lui; il ne s'aperçoit pas dans son ignorance qu'il est malade par sa faute, parce que dans l'été, dont la chaleur est nécessaire à son corps, il cherche le frais, c'est-à-dire les courants d'air, les refroidissements humides, les boissons à la glace. Dans l'hiver, dont le froid est indispensable pour lui donner des forces, il cherche avidement la chaleur : il se donne encore toutes les maladies possibles par des excès opposés, qu'on peut toujours traduire par ces mots : introduction du fluide électrique superflu par la peau humide.

IV

—

Affections.

La matière animale se compose de trois tissus principaux :

1° Le tissu médullaire ;

2° Le tissu cellulaire ;

3° Le tissu musculaire.

Le sang qui sert à renouveler ces tissus est fabriqué dans un appareil composé d'organes, qu'on nomme les organes de l'hématose ; ces organes sont eux-mêmes formés des trois tissus.

Il en est de même des organes de la génération et des organes des sens.

La cause des maladies placée sur un point de l'organisme repose peut-être sur un simple tissu qu'elle affecte, peut-être sur un organe qu'elle altère et dont elle gêne la fonction; elle peut se métastaser comme l'éclair et produire des maladies plus ou moins composées.

Par son action sur les tissus, elle donne naissance à des produits morbides critiques que l'organisme met dehors et dont la sortie complique souvent les maladies.

Pour mettre de l'ordre dans ces maux divers qui affligent l'humanité et pour apprendre à les bien connaître :

Je commence par les maladies d'un seul point ou les affections les plus simples. Ce sont celles des tissus qui composent, par leur réunion, tous les organes de la matière animale.

J'examine ensuite l'action de la cause des maladies sur les organes de la fabrique du sang, qui représente toutes les affections de ces organes, de leurs tissus, et les affections du sang lui-même.

Puis, passant du simple au composé, j'étudie les affections multiples que la cause de maladie produit par sa métastase, ce sont les maladies proprement dites. Les plus simples d'abord ou les névralgies, les maladies les plus composées, et enfin les maladies compliquées de la crise, terminent la connaissance des maladies.

V

45

IMPORTANCE DU PREMIER TISSU.

*Le tissu médullaire. — Ce tissu se nomme aussi la pulpe cérébrale,
la pulpe nerveuse, la pulpe encéphalique, l'encéphale, etc.*

Qui n'a parlé de l'hygiène des enfants, sans savoir qu'une
maladie insensible pouvait, dès l'âge le plus tendre, pénétrer et
séjourner dans le tissu médullaire de leur cerveau, et que de
sa présence ou de son absence, de son action insensible ou
plutôt non sentie, dépendait leur avenir, celui des familles, le
malheur ou le bonheur de leur patrie, etc.; qui a pu jusqu'à
présent donner à la mère de famille les moyens d'éviter son
introduction si commune par les erreurs de régime, sans
nombre, prodiguées avec la meilleure intention et par une
éducation philosophique absurde.

C'est pour prendre cette affection à son début, c'est pour
éviter qu'elle devienne chronique et incurable, que j'appelle
l'attention des mères de famille.

Malgré la nature semblable en apparence de cette pulpe médullaire, il est impossible de ne pas comprendre que chaque partie de cette masse exerce une faculté qui ne peut être remplacée par aucune des autres. Ainsi un organe de l'intelligence ne peut suppléer un organe des sentiments qui serait malade; il y a donc, sans qu'il y paraisse, autant de divisions dans cette pulpe qu'il y a d'organes, et autant d'organes qu'il y a de facultés.

La pulpe médullaire est l'interprète des organes des sens à l'âme, et de l'âme aux muscles et aux autres moyens d'action. Quel est le moyen de communication ou le langage de l'âme aux nerfs ,des nerfs aux muscles ? On ne le connaît pas; cependant il existe certainement; car en supprimant par la section la communication de l'une aux autres, il n'y a plus d'action, quoique la volonté parle encore.

Les facultés morales et intellectuelles de l'homme sont connues comme celles du mouvement, mais les organes sont moins distincts encore que leurs facultés et leurs nuances; il est néanmoins bien sûr que ces organes existent dans un certain ordre,[et quoique l'œil ne puisse les suivre, on a pu cependant déterminer leur place à l'autopsie et à la reconnaissance du même point physiquement malade, chez plusieurs sujets affectés moralement de la même manière.

Les rapports si nombreux et si fréquents entre tous les organes encéphaliques font comprendre la nécessité d'un si grand nombre de points de contact, si multipliés, qu'on croirait que la pulpe nerveuse n'est qu'une masse homogène.

Tous les organes encéphaliques sont pairs ou doubles. Pour faciliter l'intelligence de ce qui suit, il faut considérer l'encéphale comme composé de deux parties parfaitement semblables, qu'en nomme lobes. On pourrait dire qu'il y a deux cerveaux comme il y a deux yeux, deux oreilles, etc., chacun de ces lobes est partagé en cinq divisions.

La première est celle des organes de l'intelligence qui

se trouvent groupés en avant de la scissure de Sylvius,
sous l'os frontal ; ces organes bien sains chez deux hommes
du même âge, et bien portants, ont les mêmes facultés ;
l'exercice de ces facultés les développent ; ces organes pairs
perçoivent également les rapports des nerfs des sens, ils les
comprennent, les retiennent, les élaborent ; l'instruction fait
leur nourriture et le motif de leurs travaux. Lorsque ces organes sont sains, l'homme perçoit et comprend avec plaisir,
avec un certain bonheur, ce qu'il reçoit des organes des sens ;
toutes ses perceptions sont exactes et agréables, il les rend,
il les communique, il les fait partager facilement et aisément.

L'homme sain des deux lobes de la première division du
système nerveux, quoique sans instruction, a du bon sens,
un jugement sain, de l'ordre, de la mémoire, un coup d'œil
juste ; l'élaboration de la pensée intelligente se fait admirablement et avec une véritable jouissance, comme toutes les
fonctions des organes de cette section. L'enfant bien portant
de ces organes a un véritable appétit pour apprendre ; lorsqu'il cesse de demander : « *qu'est-ce que c'est que cela*, » il faut
se dire que l'organe de l'intelligence est malade ; il n'a plus
d'appétit pour s'instruire ; et, comme lorsque les autres organes du corps sont malades on ne les fait pas travailler, il
faut agir de même à l'égard de ceux de l'intelligence ; il faut
d'abord les mettre à la diète et s'occuper de les guérir : c'est
indiqué.

Lorsque la division qui suit se trouve être affectée par le
fluide électrique superflu, l'organe de l'intelligence se trouve
surexcité par son voisinage ; loin d'être malade, on le reconnaît à la finesse de l'esprit et à toutes ses facultés sur-
excitées chez lui.

La deuxième division est la réunion des organes au moyen
desquels l'homme se met en rapport avec ses supérieurs,
avec lui-même, avec ses égaux et avec ses inférieurs ; ce sont
les organes de la moralité ou des devoirs de l'homme.

Ces organes pairs, comme les autres, sont groupés sous les os pariétaux ; lorsqu'ils sont sains, l'homme est bon ; il a besoin de connaître Dieu ; il le cherche, il le trouve dans ses ouvrages, il l'admire, et ne peut s'empêcher de l'aimer et de l'adorer ; tout ce qui le lui rappelle a pour lui des charmes. Il chérit son père et sa mère ; il a pour ses maîtres et pour ses chefs l'amour, la vénération, le respect et les égards qu'on doit à ceux de qui l'on dépend ; il a le libre arbitre, la fermeté de caractère, il s'estime lui-même ; il honore son corps, il le protége ; il fait grand cas de l'honneur ; il aime sa patrie, le toit paternel, sa famille ; il chérit ses enfants, protége paternellement ses inférieurs et jusqu'aux animaux même qui servent à l'homme et sont créés pour lui ; il travaille avec calme, plein de confiance dans la Providence ; il est consciencieux, bon ami ; s'il prend une compagne, c'est pour devenir père de famille ; il est circonspect ; il défend son pays et sa famille dans la nécessité ; il sait garder un secret, enfin il est patient et modeste.

Par l'éducation, c'est-à-dire par la culture de ces organes de la moralité ou des sentiments du cœur, lorsqu'ils sont sains, l'homme apprend avec bonheur à connaître ses devoirs, c'est une vraie jouissance pour lui de les remplir ; ces organes de la moralité bien exercés, bien cultivés, il devient l'homme vertueux, l'homme créé à l'image de Dieu. Cette section aussi se trouve surexcitée par l'affection de celle de l'intelligence.

Mais un défaut d'éducation, ou l'abandon volontaire des principes de l'éducation la mieux entendue, la plus solide, fait de l'homme en bonne santé de ces organes du cerveau, favorisé de la fortune et qui veut satisfaire ses sens, l'homme selon la nature ; il devient égoïste, n'écoutant que les plaisirs des sens ; il voudrait ignorer l'existence de Dieu, par conséquent tout ce qui le lui rappelle, tout ce qui lui parle morale lui déplaît ; il a soin de se cacher pour mal faire ; il aime ses père et mère dans la mesure qui doit servir d'exemple à ses enfants; il a des amis par spéculation, une femme par égoïsme ou par calcul, des enfants par maladresse; exact à payer ses obligations pécuniaires pour se faire une réputation de probité qui lui servira à devenir plus riche; il n'attache pas la même obligation au mariage; s'il aime ses enfants, c'est qu'il les regarde comme son ouvrage, il les montre comme on se complaît à faire voir un produit qui a coûté de l'argent, du travail et de la peine.

Cet homme qui cherche à satisfaire les plaisirs des sens, dans lesquels il croit trouver le vrai bonheur, ne pense qu'à augmenter sa fortune; il spécule de toute manière, sans s'apercevoir que la soif de l'or le conduit souvent jusqu'à devenir injuste et criminel aux yeux du juge qui l'observe.

Rarement repris de justice, parce qu'il est sain de la première section; s'il devient coupable, il sait se cacher; il emprunte le manteau de la religion, de l'amitié, de la bienfaisance; c'est aux yeux du monde un honnête homme, un homme comme il faut; la considération dont il jouit se pèse et se mesure.

L'homme riche, qui dans la haute société se livre aux plaisirs des sens, cherche dans les ouvrages d'esprit et immoraux une philosophie qui excuse ses désordres. L'auteur qui vient à son secours est un grand homme; il le dit; et cependant malheur à la patrie qui lui sera reconnaissante; nous verrons que ce grand homme était un malade bien dangereux, car sa maladie nerveuse est contagieuse. L'enfant du pauvre, sans éducation, sera bientôt entraîné, surtout dans les grandes villes; il n'est pas sans excuse aux yeux de celui qui voit tout; il y a, il est vrai, au surplus, toujours quelqu'un de responsable.

La troisième division renferme les nerfs des organes des sens : ces nerfs sont pairs comme les organes dont ils sont les interprètes; ils se rendent de ces organes au cerveau et sont très-visibles à sa base; ce sont les rapporteurs de ce que l'homme a vu, entendu, flairé, goûté, touché, senti, au moyen de l'expansion nerveuse qui existe dans les appareils de la vision, de l'audition et des autres sens; leurs rapports sont reçus, compris, perçus et élaborés en présence de l'âme par les organes des autres sections; leurs fonctions, comme on voit, s'exercent de dehors en dedans, lorsque la pulpe des nerfs de cette section est saine, les organes des sens eux-mêmes sains, les sensations sont vraies et les rapports sont exacts.

La quatrième division est celle d'exécution : elle comprend le cervelet, l'origine des nerfs, des mouvements volontaires et des mouvements de la vie organique.

La place que le cervelet occupe dans l'encéphale, ses rapports directs avec les organes de l'intelligence et ceux des sentiments, comme aussi sa place dominante sur les nerfs du mouvement volontaire et ceux de la vie organique, qui ne sont aussi que des nerfs du mouvement, prouvent évidemment que le cervelet, qui est pair comme le cerveau, dirige les mouvements, les coordonne; mais les uns reçoivent l'ordre direct de l'âme, comme les nerfs du mouvement de la vie volontaire ou animale, et les autres ou ceux de la vie organique, unis par tant de points à ceux de la volonté directe, obéissent à ceux-ci ou plutôt à un mouvement volontaire.

L'ordre de l'âme est le résultat d'un jugement formé et d'une décision prise, après avoir entendu les arbitres, qui sont l'instruction et l'éducation, sur les rapports des organes des sens; en l'absence de l'instruction et de l'éducation, c'est le bon sens et les bons sentiments innés et sains qui parlent; cet ordre est venu de l'âme à travers les organes du cerveau, qui l'ont reçu d'elle et élaboré en sa présence, et par elle, avant d'arriver au cervelet, probablement, par la moelle allongée.

Les nerfs ou les organes de la première et de la deuxième division sont les intermédiaires entre les organes des sens et l'âme ; ils sont encore les intermédiaires entre l'âme et les nerfs d'action, de sorte que le jugement que l'âme porte et les actions doivent être singulièrement influencés par l'état de maladie de ces organes ; ils le sont en effet, comme on le verra bientôt.

Quel est l'homme qui oserait dire que l'écrivain le plus spirituel écrirait encore avec esprit, quand bien même les organes de l'intelligence seraient malades, et que les sentiments resteraient toujours délicats et exquis chez l'honnête homme, lorsque les organes de la deuxième division seront chez lui le siége de la cause des maladies ! C'est comme si l'on disait que les mouvements d'un paralytique vont recommencer à la volonté de son âme ! L'âme, je le répète, n'est jamais malade ; mais la pulpe cérébrale, son interprète, peut devenir le siége de la cause des maladies.

Le système nerveux de la vie volontaire porte le mouvement aux fibres musculaires des organes de la vie organique ; cet ordre est la conséquence d'un avertissement donné par l'exécution d'un mouvement volontaire ; ainsi, les mouvements de l'appareil de la digestion sont la conséquence de l'avertissement donné par les mouvements volontaires de la mastication et de l'intususception. Les mouvements du cœur sont involontaires, ils sont la conséquence des mouvements forcément volontaires de la respiration.

Les organes de la respiration, de la circulation, de la digestion, de l'hématose, en un mot, reçoivent, par les nerfs, des influences du cerveau, comme le cerveau en reçoit de ces organes.

Quant aux organes de la génération, ils reçoivent des nerfs de la vie animale et de la vie organique, ils entrent en fonctions ensuite de la volonté de l'âme, et sans sa volonté. La partie de la pulpe qui ordonne ces mouvements paraît être dans le lobe médian du cervelet.

La cause des maladies, on l'a vu, est appelée sur un point

plutôt que sur un autre par l'irritation. Pour le cerveau, les causes d'irritation sont plus nombreuses que pour toutes les autres parties du corps; car, aux causes ordinaires, il faut ajouter ici les affections morales, qui, lorsqu'elles sont irréparables, font un obstacle à la guérison.

On devrait croire que le fluide électrique, à l'état nécessaire, étant la force vitale, dut, dans l'état superflu, produire sur la pulpe cérébrale une exaltation des fonctions du cerveau; il n'en est pas ainsi, sa présence sur ce tissu produit des maladies nombreuses qui sont toutes sans douleur. Néanmoins, on peut remarquer que lorsque le fluide superflu s'exerce sur une section de la pulpe médullaire, celle du voisinage s'en trouve surexcitée, et cela paraît dans ses fonctions. Ainsi, un homme immoral, par maladie, a souvent beaucoup d'esprit, et un idiot peut avoir des sentiments moraux des plus exquis, toujours à cause de l'affection des organes voisins.

La pulpe médullaire, étant l'interprète de l'âme, agit, lorsqu'elle est malade, c'est-à-dire lorsque le fluide électrique superflu vient s'interposer entre l'âme et son interprète, comme s'il n'y avait pas d'âme, c'est pourquoi toutes les affections de cette pulpe méritent le nom de démence, *amentia*.

Dans les névroses sans complication, le pouls est toujours faible aux deux artères radiales; il est plus ou moins faible, selon le degré d'intensité de la cause des maladies.

Il est faible à ces deux places, situées aux deux poignets, si le fluide morbifique agit sur les deux lobes du cerveau; si le fluide n'occupe qu'un lobe ou seulement une partie d'un lobe, le pouls est faible seulement du côté opposé au lobe malade du cerveau, à cause du croisement des nerfs.

Lorsque la cause des maladies est à l'origine du prolongement rachidien ou sur une partie de son étendue, il est faible, concentré, frappant comme un petit marteau. On observe ce type aux deux poignets, si la cause s'exerce sur les organes pairs ; ou on ne le remarque que sur un seul, si le fluide s'exerce d'un seul côté, et toujours du côté opposé.

Dans la névrose, le malade ne dort pas, son facies est composé ; les yeux ont un aspect tout particulier, souvent ils sont enfoncés, quelquefois ils ne sont pas d'accord, d'autres fois ils sont saillants ; chez les uns ils sont chatoyants, chez d'autres on trouve le regard interrogatif, etc. Quelques malades sont seulement sérieux, et d'autres sourient continuellement ; le facies est toujours en rapport avec la situation maladive de l'organe encéphalique ; les rides du front au-dessus des sourcils sont différentes ; comme l'affection du cerveau, elles sont plus ou moins prononcées, comme l'intensité de la cause et comme le temps depuis lequel l'affection existe. Dans les commencements, elles sont faibles et disparaissent avec la cause qui les produit ; mais le séjour de ce fluide les rend durables, et son départ, plus tard, ne permet pas toujours de les voir s'effacer. Ce regard, ces rides, dont la réunion constitue un facies particulier en rapport avec l'affection organique du cerveau, ont fourni à Lavater les moyens de reconnaître les défauts de l'intelligence et du caractère ; mais Lavater ignorait que ces rides, qui sont des signes ou des symptômes d'une maladie du cerveau qui a existé ou qui existe encore, n'appartiennent qu'à un homme qui a été malade et qui l'est peut-être encore, et que, loin de le condamner, il faut en avoir pitié ; il en est de même des bosses du crâne, admises par les phrénologistes. Une bosse cranienne existera toute la vie plus solidement encore que les rides du front, quoique la maladie qui l'a formée soit entièrement guérie.

On ne doit pas oublier que les organes qui ont été malades sont des points irrités dans lesquels les fonctions ne peuvent se faire sans accumulation de calorique, que, par conséquent, ils appellent sans cesse la cause morbifique.

Les malaladies chroniques, quoique guéries depuis longtemps, peuvent reparaître tout à coup. Il faut donc que les mères de famille fassent une grande attention, chez leurs enfants, au défaut de sommeil, à ces contractions insolites de la peau, du front, et à ces bosses de la tête, ils annoncent toujours une affection du cerveau à craindre, à redouter.

L'enfant peut être devenu malade au sein même de sa mère, celle-ci peut mettre au monde un malade avec des dispositions criminelles : ce peut être un parricide, parce que la cause des maladies est placée dans son cerveau de manière à en faire un monstre. Dans cette disposition, il déchirerera avec ses ongles le sein de sa mère, il mordra le sein qui le nourrit, il sera méchant envers elle sans autre cause que celle des maladies, ce sera bien assez; il feindra de pleurer, et ses larmes ne sortiront pas, parce que la cause des maladies étant dans le cerveau, elles ne peuvent sortir. Si le hasard, si des circonstances heureuses, fortuites, ne le guérissent pas, le mal continuera, et ce malheureux restera méchant toute sa vie; il mourra peut-être parricide, tel soin qu'on ait pris de son éducation; tandis que, si l'on avait su le guérir, on aurait évité les horribles conséquences de cette affreuse maladie.

La même cause sévissant sur deux enfants, sous les mêmes influences, sur des places différentes du cerveau, le premier se plaint; il y a chez lui des symptômes visibles, on lui prodigue les calmants de toute espèce, on est pour lui aux petits soins. Le deuxième a le caractère changé, le travail difficile; on le punit, il est cependant affecté sur la pulpe médullaire par la même cause de maladie que le premier; sa situation exige le même intérêt et les mêmes soins. Pourquoi n'a-t-on pas pour les deux une égale pitié? C'est que le premier est malade, on le voit, et le second paraît méchant; on ne suppose pas que l'on puisse être méchant et avoir tous les défauts possibles par maladie.

Quelques succès, obtenus par la punition au moyen des verges sur les fesses, ont fait croire que les enfants étaient volontairement méchants, parce que, par ces moyens, on obtenait d'eux ce qu'on n'avait pu obtenir par la morale. Mais qu'a-t-on fait de plus que ce que font les moyens irritants ou les dérivatifs appliqués sur un point éloigné du point malade? On n'a rien fait de plus que ce qu'auraient fait les cataplasmes sinapisés sur les mollets, mais on a été injuste et cruel; les enfants le savent, car ils ont le sentiment des efforts qu'ils font sans pouvoir réussir, le souvenir de l'ignominie attaché à la punition qu'on leur a infligée est un irritant pour leur cerveau, il y rappelle bientôt le fluide morbifique, et l'enfant déteste son maître.

Les organes encéphaliques ont cela de remarquable : Dans l'état normal, ils obéissent tous à l'âme; dans l'état de maladie ou de démence, ils agissent tout à fait en sens inverse. Ainsi les nerfs du mouvement, lorsque la cause des maladies les obsède, deviennent ceux du repos, il y a paralysie. Les nerfs optiques malades, il y a cécité, impuissance de communiquer leur rapport par paralysie. Les nerfs de l'ouïe dans le même cas, il y a surdité. Si ceux de l'intelligence deviennent tous le siége de la cause des maladies, il y a idiotisme.

Lorsque l'organe d'une faculté de la première ou de la seconde division se trouve affecté dans un lobe seulement et que l'organe pareil reste sain dans l'autre lobe, il y a Passion ou deux hommes en un.

Lorsque deux organes pairs d'une même faculté se trouvent affectés simultanément par métastase de la cause, ou, comme on le disait autrefois, par sympathie, il y a monomanie, Démence.

Dans l'état de passion, le pouls est faible d'un côté seulement.

Dans l'état de monomanie, il est faible des deux côtés, sur les deux poignets.

Si la cause des maladies pose sur un côté seulement de la deuxième division de la moralité, ce côté est immoral, mais l'autre est moral.

Si la cause morbifique pose d'un seul côté sur la troisième division qui est celle des organes des sens, l'homme est privé de la faculté de l'organe de ce côté par paralysie du nerf.

Sur la quatrième division : Si la cause des maladies pose sur un côté seulement des nerfs du mouvement, il y a paralysie de la moitié du corps du côté opposé, hémiplégie ; si elle pose sur les nerfs de tout mouvement volontaire, c'est la paralysie complète ; quel que soit le nerf de mouvement qu'elle affecte, il en résulte toujours la paresse ou la paralysie de l'organe auquel le nerf affecté se rend. Si son action s'étend aux nerfs du mouvement de la vie organique, il y a paralysie de ses organes ; si elle se porte sur la partie de cette section qui préside aux fonctions de la génération, les fibres musculaires de ces organes se détendent ; il y a paralysie dans tel ou tel point chez l'homme comme chez la femme, impuissance chez l'homme, stérilité chez la femme.

Il est rare que l'affection d'un organe compris dans un lobe du cerveau de la première et de la seconde section ne se double pas, c'est-à-dire que l'organe pair ne devienne pas malade par métastase, surtout lorsque le malade se complaît à penser continuellement à ce qui fait l'objet de sa passion, si, par les ressources que la religion catholique lui offre, par le raisonnement, il éloigne ses pensées de ce qui fait l'objet de sa passion ; s'il les fait taire par des distractions, il évitera que sa passion ne dégénère en monomanie ; cependant ce malheur peut lui arrriver, tel soin qu'il prenne, et, dans les deux cas, l'art de guérir lui sera utile.

Dans les descriptions que je vais donner des névroses, je m'attacherai 'à les présenter comme des affections organiques simples, prises et observées isolément autant que possible ; il sera plus facile au lecteur de comprendre une affection de deux, trois, ou d'un plus grand nombre d'organes de facultés différentes. Il reconnaîtra aux paroles et aux autres actions du malade quels sont les organes affectés simultané- . ment; il pourra, s'il a l'habitude d'observer, indiquer ces organes et les compter. Lorsque cette complication est telle que le malade, très-instruit, s'exprime dans un langage entraînant, paraissant avoir des idées neuves, on l'écoute, quoiqu'on ne le comprenne pas toujours, parce qu'on re-marque pár-ci, par-là, dans ses discours, des parties qui sont rationnelles, originales ; et justement parce qu'on ne le comprend pas, les hommes dont l'intelligence est faible ou malade au premier degré l'admirent et se laissent entraî-ner. Si cette cause de maladie se métastase sur d'autres organes qui ne sont pas loin, le malade déraisonne com-plétement : c'est alors qu'on le reconnaît pour fou, ce qu'on n'aurait osé faire dans le premier cas sans lui avoir tâté le pouls et sans avoir vu les rides de son front.

Lorsque la cause de la névrose se métastase sur les or-ganes du corps riches en vaisseaux sanguins, le type du pouls change, et, quoique la maladie dominante soit une névrose, le pouls peut se trouver développé lorsque le médecin vient pour la première fois observer un malade. Ce malade, compromis dans une affaire grave, le médecin appelé doit ob-server autant de temps qu'il est nécessaire, et ne pas se hâ-ter de prononcer; s'il lui faut plusieurs jours, il les demandera.

Le médecin ne doit pas oublier que la cause de l'affection cérébrale peut se porter tout à coup sur plusieurs points du cerveau, produire des symptômes effrayants et s'éloigner aussi vite qu'elle était venue. Il ne faut pas oublier que dans la névrose, affection de la pulpe seule, le malade n'éprouve aucune douleur dans la tête. Le pouls est faible ou insensible.

Si le malade se plaint d'une douleur excessive et conti-nuelle, c'est que, par métastase, le fluide s'exerce sur la membrane séreuse, l'une des enveloppes du cerveau. Le pouls est souvent insidieux; il est composé du pouls faible et du pouls gros et plein : ce n'est pas le pouls normal, c'est lorsque la métastase se fait du système sanguin au système nerveux, en peu de temps, comme dans beaucoup de maladies du cervelet et des organes voisins pourvus de vaisseaux sanguins. Si le malade éprouve un resserrement, une compression d'une tempe à l'autre, si les yeux sont comme rentrés, c'est que le fluide s'exerce sur la dure-mère, membrane pourvue de fibres musculaires qui se contractent. La douleur est bien moindre que dans les affections de la séreuse. Le pouls est composé.

Mais si le fluide s'exerce sur la membrane pie-mère qui soutient les vaisseaux nourriciers et pénètre avec eux dans le cerveau, le malade court les risques d'engorgements; il peut se former des tubercules si les vaisseaux qui parcourent cette membrane s'obstruent par l'action du fluide morbifique. Le pouls est composé, faible en général.

Il y a encore une douleur de tête qu'il ne faut pas confondre avec celle que produit la méningite ou l'affection d'une ou de plusieurs des membranes qui enveloppent le cerveau, c'est la douleur dite sympathique de l'hémicranie. La cause de cette douleur est au pylore; son départ fait cesser l'hémicranie. Cette douleur n'est pas fixe; elle disparaît souvent dans la même journée, dans la même heure, comme une vapeur, pour revenir de même très-intense. Il semble quelquefois, lorsque le malade fait un mouvement, qu'un corps sphérique ou même de l'eau remue dans sa tête.

CHAPITRE Ier.

Affections du premier tissu. — Le tissu médullaire.

PREMIÈRE DIVISION.

Névroses des Organes de l'intelligence.

—

Idiotisme.

Lorsque toute la partie antérieure de la pulpe des deux lobes du cerveau comprise sous l'os frontal, recouverte par cet os, circonscrite par ses bords, séparée de la deuxième division par la scissure de Sylvius, devient dans toute son étendue le siége de la cause des maladies, il y a idiotisme complet et sans douleur.

Le malade est insensible aux rapports des sens, quoique ces rapports se fassent et qu'ils soient reçus, mais en tumulte et sans ordre. L'enfant malade de cette section ne cherche plus à s'instruire, l'appétit pour apprendre a cessé avec la faculté de digérer les rapports des sens ou les matériaux de l'intelligence. Il éprouve dans le cerveau, et en avant, une plénitude, ce malade accuse quelquefois une pesanteur au-dessus des yeux ; quand il y a douleur, c'est que les enveloppes du cerveau se trouvent compromises comme dans la céphalalgie.

Lorsque la pulpe nerveuse est seule affectée sur les deux lobes de cette section, le pouls est faible aux deux poignets.

Dans le monde, on dit d'un malade de cette espèce qu'il a le cerveau faible, parce qne la cause de sa maladie n'est pas intense, surtout si ce malade a beaucoup d'activité ; on dit encore qu'il a peu d'intelligence, peu de facultés pour apprendre, on ne croit pas à un état maladif guérissable, s'il est nouveau.

En général, on suppose que sous le rapport des facultés intellectuelles, les hommes ont été partagés inégalement, ce qui est une erreur ; car les hommes sont partagés également, sauf l'action du fluide morbifique qui peut s'exercer sur lui, même au sein de sa mère. Tous les hommes ont deux bras, deux jambes, deux yeux, deux oreilles, tous ces organes seraient égaux et parfaits chez tous sans la cause de maladie, c'est l'exercice qui les fortifie en son absence.

L'affection des organes de l'intelligence peut encore permettre au malade de vaquer à quelques affaires, mais difficilement ; s'il ne peut travailler de tête il peut travailler des mains, mais il a besoin de quelqu'un qui remplace son intelligence malade, il a besoin d'un maître pour le diriger, il l'écoute et suit ses conseils par instinct de conservation.

Si tous les organes de cette section ne sont pas malades à la fois, les symptômes indiquent quels sont ceux qui sont affectés ; il est vrai que ces symptômes sont peu remarquables pour l'extérieur, mais ils le sont souvent davantage pour le malade qui ne se croit pas malade et déplore sa situation.

Ces organes qui, dans l'état de santé, sont ceux de la perception des rapports des nerfs venant des organes des sens, par conséquent de toutes les propriétés des corps, comme la forme, la couleur, le son, l'odeur, la saveur, les sensations par le toucher, et encore de l'ordre, de la mémoire, du jugement, du raisonnement, du calcul, de la prévoyance, de l'esprit, de l'invention, du perfectionnement, de l'éloquence ou la mémoire et le choix des mots, leur arrangement, enfin de toutes les facultés des organes de l'intelligence, deviennent dans l'état de maladie incapables de comprendre ou de s'occuper de percevoir les rapports des sens; il y a ou il peut y avoir désordre dans l'arrangement des idées, des paroles, des choses. L'éloquence au service de ces organes n'exprime, avec l'aide des nerfs du mouvement, que ce que leur état maladif lui dicte ; lorsqu'elle est entraînée, la langue obéit à l'intelligence en démence, comme tous les organes de mouvements volontaires. De là les idées fausses et leur émission dans la littérature, dans les arts, etc.

Dans la démence complète ou névrose de toute cette section, l'homme est insensible à tout ce qui l'entoure, les corps de la nature les mieux faits pour lui plaire par leurs couleurs, leurs formes, leurs odeurs, leurs saveurs, etc., les productions des arts, même de ceux qui faisaient ses délices dans l'état de santé, n'attirent plus son attention ou ne lui plaisent plus. Il n'y a plus de mémoire chez lui, le jugement, l'ordre, l'arrangement, le raisonnement, la méditation, le calcul, sont impossibles, comme la prévoyance, l'invention, la finesse d'esprit, l'éloquence, le perfectionnement, etc.

Cet état d'idiotisme ou de démence peut être fort ou faible comme l'intensité du fluide; il peut y avoir des intermittences et des paroxysmes, parce que le fluide morbifique a la propriété de se métastaser. Il peut être congénial, nouveau ou ancien, il peut être partiel.

Dans le sommeil, tous les organes encéphaliques reposent comme les autres, si l'âme n'a pas d'autre volonté que celle de les laisser reposer; mais la cause des maladies peut s'exercer sur ces organes pendant le sommeil et produire des rêves fatigants qui ont rapport aux personnes lorsque le fluide s'exerce sur la deuxième division, et qui se rapportent aux choses s'il s'exerce sur la première.

Dans les hallucinations, ces rêves ont lieu quoique le malade ne soit pas dans l'état de sommeil ordinaire. Le malade croit voir, entendre, etc., et ces effets sont tellement vifs qu'ils sont une réalité pour lui, tout se passe ici dans l'organe pulpeux encéphalique de l'imagination, les organes des sens n'y sont pour rien.

Si faible que soit le fluide morbifique chez l'enfant qui veut apprendre et dont souvent on irrite les organes de l'intelligence par un excès de travail, il s'oppose à ses succès par son séjour sur ces organes ; cet enfant ne peut ni comprendre, ni apprendre, ni retenir, ni produire quoiqu'il ne souffre pas, quoique rien ne l'empêche de manger, de dormir le plus ordinairement d'un sommeil agité, et quoiqu'il apporte beaucoup d'activité à jouer, il est cependant malade. Dès qu'il n'a pas d'appétit pour apprendre, les symptômes sont le défaut des facultés intellectuelles que jusqu'à ce jour on a peu observées et qu'on n'a jamais regardées comme l'effet d'une maladie, mais comme celui d'une volonté perverse de l'enfant et encore comme une faiblesse de tête dans laquelle on ne voyait qu'un état naturel incurable ; mais le pouls faible sur les deux poignets, mais les rides au front, le sommeil agité, des rêves fatigants ajoutés aux autres symptômes, quelquefois insomnie complète, indiquent bien la présence de la cause morbifique sur les organes de l'intelligence. Il faut guérir cet enfant, et quand il sera guéri, il deviendra un des premiers de sa classe, il aura appétit pour le travail de l'intelligence qui ne sera plus pour lui une fatigue, mais un plaisir, un bonheur.

Lorsque le fluide s'exerce sur deux organes semblables dans cette section, le pouls est faible sur les deux artères radiales, les deux organes dont nous parlons ayant la même faculté, il y a monomanie, démence, le malade s'occupe continuellement et à un point plus ou moins ridicule, comme l'intensité de la cause, d'un même objet ; la même pensée l'obsède continuellement, et cette pensée, c'est peut-être une feuille de papier qu'il voit sans cesse, un précipice devant ses pas, une épée sur sa tête ; il croit avoir un derrière de verre, ou bien il est mélomane, tableaumane, amateur de coquilles, d'antiquités, de médailles, de livres, de cailloux, de chevaux, de physique, de gravures, etc. ; non comme un savant qui s'occupe du progrès des sciences et des arts, mais pour satisfaire une monomanie dispendieuse, parce qu'elle est insatiable, à moins qu'on ne la guérisse.

Les symptômes de cette maladie de la première division sont faciles à reconnaître chez ceux qui produisent, comme les peintres, les écrivains de mauvais goût, on reconnaît cette situation d'esprit jusque chez le marchand de nouveautés, au mauvais choix des marchandises de son étalage, enfin on la reconnaît chez tous à une certaine préoccupation d'esprit qui se montre partout.

Jusqu'à présent, lorsqu'on s'est aperçu qu'un enfant était insensible à tout ce qui flattait les sens chez les autres, que le désir d'apprendre, de s'instruire semblait éteint chez lui, on ne s'est pas occupé de le guérir, parce que l'on n'a pas cru à une maladie ; on a consulté son goût et ses répugnances pour lui donner un état, et l'on s'est dit : Si ce jeune homme est insensible à l'harmonie des sons, il ne faut pas en faire un musicien ; si la beauté d'un dessin, si la composition, la couleur d'un tableau n'ont pas d'attraits pour lui, il ne faut pas s'obstiner à vouloir en faire un peintre ; s'il n'a pas d'ordre, d'arrangement dans ses affaires, s'il ne tient pas compte de sa recette et de sa dépense, s'il est trop généreux, il ne faut pas le charger de la fortune publique, il ne sait pas même conserver la sienne. Serait-il l'homme

le plus vertueux , en cas de malheur, celui auquel il aura fait
du tort ne le traitera pas comme on doit traiter un malade,
et cependant il y a une grande différence entre un homme
comme celui-ci dont le pouls est faible et celui dont le pouls
est bien développé, et qui se sert du manteau de l'homme
religieux pour cacher ses crimes, il y a toute la différence
qui existe entre un honnête homme malade et un criminel
bien portant.

Si l'on traite avec un honnête homme qui n'a pas de mémoire, il faut écrire ses conventions; s'il n'a ni jugement, ni
prévoyance, ni esprit, ni ordre, il faut que ses vrais amis le
protégent, il faut en avoir pour lui. Il est vrai que chez un
grand nombre d'hommes peu intelligents on trouve un talent tout particulier de faire fortune, ce qui s'explique par
l'action de l'instinct de conservation personnelle.

Enfin jusqu'à ce jour, lorsqu'on a remarqué qu'un enfant avait une répugnance pour le travail de tête, on s'est
dit : il faut lui donner un état à travailler des mains, ce qui,
dans certaines familles, s'appelle se dégrader. Aujourd'hui
l'on peut, lorsqu'on s'aperçoit de bonne heure de l'incapacité du cerveau d'un enfant, le ramener dans l'état normal en en chassant la cause morbifique.

Chez les enfants qu'on fait trop travailler de tête, la cause
des maladies peut se porter tout à coup dans cette division
de l'intelligence, il en résulte quelquefois que l'homme qui,
dans ses classes, a prouvé le plus de capacité, peut-être parce
qu'on en a abusé, perd ses facultés ; il faut se hâter de les
lui rendre, lorsqu'on s'en aperçoit, par un traitement pour
en éloigner la cause, puis laisser reposer les organes en les
mettant à la diète.

Les organes qui président à la mémoire et à l'arrangement des mots entraînant ceux du mouvement de la langue,
sont les organes de l'éloquence ; lorsque ces organes sont
sains, l'homme parle avec facilité.

Ce que l'on conçoit bien, s'énonce clairement,
Et les mots pour le dire arrivent aisément.

L'homme communique sa pensée avec plus ou moins d'éloquence, selon l'instruction qu'il a reçue et la culture qu'il a faite de cette faculté.

Mais si ces organes pairs de la mémoire des mots sont affectés par le fluide, quoique tout le reste de la division de l'intelligence soit très-sain, le malade ne peut trouver des mots pour exprimer sa pensée, si un seul de ces organes pairs est affecté, il balbutie; serait-il d'ailleurs l'homme le plus instruit, le plus capable, il ne doit pas s'exposer à concourir verbalement.

En résumé, l'homme malade de la section de l'intelligence, s'il est riche, deviendra pauvre, parce qu'il deviendra la victime des fripons, tout en se méfiant d'eux par instinct; s'il est pauvre, il travaillera des mains pour subvenir à son existence et à celle de sa famille; facile à entraîner par ceux qui sont sains de cette section, il en sera toujours la dupe; il a besoin d'un ami, d'un maître pour le protéger et pour le diriger. Cet homme et ses semblables, cela est sensible, resteront peuple mais bon peuple, tant que les organes de la moralité se conserveront intacts et tant qu'ils auront de bons conseils et de bons exemples. Sentant le besoin d'un soutien, ils seront faciles à entraîner par l'homme éloquent qui leur promettra ce que leur pauvre tête ne leur permettait jamais d'atteindre. Ils deviendront, pour l'intrigant et pour le révolutionnaire en bonne santé ou malade lui-même, des forces aveugles qui pourront lui servir au besoin.

§ 1er.

Héminévroses ou Passions.

Le malade passionné de la première division a le pouls faible d'un seul côté; la cause des maladies ne pose que sur un lobe. Il peut se commander.

Les objets de toutes les monomanies dont nous venons de parler dans les névroses de la première division, se représen-tent ici seulement sur un lobe. L'homme peut être pas-sionné pour les chevaux, le jeu, les tableaux, la musique, les inventions, etc. La passion des femmes n'est pas de cette section. Il est souvent dans le doute, son jugement est lent. Il a besoin d'un ami dont l'intelligence saine le guide.

Les personnes qui bégayent paraissent n'être affectées que sur un lobe, elles ont l'organe de l'éloquence malade sur ce lobe, il est sain sur l'autre, la langue ne sait auquel obéir.

Les passions de cette division de l'intelligence sont guéris-sables comme toutes les maladies lorsqu'elles sont prises à temps, ou sinon elles peuvent d'un lobe s'étendre à l'autre lobe et devenir monomanies. Alors, si un seul organe de cette division est affecté sur les deux lobes, le malade ne peut plus juger sainement, parce que son doute est devenu pour lui seul une réalité.

Lorsqu'on s'aperçoit de l'état de passion, il faut se hâter d'appliquer le traitement sans attendre qu'il soit trop tard.

§ 2.

De l'Entraînement.

Dans l'entraînement, il y a monomanie chez l'entraînant, l'entraîné est sain ou peut l'être, le pouls est faible des deux côtés , à moins que le système sanguin compromis change ce type. Par exemple , un homme frappe son semblable : « C'était, dit-il, plus fort que lui. » Il y a affection des organes encéphaliques pairs de la patience ; le bras est entraîné.

Le faussaire est un menteur, c'est un homme malade sur les organes pairs de la vérité, de la franchise; cette maladie entraîne la main; dans le mensonge verbal elle entraîne le langage et son organe.

Le faussaire avec la main voit le mensonge qui le produit; ce ne sont pas ses yeux qui peuvent l'arrêter, leur fonction se borne à voir , ce n'est pas l'organe de l'intelligence qui perçoit ce que l'œil lui fait voir, il ne peut que juger si c'est bien ou mal exécuté ; ce seraient donc les organes de la moralité ou des devoirs de l'homme qui devraient l'arrêter, mais ce sont justement les organes malades, et ces organes malades entraînent la main.

Dans les exemples nombreux que les journaux étalent avec une certaine complaisance , surtout lorsque ces faits sortent de la société la plus instruite et la plus morale , on trouve souvent dans les faits eux-mêmes que les fonctions des organes de l'intelligence se font mal. Les faux sont fabriqués avec une maladresse que l'auteur , très-adroit avant sa maladie, aurait bien pu facilement éviter s'il avait été en santé.

Si les organes sains peuvent être entraînés par des organes malades du cerveau chez le même individu , l'entraînement peut avoir lieu et a lieu en effet par un cerveau malade de la section de la moralité sur un cerveau sain , surtout quand il est persuadé que le cerveau entraînant n'est pas malade parce qu'il s'exprime avec talent. C'est ainsi que des gens qu'on a nommés des philosophes, des grands hommes même, parce qu'ils flattaient les hommes selon la nature et autorisaient avec esprit leurs débauches , égarés par maladie de la deuxième division, en ont égaré tant d'autres à leur suite. Et si l'on avait su qu'ils n'avaient tant d'esprit que parce que la moralité chez eux était malade, et si, en les regardant, on avait su que les rides du front accusaient des maladies, on aurait été plus sur ses gardes.

De même que l'entraînement peut avoir lieu sur un cerveau sain, il peut s'exercer sur un cerveau déjà malade dans la même disposition d'intelligence surexcitée. Ce n'est plus de l'entraînement c'est de la sympathie.

Le bâillement, en voyant bâiller est un entraînement, celui qui n'est pas malade de l'encéphale peut se retenir ; il n'en est pas de même de celui dont la pulpe est déjà le siége du fluide quoique dans une autre place, pour lui c'est de la sympathie. Ne voit-on pas tous les jours avec quelle facilité un homme éloquent, malade de la section de la moralité, entraîne un cerveau faible, c'est-à-dire malade de l'intelligence ! Il n'entraîne pas un malade de la section de la moralité, la sympathie existe déjà chez tous les deux.

Que de révolutions et de désordres ont eu pour cause l'entraînement des imbéciles par des cerveaux sains et, par conséquent, réellement criminels.

Pour arrêter ces révolutions, il faut punir sévèrement ceux qui sont les vrais criminels et traiter les autres comme des fous qui ne sont plus sensibles, malheureusement, qu'à tout ce qui menace leur instinct de conservation, comme les animaux.

On ne peut guérir tous ces malades, souvent malades depuis très-longtemps, mais on peut encore beaucoup pour leurs enfants.

DEUXIÈME DIVISION.

Névroses des Organes de la moralité.

—

Immoralité.

La cause des maladies pose ici sur la pulpe des organes encéphaliques destinés aux rapports de l'homme avec Dieu, avec ses père et mère, avec ses supérieurs, avec ses égaux, avec lui-même et avec ses inférieurs. Ces organes sont ceux des devoirs, des sentiments, du caractère, de la moralité en un mot.

L'éducation les développe et les nourrit, comme l'instruction nourrit les organes de la première section.

Les maladies de cette section, peu connues et mal déterminées jusqu'à ce jour, sont très-importantes à connaître, parce que l'homme malade de cette section seulement, la première étant saine, raisonne très-bien et d'autant mieux que la division de l'intelligence est surexcité par le voisinage du fluide. On ne croit pas cet homme malade, lui-même ne sent rien dans son cerveau, il se reconnaît bien portant; le pouls insidieux, c'est-à-dire composé du type nerveux et du type sanguin, c'est presque le pouls normal; on retrouve encore ce même pouls dans les fièvres typhoïdes, quelques rides au front; des insomnies, ses actions particulièrement indiquent son état. Il y a bien d'autres symptômes, mais ces symptômes ne sont pas considérés dans le monde comme des effets de maladie, mais comme ceux du caractère ou d'une immoralité volontaire rachetée par tant d'esprit , ce qui est une grande erreur.

La présence de la cause morbifique sur les organes de cette section agit comme sur les autres ; elle les place dans l'opposition, elle les fait agir en sens opposé à la morale , elle les pervertit. Ainsi lorsque l'organe de la bienveillance ou de la bonté, que l'homme a reçu du ciel, est le siége de la cause des maladies, il devient l'organe de la méchanceté ; sous la même influence, l'homme simple devient orgueilleux, parce que la cause morbifique s'est posée sur l'organe de la simplicité ou de la modestie. Il en est de même de tous les autres.

Et la preuve que les choses se passent ainsi, c'est la guérison à volonté de ces maladies du caractère ou de la moralité, lorsqu'elles sont nouvelles, et leur guérison, lorsquelles sont anciennes, par le même traitement longtemps prolongé, toutefois lorsque les organes sont réparables.

Lorsqu'un homme est malade sur les nerfs de la troisième division : on le plaint, il est privé de ses sens, il est sourd ou bien il est aveugle, mais cela ne regarde que lui, la peine que les autres en éprouvent est de courte durée ; car si l'on en souffre, c'est qu'on se place un instant dans la place du malade, par conséquent l'impression s'efface assez vite.

Lorsqu'un homme est malade sur les organes de la première division, de l'intelligence, il ne trouve plus de plaisir à s'instruire, il est idiot : il est insensible aux beautés de la nature, aux productions des arts, il n'a pas de mémoire, il ne sait pas dire deux mots de suite, c'est un petit malheur, cela ne regarde que lui ; il ne comprend pas même toujours sa triste situation, il n'a ni ordre, ni arrangement ; il est incapable de perfectionnement, il est sans moyens : qu'il travaille, dira-t-on, qu'il lise, qu'il apprenne ; comme si l'organe malade pouvait se nourrir. Cette affection ne touche que le malade, on ne le plaint pas, il s'en faut de tout, on le tourmente, et l'on augmente son mal, on croit bien faire! Il ne fera jamais d'honneur à ses maîtres; il faut le guérir.

Mais lorsqu'un homme est malade de la deuxième division, c'est autre chose. On n'a pas de pitié pour le patient, sa situation est telle que par sa conduite il choque tous les principes de morale reçus, il est en opposition avec tout ce qui est bien, tout ce qui est rationnel; il fait du tort à ceux qui ont confiance en lui, parce qu'il a un dehors honnête, parce qu'il appartient à une famille respectable; c'est au moins un caractère particulier, indomptable, un original, un excentrique, un méchant, un voleur, un menteur, il voit mauvaise compagnie, et l'on s'en étonne; comme si l'homme, dans l'état d'immoralité, ne devait pas rechercher la sympathie où il la trouve, et fuir la bonne société et les bons conseils, parce que, dans son état, il leur est antipathique, et que l'antipathie est pour lui une contradiction, un agacement continuel qui entretient sa malheureuse situation! Ainsi, quand un jeune homme bien élevé commence à voir, à rechercher la mauvaise compagnie, il faut consulter le médecin, surtout lorsque, pendant longues années, il est resté honorable par sa conduite. La mauvaise compagnie qu'il fréquente est un effet de sa maladie, c'en est un symptôme; mais si on ne le guérit, il arrivera, comme dans d'autres maladies que l'effet deviendra à son tour une cause, mais une cause des plus dangereuses.

La maladie ou la démence des sentiments, ou plutôt des organes de cette section, peut être forte ou faible comme l'intensité du fluide introduit; elle peut être générale ou partielle, aiguë ou chronique. Cette maladie peut avoir des moments de calme ou ses intermittences comme les affections des autres points du corps, parce que la cause se métastase; elle a aussi ses paroxysmes, parce qu'elle revient sur les mêmes places: plus forte, si le malade s'est trouvé placé sous des influences qui ont augmenté l'intensité du fluide, ou la même, si la cause n'a pas été additionnée, ou plus faible, si des circonstances fortuites, heureuses comme la sueur, l'ont diminuée.

Dans le monde, on croit à toutes les maladies, excepté à celle-ci ; car qu'est-ce qu'une maladie sans douleur , dans laquelle l'homme qui en est atteint, loin d'être privé de sa raison, prouve qu'il a beaucoup d'esprit, se livre même avec effronterie à tous les plaisirs des sens , et semble , pour les satisfaire, se permettre tout ce qui est de défendu par les lois divines et humaines jusqu'à devenir scandaleux !

Cependant la preuve que l'homme est malade de la pulpe médullaire se déduit de la faiblesse du pouls sur les deux poignets ; tant que le mal est seulement dans la pulpe, il se déduit encore de la guérison par un traitement rationnel. Les actions, si infâmes qu'elles soient aux yeux de la société qui s'en alarme, ne sont à ceux du médecin que des symptômes qui lui disent quel est l'organe malade. Oui, la preuve qu'il y a maladie de la deuxième division, c'est la guérison lorsqu'on a chassé la cause des maladies des organes de cette division, si ces organes ne sont détruits ; car on peut toujours et à coup sûr la chasser des organes encéphaliques, comme on peut la chasser de toutes les parties du corps ; alors on voit disparaître le mensonge, le vol, la méchanceté, la licence , l'opposition aux bons conseils, l'insoumission, l'impatience, la disposition au meurtre, etc., parce que la cause des maladies s'exerçait sur les organes qui dans l'état normal ou de santé sont ceux de la soumission à Dieu, à ses père et mère, à ses supérieurs, à ses chefs et encore ceux de la franchise , de la conscience, de la bonté, du calme, de la simplicité, de la patience, etc. Il est clair que la démence des sentiments, difficile à guérir en général chez les hommes faits , l'est beaucoup moins chez les enfants, parce que, chez les premiers, le plus souvent elle est chronique, et que, chez les seconds, elle est moins ancienne ; cependant il peut arriver qu'elle soit plus nouvelle chez l'adulte que chez l'enfant. Il est toujours difficile de découvrir depuis combien de temps la maladie existe chez un malade de la pulpe cérébrale, puisqu'il n'en souffre pas; on l'apprend cependant par le temps nécessaire pour le guérir, par le traitement que je conseille.

L'importance des maladies de cette section m'engage à examiner chaque organe à part sous l'influence de la cause morbifique.

On sait en général que dans l'état de maladie des organes de cette deuxième division, il semble que l'homme soit influencé par des esprits infernaux, parce que les symptômes sont ceux de l'immoralité souvent la plus scandaleuse.

Peut-on se fâcher contre des malheureux dans cette situation, doit-on les punir et leur en vouloir? Loin de là, on doit avoir grandement pitié d'eux; car ils sont malades et ne savent réellement ce qu'ils font, ni par conséquent ce qu'ils disent.

Dans l'état de santé de cette division, l'homme croit en Dieu, créateur du ciel et de la terre, il cherche à le connaître, et lorsqu'il le connaît, peut-il ne pas l'aimer et se dévouer entièrement à son service? Dans l'état de maladie de cette division de la moralité, l'homme est athée, il professe l'athéisme par sa conduite et par ses discours, à moins que son esprit, son bon sens ou le calcul l'emportant sur la maladie, lui ordonnent le silence à cet égard, autrement tout ce qui lui rappelle la divinité ou la morale est horrible à ses yeux. Dans l'état de santé, l'homme est bon sans être faible, et quand la cause des maladies pose sur l'organe de la bonté, il est méchant; ce n'est pas son âme qui est méchante, mais l'instrument de l'âme, et pour l'exercice de cette méchanceté si les organes de l'esprit sont entraînés et obéissent à la bonté malade, il y aura de la malice ou ce qu'on nomme méchanceté raffinée; mais si le fluide morbifique se métastase sur l'organe de la patience, la méchanceté peut se trouver unie à l'impatience, au meurtre. On est cependant méchant sans être assassin, le meurtre, comme on le voit, est la conséquence de la patience malade entraînant le mouvement, ou encore l'effet de l'instinct de conservation chez le voleur. On peut, par conséquent, être meurtrier sans être méchant. Comme on le voit, la méchanceté, comme les autres maladies, peut être compliquée; chez l'idiot, il y aura bêtise et méchanceté.

A peine l'homme est-il né qu'il lui faut obéir à son père, à sa mère, plus tard il apprend l'existence de Dieu, les lois divines et humaines; à mesure qu'il grandit, il se voit subordonné à des maîtres et à tous ceux qui sont au-dessus de lui par le rang, les titres, la fortune, il faut qu'il se soumette à des obligations publiques ou privées. Tant que l'organe de la subordination est sain, l'homme supporte son joug sans s'en apercevoir; mais si la cause des maladies s'y repose, il ne faut plus lui parler d'une obligation ou d'un maître, loin de lui le mors et la bride: écolier, il fuira l'école; prêtre, il maudira la papauté; soldat, il désertera, il criera vive la liberté, c'est la licence qu'il veut dire.

L'état normal de l'homme, c'est la soumission. L'histoire du monde nous apprend que le premier homme dans le paradis terrestre était libre, excepté de manger du fruit d'un certain arbre. Il était donc libre en obéissant à Dieu. On comprend que l'homme, devenu par maladie insoumis, prenne en haine tout ce qui est au-dessus de lui, ce qui ne l'empêche pas de vouloir commander; car s'il réclame la république, c'est que son idée dominante est de n'avoir pas de maître, parce que chez lui l'organe de la soumission est malade. Il détrônerait Dieu s'il le pouvait. Cet homme, ne pouvant jamais être satisfait, ne sera calme que quand il sera guéri ou mort. Je ne place pas sur la même ligne des républicains honnêtes qui comprennent une république composée d'hommes comme eux, ceux-là, lorsqu'ils se trouvent compromis au milieu des premiers, s'éloignent parce qu'ils reconnaissent leur erreur.

Lorsqu'un écolier ou un soldat montre de l'insubordination, on le punit sévèrement et exemplairement. On a raison, parce que ce mal est contagieux par la lecture même, par imitation, et les conséquences sont graves ; il faut savoir cependant que plus le malade est scandaleux, et plus il est certain qu'il est en démence, il faut faire savoir qu'il est malade.

Si l'on avait connu cette maladie, aurait-on laissé passer tant de mauvais écrits qui prêchent l'opposition et la licence sons le manteau de la liberté, de l'égalité, de la fraternité, et qu'on ne croirait pas l'ouvrage de gens malades, parce que les organes de l'intelligence chez eux sont sains et d'autant plus exaltés qu'ils sont voisins d'organes électrés, et d'autant mieux nourris qu'ils ont reçu une instruction brillante. Qu'on y fasse bien attention, ces écrits, ces feuilles volantes, vont porter partout la licence, le désordre, les révolutions et la destruction de ce qu'il y a de plus sacré.

La volonté, la fermeté de caractère peut se trouver malade : on dit alors que l'homme est sans énergie, qu'il se laisse facilement entraîner ; il n'y a aucun doute, cet homme tombera dans plus d'un piége : enfant, il sera la dupe des autres ; jeune homme, il sera facilement entraîné dans le vice, père de famille, il sera incapable de défendre les intérêts de sa famille, il deviendra pauvre ; il a conservé l'honneur, mais il ne sait pas prendre un parti ; si un conseil l'entraîne d'un côté, un nouveau conseil lui fait prendre une autre route. Il peut être sans passion, il est seulement dans l'indécision. C'est une faiblesse de caractère. Si ses enfants grandissent près de lui, cette famille deviendra plus tard à charge aux autres, à moins que de bons amis ne les retirent de cette indécision par de bons conseils et un solide appui ; il faut quelquefois du dévouement, car l'homme de qui je parle est d'abord dans l'opposition, avec un peu d'immoralité, la réflexion le ramène et lui rend cher son bon conseil.

Le respect que le corps doit à l'âme, et la protection que

l'âme doit au corps constituent l'amour-propre. Dans l'état de santé, le corps doit avoir soin de son âme en évitant le premier pas, en obéissant à l'âme contre les désirs des sens, comme on obéit à un bon conseil.

L'âme protége le corps en le maintenant dans les bornes de la raison, de la sagesse, et en veillant à sa santé.

Si l'organe de l'amour-propre est cultivé, il devient de l'humilité ; s'il est malade, le patient fait peu de cas de l'honneur, du respect humain, il se compromet sans cesse, il est continuellement un sujet de scandale. Lorsque cette maladie est simple, l'homme n'a pas de tenue, comme on dit. Lorsque cette maladie se trouve compliquée de celle d'un autre organe encéphalique, ce qui n'est pas rare, alors la conduite du malade devient le sujet d'observations et de remarques désolantes pour la famille dont le nom se trouve compromis ; cet homme, qui jusque-là était vêtu d'une manière convenable, est habillé avec un désordre et une négligence, une malpropreté semblable à celle de ces hommes qui se couchent et se roulent dans les rues. Pour peu que cette maladie s'étende à la simplicité, il prendra des titres et des décorations qui ne lui appartiennent pas ; s'il se croit et s'il se dit Dieu le père, on le reconnaîtra pour fou, mais s'il prend seulement le titre de baron ou de marquis, on le punira.

Lorsqu'un homme comme celui-là a été avant sa maladie l'exemple de ses voisins par une conduite sans reproche, et telle que chaque mère le montrait à son fils comme un modèle à suivre, c'est alors que sa conduite nouvelle devient un objet de risée sur lequel chacun s'exerce sans pitié, parce que la jalousie a beaucoup à reprendre. Tous les hommes de l'âge de ce malade à qui on l'a montré comme un exemple, hommes selon la nature ou sous l'empire d'une passion, le montrent au doigt à leur tour, il est pire que le pire d'eux tous, il est scandaleux ; s'il est plus tard arrêté pour un méfait, on ne manquera pas d'antécédents qui ne prouveront qu'une chose cependant, c'est que cet homme est malade depuis le temps qu'il est scandaleux.

On prouve, par la guérison de cette démence, serait-elle compliquée, que l'homme devenu scandaleux qui fait bon marché de l'honneur est malade, et par conséquent plus à plaindre qu'à blâmer. Il faut s'occuper de le guérir et ne pas s'arrêter à autre chose. Il est malade, tout ce qu'il dit, tout ce qu'il fait ne prouve que cela.

Lorsque le fluide morbifique pose sur l'organe que les phrénologistes nomment habitativité, le malade ne peut plus rester en place, il est remuant, pétulant, inconstant, il veut fuir le toit paternel, sa famille, sa patrie ; sa maison lui paraît trop étroite, il a besoin de voyager, de courir, de changer, c'est une inconstance continuelle, la même maladie qui lui a fait quitter la maison de son père l'y ramènera, parce qu'il n'est bien nulle part.

Dans l'enfance, on prenait les mouvements et l'activité de ce malade pour des signes de bonne santé, on était loin de croire à une maladie dont la guérison lui rendrait le calme et le bonheur qu'on ne trouve réellement que chez ses parents, dans sa patrie, au milieu de sa famille et dans la constance.

L'organe de la charité est celui de la protection qu'on doit aux enfants, c'est encore celui de la protection que l'homme doit à ses inférieurs, à ceux à qui il commande n'importe à quel titre, aux pauvres, aux animaux même qui sont tous créés pour l'homme. Si cet organe, nommé par les phrénologistes philogéniture, est malade, l'homme n'aime ni ses enfants ni ses inférieurs.

Il est dans le cœur de l'homme sain de venir au secours de celui qui est au-dessous de lui par la faiblesse, par l'âge, le rang, la fortune ; lorsque l'homme manque fortement à la charité, c'est qu'il est malade. Un homme a éprouvé un échec à l'académie, au théâtre, il a perdu sa place à cause de son opinion politique ou même religieuse, il rencontre un autre homme instruit de son malheur, qui lui sourit au visage en le voyant passer ; il n'y a pas de quoi se fâcher, celui qui rit est malade, il faut le prendre en pitié.

La charité devient une vertu, lorsque l'homme qui l'exerce s'oublie lui-même volontairement en faveur de son semblable ou de son inférieur, et qu'en partageant avec lui, il lui donne la plus grande part.

L'organe de l'espérance peut devenir le siége de la cause des maladies, et dans cet état, l'homme si riche, si heureux, si fortuné qu'il soit, se trouve malheureux et pauvre, sérieux continuellement, quelquefois grave, d'autres fois sombre ou triste ; il ne rit jamais, on dirait un penseur profond, il voit tout en noir, il est fataliste, superstitieux, il se croit condamné au feu éternel, il se couvre de médailles, de talismans, il ne sait plus, comme il dit, à quel saint se recommander. S'il comprend parfois l'horreur de sa situation, il cherche à se guérir ; si cette maladie se présente sous la forme d'une passion, la morale le calmera un peu ; si c'est une monomanie encore nouvelle, la médecine peut le guérir lorsque la morale religieuse ne peut plus rien.

On peut avoir des causes de chagrin comme tout le monde, mais, dans cet état, elles paraissent énormes et insurmontables, tandis qu'en l'absence de la cause on supporterait facilement des peines dont le sujet n'est pas irréparable. Ne voit-on pas tous les jours des hommes sains de l'espérance, affligés par la misère la plus réelle et la plus profonde, demander, dans leur espérance, seulement un peu de pain, afin de lier ensemble hier avec demain?

Un homme qui n'est pas malade de l'espérance ne se détruit pas ; lorsqu'un homme se suicide, il est en démence, et sa démence se nomme désespoir.

Un homme au désespoir se jette dans l'eau pour se noyer. Le froid le saisit, la cause des maladies quitte sa place par addition à son intensité , — il n'a plus envie de se noyer , s'il sait nager il se retirera de l'eau ; — mais , la cause des maladies revenant sur la première place, il veut de nouveau se détruire , et , cette fois, il prend des précautions contre lui-même , il attache ses jambes ensemble , il ajoute à son corps une pierre, ou bien il emploie tout autre moyen qui ne lui permettra plus de se sauver ; enfin, il est à remarquer que ce suicide se fait souvent avec préméditation , nous en avons beaucoup d'exemples.

Un homme se jette par la fenêtre pour se tuer, il se casse les jambes, la tête ne porte pas et le mal des jambes sert de dérivatif, le désespéré guérit ; de sorte que , moins heureux qu'auparavant, il a retrouvé l'espérance, il ne veut plus se tuer.

Un autre, condamné à mort, désespéré pour une bonne raison , s'empoisonne avec de l'arsenic, le poison ne tarde pas à agir, comme irritant à l'estomac, la cause des maladies quitte l'organe de l'espérance pour l'estomac, il exprime le regret de s'être empoisonné , parce que, quoique condamné, il a retrouvé l'espérance.

Dans un grand nombre de suicides on remarquera des préméditations auxquelles on a fait peu d'attention , parce que cela n'avait pas d'intérêt. Si, au lieu de se tuer lui-même, le malade d'un autre organe avait tué un autre homme avec préméditation , ce pourrait être cependant par la même cause agissant sur une autre place, mais les conséquences seraient différentes. Il existe pourtant bien des cas de maladies dans lesquels l'homme est assassin ou empoisonneur avec préméditation, il faut que les familles y veillent et que les législateurs et les magistrats le sachent.

On a vu des malades de l'espérance faire les apprêts de leur suicide avec un certain soin : orner de fleurs le lit sur lequel ils devaient expirer asphyxiés, comme ils se le proposaient depuis longtemps, et par la vapeur du charbon. Ici, il faut le dire, ces malades savaient que les journaux en parleraient, il y avait chez eux espoir et vanité.

N'a-t-on pas lu que des malades écrivaient leurs observations pendant que le charbon qui devait les asphyxier brûlait, afin que les journaux, reproduisant leurs écrits, le moment de la mort se trouvât indiqué; et, en effet, le journal s'emparait de l'histoire et ajoutait : « Quelle force de caractère ! »

Deux êtres, dignes l'un de l'autre, ne trouvant plus de sympathie ailleurs qu'entre eux, après avoir vécu dans un état complet de démence de la deuxième division, usés de toutes manières, se réunissent pour mourir ensemble, parce que les journaux en parleront, et donnent à ceux qui entrent les premiers dans leur chambre le spectacle le plus dégoûtant et le plus obscène. Et les journaux vont l'apprendre et l'enseigner à qui veut en profiter, comme si les maladies du système nerveux n'étaient pas contagieuses par imitation.

En 1792, un homme vénérable, remarquant dans un des journaux encore rares de l'époque deux crimes très-rapprochés dans un court espace de temps, s'imagina de les enregistrer à mesure; mais bientôt il abandonna son ouvrage parce que les matériaux devenaient toujours plus nombreux. A cette époque comme aujourd'hui, on attribuait ces crimes à l'abandon des principes religieux, de la morale, au défaut d'éducation, parce qu'on ne supposait pas que la même cause pût produire tous ces effets; on prenait, comme aujourd'hui encore, les effets pour les causes. La cause des maladies étant inconnue, on prenait dans le monde moral, pour le principe de tous ces désordres, le déluge des mauvais livres dans lequel les philosophes venaient d'engloutir l'humanité, et ces produits de cerveaux malades de la section des devoirs de l'homme, très-riches et très-sains des organes de la division de l'intelligence, n'étaient que des exemples qui attiraient sur la division de la moralité une cause de maladie qui n'avait pas de peine à s'y porter. Les effets de cette maladie étant contagieux, et devant être considérés comme des matières morbides , ont produit bien des malheurs sans qu'on en ait connu la cause. Et cependant, lorsqu'on sème l'immoralité, on doit bien savoir d'avance les fruits qu'on doit cueillir plus tard.

Espérons que les moyens que l'art de guérir apporte aujourd'hui seront goûtés et que leur application sera d'un grand secours pour arrêter les causes et les progrès d'un fléau si effrayant.

La conscience de l'homme ou plutôt l'organe de la conscience , par lequel l'âme se communique , peut devenir le siége de la cause des maladies, et alors la conscienciosité ou la justice est malade : l'homme n'a plus le sentiment du bien et du mal, du tien et du mien, du vrai et du faux, du juste et de l'injuste, par conséquent il fait aux autres, sans s'en douter, ce qu'il ne voudrait pas qu'il lui fût fait, il fait indistinctement le bien et le mal, sans discernement, et, pour peu que la maladie d'autres organes voisins vienne compliquer cette affection, il tue, il incendie, il empoisonne, il devient faussaire, il ment, il vole, sans motif aucun, sans intérêt, quoiqu'il puisse se faire qu'il en ait quelquefois de fort ou de faible. Cette situation est affreuse, elle peut se rencontrer , comme les autres, dans toutes les classes de la société ; quand les familles sont riches on peut quelquefois compenser le mal que ces malades ont pu faire, mais lorsqu'elles sont pauvres , on accuse le besoin, la pauvreté, la nécessité, la misère. On punit le pauvre, et quand cette maladie attaque l'homme riche et que les journaux l'ont déjà mis au pilori, avec ses nom , prénoms et demeure, on se demande ce que cela signifie, parce qu'ici on ne trouve plus de motifs. Dans cette maladie, heureusement la punition n'est pas sentie par le malade, mais elle l'est cruellement par la famille ; si elle est pauvre elle l'est peut-être pour n'avoir jamais voulu transiger avec l'honneur.

Si elle est riche , si elle porte un grand nom , un nom qu'elle veut conserver sans tâche , quelle affreuse humiliation !

Le malade, dont la conscience est en démence, peut raisonner très-bien, il parle morale admirablement, il inspire toute confiance dans son honneur et ses raisonnements sur l'esprit de justice ; on ne peut par conséquent pas le croire malade, parce que, dans le monde, il suffit d'avoir de l'intelligence et toutes les facultés de cette division bien saines, pour qu'on ne croie pas à une maladie du cerveau, et cependant c'est parce que la division voisine est malade, parce qu'elle est sous l'influence du fluide électrique superflu que l'intelligence est surexcitée. C'est d'observation : les malades de la moralité et de la partie postérieure de la pulpe ont la partie antérieure d'autant plus capable.

Malheureusement, la partie du système nerveux qui préside au raisonnement ne peut remplacer la conscience ; ainsi lorsqu'un homme en impose par la figure, par le dehors, par l'éducation qu'on sait qu'il a reçue, par une famille sans reproche qu'on lui connaît, par l'instruction, par l'esprit, lorsqu'il vole, il trompe deux fois, car on croit toujours pouvoir juger les gens à la mine.

Les hommes en général ne font rien sans intérêt : les uns font ce qu'ils nomment leur devoir pour plaire à Dieu, pour remplir leurs obligations à son égard, leur intérêt est dans le ciel ; les autres veulent plaire aux hommes, d'autres veulent plaire à eux-mêmes, ils veulent pouvoir dire le soir : J'ai bien rempli ma journée ; l'organe en fonction dans cette journée, c'est l'approbativité. Si cet organe est malade, tout ce que l'homme fait, c'est par vanité, par ostentation. — On peut agir ainsi et ressembler à ce malade, quoiqu'on ne le soit pas, mais alors c'est par calcul, par spéculation.

L'amitié existe ou peut exister entre personnes égales, entre l'homme et la femme mariés et entre hommes. Lorsque cet organe de l'amitié est sain, les rapports entre amis sont délicieux, il ne faut pas oublier néanmoins que l'amitié est comme une terre ingrate qu'il faut cultiver, autrement elle tombera en friche.

Lorsque cet organe est malade, il devient la haine avec tous ses accompagnements.

Ce qui décide le choix d'une compagne ou d'un ami, c'est la sympathie, et la sympathie peut exister entre deux malades ; il faut y faire attention, car la sympathie est souvent le résultat d'une maladie de la deuxième division, semblable chez deux individus ; si cette maladie se guérit chez l'un des deux, il y aura bientôt antipathie.

Les hommes criminels à l'égard de l'amitié sont ceux qui recherchent l'amitié d'une personne par intérêt, par calcul, par spéculation, par égoïsme enfin.

La haine à l'égard d'un ami peut survenir tout à coup avec des motifs réels ou avec des motifs trop légers, pour ne pas faire croire à une maladie dont les conséquences sont souvent très-graves. Cette maladie, lorsqu'elle est nouvelle, est guérissable comme toutes les affections de la pulpe cérébrale.

La foi ou la confiance dans la Providence, c'est cette paix, cette certitude que l'homme bien portant qui travaille peut avoir d'exister et d'obtenir son pain quotidien qu'il a soin de demander selon la recommandation qui lui en a été faite.

Si cet organe devient malade, l'homme a peur de manquer, lui ou sa famille, la foi l'abandonne, il cherche dans des spéculations en dehors de son état des moyens de vivre ou d'augmenter sa fortune ; ces moyens peuvent être permis, mais si l'acquisivité devient une monomanie, ce sera de l'avarice.

Si l'organe de la circonspection est malade, l'homme est

léger de caractère, farceur, imprudent, étourdi en paroles et en actions, il agit sans penser à rien, sans ordre, il joue avec les choses les plus dangereuses, il semble en ignorer les conséquences ; son goût est d'étonner ou de faire rire. On le verra fumer sa pipe sur un tonneau de poudre, il tirera un coup de pistolet sur une personne qu'il n'a jamais vue ; si on l'nterroge, si on lui demande pourquoi, il répond : Je ne sais pas, histoire de rire. Dans toutes ses actions répréhensibles, s'il est poursuivi, il ne sait pas se cacher, il attend ostensiblement ; c'est un instrument précieux dans les révolutions, il est bon à tout. Il ne faut qu'un mot pour lui faire commettre un assassinat sur telle ou telle personne.

La peur est la maladie du courage, de cet organe qu'on nomme combativité, situé près les nerfs du mouvement, lesquels prennent souvent part à l'affection et la viennent compliquer ; sous l'influence de la peur, le malade peut être comme pétrifié, les mouvements cessent quelquefois, ou bien ils deviennent névralgiques, involontaires, en désordre, c'est de la paralysie ou de l'épilepsie, quelquefois de la paralysie qui s'étend aux intestins et occasionne des déjections involontaires, et presque toujours des dégagements de gaz méphitique avec ou sans bruit, que le monde connaît comme symptôme de la peur.

Le tact, ou le sentiment des convenances, organe de la sécrétivité des phrénologistes, qu'on pourrait nommer l'organe du diplomate : On remarque la faculté de cet organe chez les enfants, même chez ceux qui n'ont pas reçu d'éducation ; mais lorsque l'éducation et l'instruction existent dans un cerveau sain, le tact est pour l'homme ce que la pierre de touche est pour l'orfèvre : c'est un moyen qui lui sert à connaître son monde et à savoir d'avance la portée d'une parole, d'un geste même, ce qui lui permet de les mesurer de manière à ne jamais heurter l'opinion des autres, et à rester dans les bonnes grâces de ceux avec qui il est en rapport.

Ceux qui ont le tact malade n'ont plus le sentiment des convenances ; à chaque instant on les verra se placer dans des situations absurdes, dans lesquelles ils se mettront à l'égard des hommes, quoique le raisonnement, par rapport aux choses, semble indiquer du tact chez ces malades. Rien ne ressemble plus à ces malades que les hommes en état d'ivresse, car ils laissent sortir de leur bouche toute espèce de vérités, sans tenir compte de leur portée.

L'organe que les anatomistes phrénologistes nomment l'organe de la destructivité est évidemment un organe malade qui, dans l'état de santé, est celui de la patience. Lorsque cet organe passe de l'état de santé à l'état de maladie, le malade éprouve ce qu'il nomme un agacement nerveux, c'est un commencement d'appel au système musculaire. La patience n'a pas de bornes chez l'homme sain.

Selon l'intensité de la cause des maladies, l'impatience est plus ou moins intense, et ses effets plus ou moins graves.

L'extension ou la métastase de la cause de maladie de cet organe aux nerfs du mouvement peut produire la paresse, la paralysie par colère ; mais si la maladie reste concentrée sur l'organe de la patience, celui-ci peut entraîner les muscles du mouvement. Le malade se trouve aussitôt disposé à frapper, à répondre grossièrement, lorsqu'une observation sage s'oppose à son vouloir : ce sera avec une réponse mordante, s'il n'a pas d'autres armes, ce sera avec la pelle ou la pioche, s'il est terrassier ; ce sera par la calomnie ou par le poison, si le malade est lâche, paresseux, ce sera avec le tranchet, avec le tirepied, s'il est cordonnier ; avec le marteau ou la barre de fer, s'il est serrurier ; avec le compas, s'il est charpentier ; il frappera avec un fouet, s'il est cocher ; avec la main, s'il est manouvrier ; avec l'épée, le sabre, le pistolet, s'il est militaire, ou s'il veut s'en donner le genre, et toujours avec l'instrument de son état ou de son occupation actuelle. Ce sera avec la plume, s'il est écrivain, et si la presse est à sa disposition, la plume deviendra un instrument de malheurs incommensurables, parce que la destructivité par la plume, multipliée par la presse, est une maladie contagieuse comme toutes les affections de la substance médullaire.

Cet homme si dangereux, ce meurtrier, ce fou furieux, peut être malade depuis longtemps, car cette maladie court les rues, ou bien il peut être devenu malade tout à coup par un motif souvent très-futile, une contrariété, une simple réprimande, une douce observation, et moins que cela, une conduite exemplaire opposée à la sienne, qu'il a sous les yeux, ou qu'on lui présente comme un modèle à suivre, ou qui tacitement lui reproche; cela suffit pour le contrarier, le mettre en fureur et le porter à des excès qui peuvent aller jusqu'au meurtre.

Si cet homme appartient aux plus hauts rangs de la société, on s'en étonnera, on en fera beaucoup de bruit; bien loin de le plaindre, on voudra le voir punir exemplairement : les uns, parce qu'ils ont soif de la justice, ils sont sains; les autres, parce qu'ils ont soif de sang ; et pendant qu'on fera à grand bruit le procès de ce malheureux, les journaux rendront compte de vingt faits semblables, mais à bas bruit, parce qu'il s'agit de malheureux pauvres devenus coupables des mêmes crimes par imitation, produits de leurs publications complices.

Le meurtrier par maladie a pu être toute sa vie l'homme le plus doux, alors son crime est l'effet d'une affection aiguë à la suite d'un refroidissement humide.

Mais le meurtrier peut-être malade depuis sa plus tendre enfance, c'était un caractère indomptable, emporté, irascible; on le regardait comme un enfant gâté, comme un original, parce que les parents, n'obtenant rien par la morale et par les punitions, ont préféré attendre du temps, de la douceur et du bon exemple ce qu'ils n'avaient pu obtenir par d'autres moyens qui ne leur avaient attiré que le manque de respect; de sorte que pour ne pas exposer leur enfant à un mal plus grand qu'ils auraient été obligés de réprimer, ils ont cessé de le punir. On a dit alors que l'enfant avait été gâté, parce qu'il faut attribuer ce caractère à quelque chose, et comme on ne peut l'attribuer à une cause inconnue jusqu'à ce jour, on l'attribue à l'éducation manquée. D'autres ont dit tout le contraire : cet enfant a été tenu trop sévèrement; et d'autres ont dit : il faut que jeunesse se passe, etc.

On fait taire tous ces propos, on connaît aujourd'hui la cause de ces caractères indomptables ; on peut la chasser et rendre l'enfant doux, obéissant, honnête, patient ; que ses parents lui montrent l'exemple, ensuite il rentrera dans l'ordre.

Après avoir fait connaître l'action de la cause morbifique, séparément, sur quelques organes de la vie de relation, après avoir démontré que ces organes malades agissent en sens inverse et tout à fait opposé à leurs facultés dans l'état de santé, il devient facile de comprendre, en faisant un appel à ses souvenirs, que la monomanie ou la démence d'une seule faculté, bien tranchée, prise isolément, est rare, et que le plus ordinairement il y a plusieurs organes d'affectés chez le même individu, et comme dans toutes les maladies compliquées, il y a des réunions de symptômes auxquels on a donné le nom de caractère, tel, par exemple, le caractère du misanthrope, de l'étourdi, du menteur, du faussaire, du voleur, du libertin, etc.

Les monomanies ou démences de la section de la moralité ou des devoirs de l'homme, simples ou composées, peuvent se présenter à tout âge, dans toutes les classes de la société, dans tous les rangs, elles peuvent produire toutes les actions criminelles possibles, depuis la plus faible jusqu'à la plus épouvantable.

Celui qui a commis un crime par maladie peut se trouver guéri peu après, par des circonstances fortuites. Si, par exemple, il a tué son père, sa mère, ou sa femme, il répondra au juge qui l'interrogera , non jamais je ne pourrai dire que j'ai tué mon père, ma mère, ma femme, etc. Il ne peut cependant se le cacher, il y a tant de témoignages contre lui, c'est alors que le remords le plus cuisant, le repentir le plus sincère, accompagnés d'un torrent de larmes, prouvent à ceux qui assistent à cette scène que le cerveau est libre, puisque, l'organe malade entre en crise, les pleurs ne pouvant toujours sortir d'un cerveau malade , lorsqu'elles sortent, c'est souvent involontairement. Mais, hélas ! l'horrible situation de ce malade criminel, ses réflexions sur le crime irréparable qu'il a commis et sur ses conséquences, redeviennent bien vite une irritation au cerveau , qui y attire promptement de nouveau la cause des maladies , et replonge ce malade dans le paroxysme.

Si le procès de ce malheureux suivant sa marche habituelle, il est condamné; il entendra sa sentence avec une physionomie très-peu en harmonie avec une sentence de mort, peut-être même sa physionomie ridée , présentant les signes de son affection du cerveau, n'inspirera que la terreur ; il sera insouciant , au moins , et cette insouciance l'accompagnera jusqu'au dernier moment. S'il y a complication, il sera vain, orgueilleux, athée, etc.; il en donnera des preuves, et tout cela ne prouve qu'une chose, c'est qu'il est fou , c'est qu'il est en démence.

Mais si, dans le moment extrême, il se retrouve encore une fois, parce que la cause de maladie a quitté son cerveau de nouveau, oh ! alors il désire ardemment le terme d'une vie devenue insupportable , mille fois plus affreuse que la mort qui doit mettre fin à des maux qu'il ne comprend pas, mais qui le rendent horriblement affreux à lui-même.

Sans consolations sur la terre, ceux qui resteront de la famille de ce malade criminel seront montrés au doigt; on parlera tout bas en leur présence; ceux à qui l'on apprendra leur histoire, en se retournant vers eux, changeront de figure, comme s'ils étaient coupables eux-mêmes ! Ils s'éloigneront au lieu de les plaindre et de leur tendre la main, car ils ont trop déjà de leur affliction, on leur refusera toute aide et assistance, on les fuira comme s'ils étaient pestiférés. Demandez le pourquoi. Le voici : ceux qui se comportent ainsi sont des ignorants ou des idiots, et avec cela des hypocrites qui supposent le crime incorporé dans une famille, et s'en éloignent pour paraître meilleurs qu'ils ne sont.

Un seul motif raisonnable pourrait les excuser : ce serait la crainte de gagner la même maladie par imitation; ah ! quand on a cette crainte salutaire, il faut renoncer à lire les journaux, dont les rédacteurs, spéculant sur la pauvre tête de leurs lecteurs, sur leur goût pour les drames. ne mangent de pain que trempé dans le désordre, dans le crime et le scandale.

Si le malade criminel n'est pas condamné à mort, il est condamné à la prison, envoyé au milieu de gens véritablement criminels ou malades comme lui; il ne pourra guérir, car il se trouvera au milieu de gens qui penseront et parleront comme lui et entretiendront par conséquent son cerveau en opposition aux principes d'honneur et sa haine contre la société.

L'isoler, pour empêcher ses rapports, en le privant de consolations, de défaut de mouvement, d'exercice sur une grande étendue, tout cela retardera ou empêchera sa guérison, il a besoin d'autres soins.

Lorsque deux êtres malades de la deuxième division se rencontrent dans le monde, il y a sympathie, et, quoique l'organe de l'amour du prochain soit malade chez tous les deux, c'est l'intérêt qui les rassemble; chacun d'eux a trouvé quelqu'un qui le comprend, qui pense et agit comme lui; si l'un des deux a de l'instruction, il est peut-être faible de corps; si l'autre est fort et malade de la première division, en voici assez pour former une union, une complicité, peut-être! ils sont tous deux malades de la deuxième division ; ils se réunissent par égoïsme.

L'antipathie, comme on le voit, existe entre l'homme sain et l'homme malade de la deuxième division ; il est clair que ne pouvant être unanimes de sentiments, il y a opposition continuelle ; si cet état existe entre deux personnes obligées de vivre ensemble, il faut que celle qui jouit de toutes ses facultés ne fasse pas d'opposition active, il y aurait pour elle du danger ; il faut guérir le malade en le traitant sans qu'il s'en doute.

§ 1er.

De l'Amour.

Tout le monde sait qu'il y a une monomanie qui porte un sexe vers l'autre. — Et il ne faut pas croire que cette affection existe seulement depuis l'âge de puberté jusqu'à un certain temps ; cette monomanie peut exister à tout âge.

Quelle est cette partie de l'encéphale dont l'affection place le malade dans une situation telle qu'il peut être monomane ou seulement passionné pour un autre sexe ?

On suppose que cet organe est le lobe médian du cervelet.

En général les malades de cette catégorie ont le derrière du cou très-fort. — Les petits garçons recherchent, pour jouer, les petites filles, *et vice versâ* ; ne les perdez pas de vue, autrement vous pourriez avoir à rougir de leurs jeux, si vous pouviez les surprendre.

Si le malade peut se commander, il n'est malade que sur la moitié du lobe médian, il est responsable de ses actions.

Si la maladie est plus forte que lui, il est monomane, il n'est pas responsable de ses actions.

On voit dans les maisons de fous de ces monomanies des deux sexes, parce que cette monomanie peut se compliquer et se complique quelquefois d'autres monomanies multiples.

Je place parmi ces malades ceux dont les pensées roulent sur les actions les plus contraires à la chasteté ; l'action qui les suit est l'effet de l'entraînement.

Le lobe médian est le patient : dans cette monomanie comme dans les autres, l'organe malade entraîne ceux de l'intelligence, de la moralité et du mouvement.

Pour éviter les conséquences de cette affection, qui peut se présenter par des circonstances indépendantes de la volonté du malade, comme une insolation derrière le cou ; et d'autres entièrement volontaires, comme la lecture de livres obscènes, etc., il faut éloigner de lui surtout toutes les occasions dont les conséquences sont les plus graves ; car, une fois dans le cerveau, la cause de maladie se métastase facilement d'un organe du tissu médullaire sur un autre du même tissu.

Un malade dans cette situation ne peut plus se livrer à un travail de tête, encore moins s'occuper de morale ; il n'y a plus chez lui ni intelligence, ni moralité ; il y a toujours paresse et bientôt paralysie, puisque cette seconde ne diffère de la première que par l'intensité de la cause.

L'amour par affection complète du lobe médian du cervelet, pouvant déterminer la paralysie des organes de la génération et, par là, s'opposer à la reproduction, rendre le mari impuissant ou la femme stérile : il faut que le médecin combatte cet état de choses chez celui des deux qui a trop d'amour pour l'autre ; car, c'est une espèce de paralysie qu'il faut traiter de même que les autres.

Les parents qui s'aperçoivent de cette monomanie, ne doivent pas regarder cette maladie comme toute naturelle, ils doivent s'occuper de guérir leur enfant, en avoir pitié.

Lorsqu'il n'y a que passion, j'engage le malade à se guérir, car la passion peut devenir, on l'a vu ailleurs, une monomanie, et cette monomanie peut paraître à tout âge.

La monomanie et la passion dont il est ici question ont souvent, pour conséquences, des mariages ridicules ou déplorables.

On est quelquefois bien étonné de voir au bras d'un jeune homme bien élevé, et qui a autrefois fait preuve de bon goût, une conquête facile, une vieille femme, laide et sale; on ne comprend pas un choix semblable; on le comprendra, si l'on se rappelle que dans les maladies du cerveau le patient est dans l'opposition. Pour le médecin c'est un symptôme; c'en sera un, plus tard, pour le juge.

§ 2.

Héminévroses, Passions.

L'affection d'un ou de plusieurs organes dans un seul lobe de la deuxième division produit la passion; le lobe pair est sain.

Le pouls est faible sur un seul poignet, l'autre est dans l'état normal.

La passion pourrait avoir plusieurs objets, parce qu'il y aurait métastase dans la même division, dans le même lobe; car si la cause des maladies passait sur l'autre lobe, elle s'arrêterait sur l'organe pair (même fonction), et la passion deviendrait monomanie ou démence, comme cela arrive souvent.

Dans l'état de passion, le malade est responsable de ses actions.

Les passions sont pour l'homme des occasions de se montrer ce qu'il vaut, c'est en s'y opposant qu'il acquiert un vrai mérite aux yeux de Dieu et à ses propres yeux ; mais pour s'opposer à ses passions, l'homme a besoin d'acquérir de bonne heure des connaissances morales qui, plus tard, seront pour lui un poids à mettre du bon côté de la balance lorsque son esprit incertain hésitera entre deux volontés.

La nature de l'objet d'une passion la rend quelquefois hideuse, d'autres fois le sujet n'en est que ridicule ; souvent la passion n'est connue que du patient qui la combat et souffre sans rien dire. Le méchant par passion, s'apercevant de sa situation parce qu'il a affligé quelqu'un injustement, tâche de réparer la peine qu'il a faite, et quand la réflexion a lieu vivement, c'est le caractère du bourru bienfaisant.

Quel que soit l'objet d'une passion, il faut s'en guérir au plus tôt, car elle peut faire place à une autre pire que la première, et la cause d'une passion peut devenir rapidement, par métastase ou par sympathie, la cause d'une monomanie ou démence sur le même sujet ou sur un autre ; car l'irritation qu'éprouve l'organe sain, dans le lobe pair, pour s'opposer sans cesse à la volonté de son semblable malade, appelle le fluide morbifique. Ai-je besoin d'insister davantage sur une observation que tout le monde a pu faire, parce que l'occasion s'en est présentée si souvent ?

La possession de l'objet longtemps désiré avec passion fait souvent taire la passion ; l'organe se calme, se refroidit, la cause de cette passion se métastase sur un autre organe plus irrité et donne naissance à une autre passion, c'est ce qu'on peut nommer traitement par distraction ou guérison d'une passion par une autre.

TROISIÈME DIVISION.

Névroses des nerfs des Organes des sens.

—

Paralysies.

Les nerfs des sens sont : les nerfs optiques, les olfactifs, les auditifs, ceux du goût, et enfin les nerfs du toucher et le la sensibilité. Ces nerfs sont pairs comme les organes des sens d'où ils partent pour se rendre au cerveau.

Ces nerfs, dans l'état de santé, rapportent exactement et promptement au cerveau ce qui se passe dans l'appareil des sens. Si quelque partie d'un de ces appareils est altérée et que ses fonctions soient dérangées, les rapports des nerfs sont toujours exacts, mais le cerveau reçoit un rapport fidèle de sensations altérées.

Si ces nerfs rapporteurs deviennent le siége de la cause morbifique, leurs fonctions cessent, ils sont paralysés, l'âme n'a plus de communication avec le dehors.

Celui qui, par l'action du fluide électrique superflu, a perdu la faculté de ses organes des sens après en avoir joui, n'a pas pour cela perdu celle de la pulpe chargée de la perception. La mémoire et l'imagination remplacent un peu la réalité.

Lorsque les nerfs des deux organes pairs sont malades à la fois pour ainsi dire, mais par métastase, il y a névrose complète, c'est-à-dire privation ou paralysie des rapports de l'organe au cerveau. Lorsqu'un homme a perdu l'usage d'un sens par la paralysie d'un nerf, l'autre lui suffit, puisque les organes des sens sont pairs.

Les paralysies des organes des sens sont quelquefois complètes et quelquefois seulement partielles. Dans ces dernières, se trouvent les nerfs de mouvement du globe de l'œil, par exemple de la paupière, etc., etc.

Le traitement étant le même, je n'entre pas dans plus de détails.

QUATRIÈME DIVISION.

Névroses des Organes du mouvement.

—

Paralysies.

Les ordres de l'âme se rendent au bulbe cranien du rachis et au cervelet, et les nerfs connus comme nerfs du mouvement en portent l'ordre aux muscles et aux fibres musculaires jusqu'aux extrémités du corps, et, par les nerfs de la vie organique, aux fibres musculaires des organes de cette vie indépendante de la volonté, au moins directement. On se rappelle que les mouvements dans la vie organique sont les suites ou les conséquences d'un mouvement volontaire, dont l'origine ou le principe est toujours dans le crâne.

Les effets du fluide électrique superflu sur les nerfs du mouvement diffèrent comme l'intensité de ce fluide, et comme l'organisation des points affectés de cette partie de la pulpe encéphalique présidant aux mouvements ; car il peut produire toutes les nuances ou les degrés qui existent entre la paresse et la mort. Par paralysie, il peut produire une paralysie partielle, comme celle d'un doigt, d'un sphincter, d'un point seulement sur un tissu ou sur un organe, comme la paralysie des mouvements de la poitrine, du cœur, et par conséquent la mort par paralysie partielle.

Chez le paresseux par maladie., le pouls est faible plus ou moins ; chez le paresseux volontaire,, il est toujours bien développé.

Lorsque le fluide morbifique pose sur les nerfs du mouvement de la langue , le malade est muet, et souvent à cause du voisinage du nerf acoustique il est sourd aussi.

Lorsqu'il pose dans l'encéphale sur les nerfs qui commandent à la digestion , il en résulte la lienterie, c'est-à-dire paralysie des organes de cette fonction : les matières sont évacuées sans être digérées. S'il pose sur les nerfs qui commandent l'action de la membrane musculaire des intestins, les évacuations ont lieu involontairement.

Lorsque le fluide morbifique pose sur le nerf qui commande la contraction du sphincter de la vessie , le malade pisse au lit, et ce malheur peut arriver à tout âge.

La paralysie peut encore avoir lieu, chez les femmes , sur les nerfs qui retiennent les petites lèvres , sur la matrice, et produire le relâchement et l'allongement des petites lèvres, comme le prolapsus de la matrice, la stérilité.

Il produit, chez les hommes, le relâchement des bourses et l'impuissance par la même raison, et seulement la paralysie d'une partie de ces organes.

En un mot, il peut produire le relâchement ou la paralysie de tous les organes du corps, cette paralysie peut rester ou être seulement passagère.

La syncope est une paralysie passagère et momentanée , produite par une cause faible et prolongée, les symptômes l'indiqueront.

On peut trouver l'immoralité et toutes les affections de la pulpe nerveuse réunies à la paresse chez les enfants, ceux-ci devenus grands voudront vivre sans travailler ; ils chercheront à faire fortune par des moyens illicites. Les facultés de leurs sens seront plus ou moins émoussées, leur intelligence plus ou moins malade, et leur moralité plus ou moins souffrante, parce que la paresse empêche les mouvements qui contribueraient à les guérir. Il faudra craindre pour eux les affections typhoïdes, et craindre surtout qu'ils ne deviennent, en grandissant, le fléau de leur famille et de leur patrie.

Ces maladies peuvent se guérir; il faut se hâter de le faire lorsqu'on s'en aperçoit, afin d'en éviter les conséquences qui viendraient certainement plus tard.

Lorsque le fluide intense ne s'exerce que sur un seul lobe, nerveux, encéphalique, des nerfs de tous mouvements, il y a hémiplégie.

Lorsqu'il s'exerce dans le bassin, il produit la paraplégie ou paralysie des membres inférieurs. Le fluide s'exerce, dans ce cas, hors de l'encéphale. Je n'en parle que pour mémoire.

J'ai dit que, lorsque le fluide morbifique se portait sur les nerfs encéphaliques qui président aux fonctions des organes sexuels, il produisait la paralysie de ces organes et la stérilité. Il ne faut pas confondre cet état maladif avec l'anaphrodisie, que je regarde comme l'état normal de celui qui veut être chaste; c'est l'absence de l'appétit vénérien. On verra plus loin ce que c'est que cet appétit et comment on l'évite.

La paralysie, qui a lieu par l'action du fluide électrique superflu, peut encore être l'effet de la présence d'un corps étranger ou d'une concrétion qui comprimerait la pulpe nerveuse d'un nerf de mouvement.

La paresse, chez les enfants, est rarement volontaire. C'est une maladie qui peut se guérir; mais si l'on ne s'en occupe, la même cause peut se porter sur d'autres organes du voisinage.

CINQUIÈME DIVISION.

Névroses des Organes de la génération.

—

Paralysies.

Ces nerfs sont peu connus ; ils ne paraissent pas être, toujours dans la dépendance de la volonté, car elle ne suffit pas toujours.

Cependant, chez l'homme sain, ils ont leurs antagonistes; il faut donc croire, par analogie, que la volonté est là pour quelque chose.

Si les organes de la génération sont physiquement et anatomiquement en santé, et que mari et femme ne puissent avoir d'enfants, c'est qu'il y a paralysie de tout ou partie de ces organes chez l'un ou chez l'autre.

La paralysie peut être entière ou partielle. Elle peut être ancienne ou nouvelle, forte ou faible; quoique les fonctions que l'on connaît puissent se faire, il en est de plus profondes qui ne reçoivent pas d'exécution.

La paralysie peut avoir des symptômes visibles : telles sont les petites lèvres dépassant les grandes, la chute de la matrice entière, ou seulement son renversement; l'allongement continuelle de la peau des bourses, etc., la dispermatie ou perte de semence par paralysie, la gonorrhée bénigne, etc.

CHAPITRE II.

Affections du deuxième tissu. — Le tissu cellulaire.

Ce tissu entre partout dans la structure intime des organes, dans tous les systèmes qui composent chaque organe : les faisceaux de la fibre musculaire, qu'on nomme les muscles, les filets nerveux, les glandes, les vaisseaux sanguins, les lymphatiques, etc., sont réunis par ce tissu qui se trouve partout et qu'on pourrait imaginer isolé, représentant le corps humain tout entier, spongieux, traversé par des organes dans la composition desquels le tissu cellulaire, plus ou moins serré, entre encore souvent pour la plus grande partie.

Formant un corps à part, il ne participe pas des propriétés des corps qui le traversent; il peut être affecté, malade, sans que ces corps en aient à souffrir, et *vice versâ*. Ce tissu se présente comme un assemblage de filaments ou de lames blanchâtres communiquant ensemble, formant à chaque organe une enveloppe extérieure, et faisant, comme nous venons de le dire, une des bases essentielles de la structure de chacun d'eux, les liant sans les unir ; la sérosité et la graisse abondantes dans ce tissu servent encore à les tenir isolés.

Lorsqu'après la maladie du tissu cellulaire la crise se fait par la sueur, cette sueur est gélatineuse, et quand le fluide a agi longtemps, cette sueur est épaisse et sort difficilement ; on pourrait dire que la seule altération que le tissu cellulaire isolé éprouve par l'action de la cause de maladie, c'est son passage à l'état gélatineux.

J'ai vu une malade, après une affection longtemps prolongée du tissu cellulaire, tout à fait sans douleur, obligée à la fin de garder le lit sans avoir la moindre souffrance, expirer avec toute sa connaissance.

Les efforts de l'art de guérir, sans cesse entravés par les habitudes de la malade de dormir la fenêtre ouverte, avaient plusieurs fois obtenu la preuve que ce tissu pouvait se réparer, car la sueur collante qui se représentait après les imprudences qui replaçaient la malade sous des influences qui rendent malade, en était la preuve.

Sous ce titre d'affections du tissu cellulaire, je vais placer les maladies des membranes séreuses, celles des muqueuses et enfin les maladies de la peau considérées comme tissu cellulaire. Ce qu'on nomme maladies de la peau, fièvres éruptives, dermatoses, étant la sortie par la peau de matières morbides critiques, j'en parlerai aux crises.

Les maladies des os sont encore des maladies du système cellulaire, comme aussi celles des vaisseaux exhalants et des absorbants, etc. ; dans tous ces systèmes, le tissu cellulaire y entre pour la plus grande portion.

PREMIÈRE DIVISION.

Affections des Membranes séreuses.

Les Membranes séreuses ne forment pas, comme les muqueuses, un tissu continu , elles sont isolées les unes des autres, presque sans communication. Les plèvres, le péricarde, le péritoine, l'épiploon, l'arachnoïde, la tunique vaginale et toutes les membranes des grandes cavités, les capsules des gaînes tendineuses, les membranes synoviales dans les diverses articulations, sont des sacs sans ouverture qui peuvent rester sains, quoique l'organe qu'ils approchent le plus soit malade, et ils peuvent être malades sans que cet organe le devienne ; ainsi le péritoine qui enveloppe les intestins peut être affecté sans que les autres membranes des mêmes intestins le soient, et l'une ou l'autre de ces membranes peut être malade sans que le péritoine le soit aussi.

La sérosité qui arrose la surface des membranes séreuses est presque identique à la sérosité du sang, ce fluide est de nature albumineuse au moins dans l'état de maladie; exhalée sans cesse par les orifices exhalants, elle est reprise par les absorbants ; cependant, pour être d'accord avec les découvertes modernes, disons que les chimistes ont trouvé dans ce liquide de l'albumine et de la fibrine, quoiqu'il importe peu que ce soit de l'albumine ou de la fibrine, c'est une liqueur coagulable et prenant, par le passage de l'état liquide à l'état concret, l'état de membrane. Ce liquide , comme je viens de le dire, exhalé par les vaisseaux exhalants, est repris par les absorbants ; mais il arrive dans certains cas que les vaisseaux exhalants, continuant leur office et les absorbants cessant le leur par paralysie ou par obstruction, il y a hydropisie; si le contraire a lieu, si les vaisseaux exhalants cessent leur office et que les absorbants continuent le leur, il y a dessiccation, la membrane devient collante, les deux côtés peuvent se réunir : de là les adhérences. Cette membrane, peu sensible dans l'état normal, est vivement et douloureusement affectée par la cause de maladies et par tous les corps étrangers.

Les affections douloureuses de l'arachnoïde, des plèvres, du péricarde, du péritoine, les douleurs articulaires qu'on nomme goutte ou rhumatisme articulaire, sont des affections de membranes séreuses. Les affections de ces membranes semblent réclamer vivement le secours de la médecine, car les conséquences de la durée de ces affections, même abstraction faite de la douleur, sont toujours très-graves ; ces conséquences sont des hydropisies, formation de fausses membranes, des adhérences, des concrétions et enfin formation de corps étrangers dont la présence, dans l'organisme, devient plus tard un irritant à demeure, une cause d'appel constante du fluide morbifique et par conséquent des empêchements à la guérison de l'organe sur lequel ils se sont produits.

Ces fausses membranes sont de nature albumineuse; elles contiennent un peu de fibrine, tandis que les membranes séreuses sont de la nature du tissu cellulaire.

Les douleurs atroces qui accompagnent les ankyloses annoncent la présence du fluide dans les articulations, très-douloureuses encore après le départ de la cause ; le souvenir et la crainte des douleurs passées sont tels, que le malade n'ose pas mouvoir le membre, même quand la cause est partie. La goutte ou les rhumatismes des articulations, certaines coliques, les douleurs dans la cavité abdominale, sont dues à la présence du fluide sur la membrane séreuse, lorsque ce fluide est posé sur une expansion nerveuse de la sensibilité. Lorsqu'il est intense, on lui donne le nom de goutte, sur-

tout s'il s'est fait connaître au pouce du pied ; lorsqu'il est
faible, parce que la cause n'est pas intense, on dit : c'est
une douleur rhumatismale, ou encore un rhumatisme gout-
teux et aussi un rhumatisme articulaire, etc. On lui réserve
particulièrement le nom de rhumatisme, si auparavant il s'est
présenté au deltoïde. Tous ces noms, commeon le voit, ne
prouvent que l'affection par la cause de toutes maladies plus
ou moins fortes sur des tissus plus ou moins sensibles.

Une fois que la membrane séreuse a été le siége de la
goutte ou de la cause de maladies, elle devient de plus.en
plus propre à l'appeler, car chaque fois que le fluide s'y pose,
il l'altère, et ses fonctions, se faisant toujours avec plus de
difficultés, l'irritation qui en est la conséquence, devient une
cause d'appel ; voilà pourquoi on dit qu'on ne guérit pas de
la goutte, c'est parce qu'on se tient pour guéri lorsqu'on ne
souffre plus ; on n'attend pas que l'organe soit réparé entièrement. Les affections sans douleurs sont dans le même
cas ; lorsqu'un organe a été le siége de la cause de maladie,
celle-ci revient toujours sur la même place ; si l'on n'a pas
le soin de faire disparaître absolument les traces de son passage et de s'opposer à son retour, on mourra d'une maladie
sans douleur.

Les affections les plus connues des séreuses sont les suivantes : La frénésie ou la cause de maladie sur une des
membranes qui enveloppent le cerveau : l'arachnoïde ; par son
séjour prolongé sur cette membrane, la cause de maladie
produit dans les cavités encéphaliques des dépôts de sérosités
qu'on prend encore pour la cause de la maladie ; cette sérosité s'écoule par des larmes involontaires lorsque la cause de
maladie a quitté sa place, ce sont des larmes critiques. Puis
l'affection de l'épiploon, son induration, les maladies du mésentère, la colique des peintres, dans laquelle les douleurs
et la membrane séreuse de l'abdomen jouent un grand
rôle.

L'arthrocace est encore une affection de la membrane séreuse ; la cause se métastasant sur l'os qui est spongieux, celui-ci s'altère dans sa forme près de l'articulation, parce que la cause de maladie quitte la séreuse pour le tissu cellulaire, et lorsque la tumeur continue sans douleur, on appelle cette tumeur une tumeur blanche.

La cause des douleurs rhumatismales des articulations, des membres, des vertèbres, du coxis, se métastase sur les organes voisins, sur les os. Ces métastases sont suivies de luxation, de gonflement des os, d'ankylose, gonflement des parois de la capsule articulaire, bruit de craquement à chaque mouvement par sécheresse dans l'articulation, elle produisait aussi une surabondance de synovie.

L'affection de la sérosité elle-même dans les articulations ne donne pas lieu à de fausses membranes, comme celles des plèvres, mais à la formation de membranes qui durcissent et finissent par prendre la consistance d'os inter-articulaires ; il ne faut pas confondre ces concrétions avec les os sésamoïdes. Quelquefois la nature albumineuse du liquide change par l'action du fluide électrique superflu sur lui, et d'albumineux il devient gélatineux, susceptible de se prendre en gelée.

L'ascite a été regardée jusqu'à ce jour comme une affection des membranes séreuses seules ; cependant si l'on remonte à l'origine de cette maladie, chez beaucoup de malades, on la trouve précédée d'inflammations peu aperçues de divers organes de la cavité abdominale.

Toutes les hydropisies comme l'hydrocéphale, l'hydrorachitis, l'hydrothorax, l'hydropéricardite, l'ascite, l'anasarque, sont évidemment des affections des vaisseaux absorbants chargés, dans l'état normal, de reprendre la sérosité à la surface des séreuses ; ces vaisseaux ayant cessé leurs fonctions, soit par une affection concurrente du cerveau, soit par paralysie, soit par idiopathie de ces vaisseaux. Les vaisseaux exhalants continuant les leurs, l'accumulation du liquide a dû nécessairement s'en suivre.

DEUXIÈME DIVISION.

Affection des Membranes muqueuses.

Les Membranes muqueuses recouvrent l'intérieur du nez, de la bouche ; elles se prolongent dans les conduits excréteurs des glandes sous-maxillaires, dans tous les sinus, forment la conjonctive, pénètrent dans les points lacrymaux, le canal, le sac nasal, l'intérieur du nez, le pharynx, la trompe d'Eustache, l'oreille interne, la trachée-artère; toutes les voies aériennes, l'œsophage, l'estomac, le duodénum, le conduit cholédoque, les rameaux de l'hépatique, le cystique et la vésicule biliaire, le conduit pancréatique et ses diverses branches, les membranes internes des intestins, et viennent enfin à l'anus se continuer avec la peau, pour pénétrer plus loin dans l'urètre, dans la vessie, les uretères, les bassinets, les calices, les mamelons et les conduits capillaires qui s'ouvrent à leur sommet; elles pénètrent dans les tubes excréteurs de la prostate, dans les conduits éjaculateurs, les vésicules séminales, les canaux déférents et les branches qui leur donnent naissance.

Chez la femme, elles pénètrent l'uretère et se comportent comme chez l'homme dans des organes pareils; elles tapissent chez elle le vagin et la matrice, les trompes, et vont, par l'ouverture des trompes, se continuer avec la membrane séreuse, nommée le péritoine.

Les membranes muqueuses diffèrent des séreuses, comme on sait, par la présence des glandes muqueuses qui les lubréfient, tandis que c'est la simple exhalation qui lubréfie les séreuses.

L'irritation qui appelle le fluide électrique superflu sur la membrane muqueuse y détermine une sécrétion plus abondante de liquide, toutes ces membranes, ayant une ouverture en dehors, n'ont pas besoin d'absorbants.

Dans l'état normal, la sécrétion des muqueuses peut être considérée comme émonctoire ou excrétoire du système cellulaire; dans l'état de maladie, l'évacuation trop considérable du liquide muqueux se fait aux dépens de la fluidité du sang. Dans les dévoiements excessifs, comme dans le choléra asiatique par exemple, les vomissements et les dévoiements lymphatiques, en rendant le sang plus épais, retardent la circulation que l'affection du système nerveux est d'ailleurs loin de faciliter.

Les membranes muqueuses, dans quelques localités de l'organisme, reçoivent des nerfs des sens, de sorte qu'elles paraissent jouir de propriétés différentes, mais ces différences tiennent réellement aux nerfs qui s'épanouissent à leur surface; ainsi la pituitaire perçoit les odeurs, la surface de la langue et du palais les saveurs, d'autres parties de la muqueuse comme celle du gland, l'ouverture du rectum, sont affectées différemment, d'autres parties de cette surface semblent privées de nerfs de la sensibilité ou bien elles en sont peu pourvues, telle est la muqueuse dans les organes profonds, celle de la vessie, de la vésicule biliaire, de l'estomac, des intestins, etc.

Il est vrai que lorsque des organes peu sensibles sont affectés longtemps, la cause de l'affection, en se métastasant de temps à autre sur des points plus sensibles du voisinage, avertit de sa présence.

Les maladies des muqueuses diffèrent comme la place et les organes voisins : tels sont les catarrhes des diverses parties du corps qui en sont susceptibles, le coryza ou l'inflammation de la membrane muqueuse, des sinus frontaux et des parois des fosses nasales s'étendant quelquefois jusque dans le cerveau, à sa base, ce qui détermine alors la torpeur, la somnolence.

L'angine, l'esquinancie, le mal de gorge inflammatoire, l'inflammation des gencives, des amygdales, du voile du palais, du pharynx, du larynx, de la glotte, deviennent souvent pyrétiques par métastase, à cause des gros vaisseaux de la gorge sur lesquels le fluide se porte, ce qu'on voit aux battements des artères du cou.

L'inflammation de la muqueuse de l'œsophage produit des glaires liquides qui redescendent dans l'estomac ou sont rendus par les malades, qui sont étonnés d'avoir rendu par le vomissement des glaires sans avoir rendu les aliments pris peu de temps avant, parce que la digestion de ces aliments a servi d'irritation, laquelle a appelé la cause de maladie sur la muqueuse : de là le catarrhe de l'estomac et les vomissements muqueux.

Lorsque le fluide morbifique s'exerce sur la muqueuse des intestins, le bruit qu'on entend se nomme borborygmes, ce bruit est dû à l'action du fluide sur la muqueuse qui sécrète alors plus abondamment, et à son extension sur la membrane musculaire qu'elle met en mouvement et à quelque gaz, résultat de son action sur les matières présentes dans l'intestin ; sans la présence de ce fluide dans les intestins, il n'y a pas de borborygmes, c'est un fait que j'ai bien vérifié, ce sera un jour un moyen de médecine légale qui permettra de rendre sensible à tout le monde la présence de ce fluide superflu dans l'organisme en employant la métastase. Le fluide une fois sur la muqueuse, le dévoiement ne tarde pas à paraître, mais si la cause se métastase sur la membrane musculaire qui lui est accolée, celle-ci se contracte et les vaisseaux chylifères, en absorbant les liquides, dessèchent la masse excrémentielle, les matières qui sortent ensuite sont plus ou moins dures; on dit dans le monde qu'on est échauffé, constipé.

TROISIÈME DIVISION.

Affection de l'Epiderme, des Cheveux, etc.

L'*Epiderme* est une membrane plus épaisse dans quelques parties, moins épaisse dans d'autres, destinée à recouvrir la peau et à la garantir du contact trop direct des corps extérieurs, parfaitement contiguë avec le derme ; on voit à sa surface des pores destinés : les uns au passage des poils, d'autres aux vaisseaux exhalants et aux vaisseaux absorbants.

Aucun fluide ne traverse le tissu épidermoïde, aucun vaisseau sanguin n'y existe, aussi reste-t-il constamment étranger à toutes les maladies du corps subjacent, seulement lorsque l'épiderme est sec, il ne se laisse pas pénétrer par le fluide électrique ; il en est tout autrement lorsqu'il est humide, il sert d'introducteur à ce fluide.

Plusieurs auteurs ont regardé l'épiderme comme un corps demi-organisé, il se reproduit lorsqu'il a été enlevé avec une apparence parfaitement semblable à celle qu'il avait.

Les organes qui fournissent les matériaux propres au renouvellement de l'épiderme sont quelquefois malades, et ce renouvellement se fait trop abondamment, comme dans l'icthyasis, ou sans souplesse comme dans la dartre furfuracée.

D'autres maladies dont le siége est peu connu, quoiqu'elles paraissent avoir pour localité le foie ou un des organes propres à l'hématose, produisent une coloration partielle de l'épiderme qui présente des taches quelquefois nombreuses, larges comme la main, et aussi plus ou moins foncées, qu'Alibert, dans son ouvrage, nomme la Panne-Mélanée. Cette maladie, qui est peut-être la cause de la coloration des nègres, devenue congéniale, se guérit parfaitement aujourd'hui, comme on le verra au traitement.

Les cheveux blanchissent, ils tombent, ils sont susceptibles de se prendre en masse comme dans la plique.

La première de ces maladies des cheveux est attribuée à la destruction de la partie centrale, l'enveloppe seule est restée. On a vu les cheveux blanchir dans une nuit, à la suite d'une affection morale vive, ce serait donc une névralgie.

Lorsque les cheveux tombent ou que le moindre effort les fait tomber, c'est à la suite du départ du fluide qui occupait le cuir chevelu, cette peau était durcie par sa présence, et par conséquent les cheveux s'y trouvaient fortement retenus; par le départ du fluide, la peau redevient molle et lâche et les cheveux la quittent au moindre effort.

La plique polonaise est facile à comprendre lorsqu'on a observé, comme je l'ai fait, les paysans polonais chez eux; ces hommes ont, en été comme en hiver, jour et nuit le même bonnet sur la tête; jamais, c'est la règle, ils ne se peignent, sauf les exceptions. Il en résulte que les cheveux deviennent humides et chauds, le fluide électrique agit sur eux comme il agit sur toutes les parties muqueuses du corps, il les rend visqueux; et si par hasard ils ôtent leur bonnet, ce qui est très-rare, puisqu'ils saluent en s'inclinant et baisant, ou feignant de baiser la robe de ceux qu'ils veulent honorer, ils éprouvent alors l'effet du refroidissement humide directement sur les cheveux, et les résultats de l'action du fluide électrique ou de la cause de maladies sur cette masse chaude mouillée et déjà prédisposée par un certain ramollissement. C'est la maladie qu'on nomme la plique, maladie rare, à laquelle le plus grand nombre des paysans polonais échappent par le moyen d'un peigne de cuivre qui reste dans les cheveux; ce peigne mince fait à peu près le tour de la tête et plus, ils ont soin de le lever et de l'abaisser de temps à autre.

Dans les observations recueillies par les divers auteurs, on peut reconnaître que les malades qui ont eu la plique ont toujours été affectés encore sur les organes du voisinage de la tête, et principalement sur le cerveau lui-même, ce qui indiquerait la place de la plique dans les névralgies.

QUATRIÈME DIVISION.

Affection de la Peau.

Le tissu cellulaire de la peau commence où finit le muqueux, à ses ouvertures les limites sont marquées par une ligne rougeâtre; en dedans de cette ligne est le muqueux, en dehors se trouve la peau. Le muqueux est la peau interne; la peau externe est composée de l'épiderme, du chorion, du corps réticulaire et des papilles.

On doit comprendre le chorion comme un réseau, un tissu cellulaire d'une certaine épaisseur, lâche en dedans, serré en dehors, servant à loger dans ses mailles toutes les autres parties qui entrent dans sa composition.

Le corps réticulaire a été considéré comme un enduit qui sépare le chorion de l'épiderme, il est percé d'une infinité d'ouvertures par lesquelles passent les papilles; aujourd'hui, on le considère comme un lascis de vaisseaux extrêmement fins, qui, après avoir traversé le chorion, viennent se diviser, se ramifier à sa surface, c'est par lui que sortent les éruptions, le liquide contenu dans le corps réticulaire est en rapport avec la couleur de la peau. Il est blanc chez les Européens, noir chez les nègres, etc.; outre la partie qu'on nomme le corps réticulaire, il existe encore le système capillaire d'où naissent les pores exhalants qui fournissent la sueur et qu'il suffit d'irriter pour les rendre très-rouges.

Les papilles très-marquées, dans la paume de la main et à la plante des pieds, ont été considérées comme l'extrémité des nerfs de la sensibilité ou du toucher, cependant les recherches anatomiques n'ont pas encore suffisamment appuyé cette opinion.

On voit encore dans le système dermoïde des saillies nombreuses très-sensibles que le froid rend encore plus remarquables, ce sont des glandes sébacées. Les artères fournissent dans le tissu cellulaire de la peau une infinité de petites branches, la distribution des nerfs suit à peu près le même chemin que les vaisseaux sanguins.

La présence du système absorbant semble prouvée par l'absorption et par la contagion ; cependant nous avons vu que la présence de ce système serait une superfétation à la surface de la peau, qui peut être essuyée de tant de manières, et l'on comprend la contagion comme on comprend l'inoculation ; elle peut avoir lieu sans que les vaisseaux absorbants s'étendent à la surface du système dermoïde, cependant il est certain que par des frictions faites avec des matières dépuratives dans le creux d'une main, avec le pouce de l'autre, on parvient à chasser, à faire sortir l'*acarus scabiei* par d'autres issues de la peau; mais ces frictions, qui doivent se faire dans la main avec le pouce de l'autre main, sembleraient rapporter l'orifice des vaisseaux absorbants aux papilles si abondantes et visibles à l'œil nu, à l'extrémité interne du pouce ou à l'intérieur de la main. Cependant, un accident survenu par une friction faite avec le sublimé corrosif dans la creux d'une main, au moyen du pouce de l'autre, semblerait prouver que l'absorption a lieu par les vaisseaux du pouce plutôt que par ceux de la main. Une dame, qui dans un bain employait ce moyen pour se guérir d'une dartre, éprouva un gonflement considérable du pouce, et la main qui avait été frottée avec le pouce n'éprouva rien

Les vaisseaux exhalants sont le prolongement du système

capillaire extérieur ou sa terminaison. Dans les saisons froides, ses fonctions sont diminuées et remplacées par les émonctoires intérieurs; dans l'été, c'est le contraire qui a lieu.

Les nerfs du toucher sont répandus à la surface du système dermoïde, plusieurs auteurs les supposent dans le corps papillaire, cependant le toucher peut être pratiqué avec autant de succès par toute la surface du corps, quoiqu'il soit plus délicat à l'extrémité des doigts. La présence de ces nerfs rend très-douloureuse l'action de l'air, et surtout de l'air humide, sur la peau privée d'épiderme comme sur une blessure, cette douleur est due à l'action du fluide électrique de l'air sur la peau dénudée et humide de la lymphe; on peut s'assurer de la présence de ce fluide électrique, en posant la langue sur une coupure faite à la peau, on éprouve une sensation comparable à celle que ferait éprouver un disque de cuivre et un disque de zinc placés l'un au-dessous et l'autre au-dessus de la langue, au moment du contact de ces deux disques ensemble, ce qu'on peut appeler goûter le fluide électrique.

D'après ce que je viens dire de la peau, on doit concevoir que ses maladies sont différentes, comme les organes qui la traversent et comme les fonctions de chacun de ces organes. La peau considérée comme tissu cellulaire pur éprouve, de la part du fluide électrique un ramolissement dû au passage d'une partie de ce tissu à l'état gélatineux, la sueur collante, après le départ du fluide, met dehors cette gélatine. Mais le tissu cellulaire de la peau est traversé par d'autres organes qui peuvent devenir malades, il donne issue aux crises qu'on a improprement nommées maladies de la peau. J'en dirai un mot ici, et j'y reviendrai plus tard.

Les maladies des papilles nerveuses sont les exaltations du sentiment du toucher. La paralysie du sentiment du toucher est une maladie de l'extrémité encéphalique de ces nerfs.

Le panaris, la goutte au pouce du pied, les douleurs occasionnées par les cors sont dues à la présence du fluide morbifique sur l'expansion nerveuse de la sensibilité à l'autre extrémité.

Dans les inflammations de la peau, le système capillaire sanguin la colore fortement et la parcourt plus rapidement dans le même temps, il y a toujours dégagement plus considérable de calorique sur la même place. Dans d'autres circonstances, il y a seulement enflure, sans rougeur, comme dans l'anasarque; le tissu cellulaire verse abondamment sa sérosité comme pour compenser l'inflammation et en retarder les conséquences; mais le fluide morbifique, le principe de l'inflammation, réagit sur les liquides et les épaissit quelquefois jusqu'à induration. Si la cause de maladie s'éloigne, tout rentre dans l'ordre, toutes les phlegmasies cessent, et les liquides épaissis et même indurés s'en vont par délitescence, lorsque celle-ci est possible, ou par suppuration, lorsque l'induration est trop ancienne ou trop forte. Dans les contusions, le fluide électrique superflu dans l'organisation vient souvent produire une douleur qui disparaît par son départ ou son éloignement. Ce qu'on nomme le sclérème, chez les enfants nouveau–nés, est une induration de la peau qui cesse par des cataplasmes qui absorbent le fluide, ou par des bains aromatiques qui le refoulent vers le centre. Tel est l'effet des bains de sauge; plus tard, un enfant traité de cette manière présentera d'autres symptômes de maladie.

Les dartres sont des matières morbides, critiques, qui sortent lorsque l'affection de l'organe dont elles proviennent a cessé. Les éruptions restent incomplètes ou chroniques, parce que le fluide est posé sur le cerveau du malade. La dartre ne peut se guérir sans traiter, au préalable, le système nerveux; et lorsque par le traitement de ce système on aura éloigné le mal du cerveau, les fonctions recommenceront, l'organisme mettra dehors la matière morbide qui lui est étrangère; alors la dartre ou l'éruption sortira entièrement tant qu'il y aura de la matière morbide à sortir. Si le fluide retourne au cerveau, l'éruption s'arrêtera et deviendra chronique ou maligne, selon l'expression ancienne, ou selon la nature de la matière morbide.

La forme sous laquelle les dartres se présentent a permis de les classer; on les a divisées, en consultant leur aspect, sans tenir compte du point de départ, et par conséquent du tissu ou des tissus altérés dont elles proviennent; nous ne sommes pas encore arrivés à pouvoir dire telle dartre est la crise de l'affection de tel système ou de tel tissu, mais nous ne sommes peut-être pas loin du moment où cela sera possible.

Le squirrhe est une maladie d'un des systèmes lymphatique, sanguin ou autre, qui traversent le tissu cellulaire. La formation du squirrhe commence par la présence du fluide sur un point; l'épaississement et l'induration du liquide albumineux qui le traverse, puis l'épaississement et l'induration, couche par couche, du fluide qui circule toujours en dehors de celui qui, dans ce point, était induré le premier. Les parois du tissu cellulaire qui sert d'enveloppe sont repoussées, et naturellement les mailles s'en trouvent desserrées, il en résulte une enveloppe et même une gaîne pour ce corps étranger à l'organisme; plus tard, le retour du fluide sur le squirrhe le détruit, change sa nature et l'amène à l'état de pus; de sorte que l'enveloppe ne contient plus de matière dure, mais une matière liquide qui se fait jour plus tard, et dont il est toujours utile de favoriser la sortie, parce qu'en sa qualité de corps étranger à l'organisme, elle appelle le fluide électrique superflu et contribue à altérer le voisinage. Une fois ouverte, cette tumeur devient un abcès.

Les squirrhes sont souvent improprement nommés, dans le monde, des glandes, parce que les glandes elles-mêmes deviennent souvent squirrheuses; mais lorsqu'il s'agit du traitement, il faut en établir soigneusement la différence.

Les douleurs lancinantes des squirrhes, que les malades nomment des éclairs de douleurs, sont dues, en effet, au fluide électrique et annoncent sa présence, et par conséquent son action ; ce sont évidemment des métastases analogues à celles de l'éclair. Il faut avoir soin de préserver le squirrhe du retour du fluide, si l'on veut en éviter la suppuration ; cela doit se faire surtout dans le cancer occulte. Lorsque le squirrhe est indolore, on peut en faire l'énucléation sans en craindre les conséquences. On verra que, par les moyens que j'emploie dans le cancer occulte, lorsqu'un tubercule se trouve entouré de tissu cellulaire engorgé de matières qui s'épaississent, on parvient à fondre ces matières et à isoler le squirrhe complétement, au point qu'on peut alors facilement en faire l'extirpation, parce que le fluide ayant cessé de se reporter sur cette région, l'opération ne présente que des chances de succès; on pourrait, il est vrai, jusqu'à un certain point, disposer du fluide comme d'un moyen curatif pour déterminer la fonte du squirrhe et sa suppuration; mais il est encore aujourd'hui plus prudent de chercher à l'éloigner.

Le squirrhe diffère comme les fluides et les tissus qui ont été compromis dans sa formation : les uns ressemblent à du lard; les autres, à du cartilage ou à une matière cérébriforme, ou à de l'albumine coagulée par la réaction du fluide, il devient une matière collante, gélatineuse, ou du véritable pus.

Il ne faut pas confondre avec le squirrhe des amas formés par des exsudations au dehors de leurs limites rompues, des vaisseaux nourriciers de la matière osseuse, sébacée, caséeuse, etc., qui se présentent ou peuvent se présenter de manière à donner le change.

On a vu des squirrhes ramollis, devenus fatigants par un prurit excessif dans l'intérieur, et des poux en sortir par l'incision. Ces sortes de squirrhes sont en général dans le voisinage du cerveau ou de la moelle épinière, et paraissent être des dépôts critiques après la maladie de la matière médullaire chez les enfants ou chez les vieillards, rarement chez d'autres.

L'anthrax est une tumeur rouge, quelquefois noirâtre, dure, circonscrite, accompagnée de douleurs brûlantes dans le tissu cellulaire de la peau, grave lorsqu'il est compliqué d'une affection du cerveau. L'anthrax est une crise, c'est une matière morbide, formée sur place par l'action de la cause morbifique intense, et passée à l'état d'anthrax ou charbon par son retour sur la même place. Cette matière morbide cherche une issue qu'il faut favoriser, car il y aurait du danger à la retarder à cause de l'absorption. Il faut donc, par tous les moyens possibles, faciliter sa prompte sortie, et en éloigner la cause qui l'a produit et peut si facilement déterminer la gangrène. Je ferai la même observation relativement au *phlegmon ;* quoique celui-ci soit moins dangereux, il peut devenir charbonneux par le retour du fluide qui l'a produit, par son séjour ou son intensité. Le traitement est le même, comme on le verra.

Dans les maladies du tissu cellulaire, je place la stomasie et toutes les affections de ce genre. On a, par exemple, regardé comme un signe de disposition scrofuleuse un gonflement de la lèvre supérieure, accompagné d'engorgement des glandes autour du cou ; lorsque pendant la dentition, dans ses intervalles, ou lorsque les enfants commencent à travailler, ou s'ils jouent exposés aux intempéries de l'air, au soleil, à la pluie, dans les courants d'air ; lorsque la cause de maladie appelée à la tête, aux dents, autour du cou, sur les lèvres, par les irritants de l'époque, vient s'arrêter sur la lèvre supérieure et sur les glandes qui entourent les mâchoires, et souvent les muscles sterno-cléido-mastoïdiens aux deux côtés du cou, on dit que l'enfant a des dispositions aux scrofules. Si l'on chasse la cause des maladies et si on la tient éloignée des organes fonctionnant à certaines périodes de la vie, comme à l'époque de la dentition, si on l'éloigne de la tête, ces dispositions disparaissent; si l'on ne fait rien, les glandes grossiront, durciront, suppureront très-lentement, et l'on dira que l'enfant est scrofuleux, on en cherchera les causes bien loin. Dans la conduite du père, de la mère, des grand-père et mère, enfin on mettra à jour ce qui n'avait pas besoin d'être rappelé parce que c'était inutile.

Les symptômes scorbutiques que présentent les gencives seules sont à placer dans la même ligne.

Les tumeurs adipeuses qu'on trouve souvent aux genoux, à l'épaule, aux extrémités, sur le dos, etc., les polypes du nez, de la matrice, du vagin, de l'estomac, les ganglions morbides, les callosités, sont les résultats de l'action du fluide sur le tissu cellulaire. Ce fluide revenant d'ordinaire sur les parties du corps qui lui ont servi de siége, il produit sur les loupes, sur les tumeurs de diverses natures, sur les polypes, de l'accroissement, de l'inflammation, de la suppuration; son action sur le tissu cellulaire étant, dans beaucoup d'endroits, insensible, on ne s'aperçoit pas de sa présence; mais on empêche l'accroissement de toutes ces excroissances, en en éloignant la cause qui leur a donné naissance, et par ce moyen on évite les opérations. Lorsque leur volume est encore supportable, on peut en arrêter l'accroissement.

Il n'en est pas de même des excroissances charnues, vénériennes, des verrues, des pustules, de la gale, des scrofules en suppuration, qui sont évidemment la demeure d'animalcules qui se logent en faisant sur la peau des piqûres comme en font le *Diplosepis gallæ tinctoriæ* sur le chêne, d'autres sur le rosier, sur les feuilles de tilleul, sur celles de peuplier, etc.

Les maladies de la peau, lorsqu'elles sont arrivées à l'état d'animalcules, peuvent se métastaser par émigration, ce qui a fait croire à la métastase de l'humeur ; la gale, par exemple, se répercute de cette manière ; le pus sans animalcules ne se métastase pas, mais la cause qui l'a produit peut se métastaser et reparaître sur le même système, sur un point éloigné, et là fournir du pus de la même nature ; c'est, en effet, ce qui a lieu lorsqu'on ne dirige pas la cause des maladies.

CINQUIÈME DIVISION.

Affections des Os.

Le système osseux est trop bien connu pour que je le replace en tout ou en partie sous les yeux de mes lecteurs ; je ne parlerai que de ses maladies. Je rappellerai seulement que ce système est formé de tissu cellulaire serré, encroûté, de phosphate calcaire, renfermant intérieurement une matière grasse qu'on nomme la moelle, laquelle, pendant la vie, pénètre l'os et lui donne un enduit imperméable qui le garantit de l'accès du fluide électrique. La cause de maladie peut se porter sur les organes sécréteurs du phosphate calcaire ou sur les vaisseaux sanguins qui se rendent aux os et sont chargés de la nutrition de la moelle et au renouvellement du phosphate calcaire. Quant à celui du tissu cellulaire, il se fait par des vaisseaux blancs ; ce tissu cellulaire des os, dont la texture dense et serrée de ses filaments les dérobe à la vue, devient très-visible lorsque les os se carnifient, comme on dit, dans l'état de maladie.

On connaît peu les nerfs des os. La sensibilité est nulle dans ces tissus ; on peut les scier, les frapper au marteau, les couper sans que le malade éprouve un autre sentiment que celui du tact; le feu même qu'on y applique ne les fait pas beaucoup souffrir. Il en résulte que le fluide électrique peut les affecter longtemps dans le tissu serré sans qu'on s'en aperçoive, et, lorsque les malades se plaignent parce que l'affection est devenue douloureuse, elle commence aussi à être visible; il n'en est pas de même du système nerveux renfermé dans l'intérieur, celui-là est très-sensible, et la douleur des os, dans les maladies, doit être rapportée à l'affection de ce système. Ces douleurs sont nommées ostéocopes.

Dans le rachitisme, on trouve le périoste plus épais qu'à l'ordinaire, le tissu central des os longs est moins dense, il est remplacé comme un tissu aréolaire, facile à se ployer en tous sens; il est formé d'une infinité de cellules, les fibres semblent s'écarter les unes des autres; ces os sont en général très-épais. Dans toutes les affections des os, on remarque toujours les mêmes dispositions; dans celles dans lesquelles les os se contournent, se ramollissent, la substance terreuse et médullaire diminue. Les os, par les affections cancéreuses, perdent une partie de leur matière gélatineuse et deviennent friables.

Les maladies des os marchent bien plus lentement que celles des autres organes, et la période de réparation est toujours bien plus longue, parce que la contraction du tissu est bien moins possible que celle des muscles ou celle de la peau, par la raison que le phosphate calcaire qui l'encroûte s'y oppose.

Lorsqu'un os a été cassé, il se répare si l'on a replacé les deux extrémités, qui doivent être bout à bout : d'abord il y a développement de bourgeons charnus, puis leur transformation en cartilage et encroûtement de ce cartilage; si le fluide morbifique vient se placer sur la fracture, au lieu de la réparation, il y a inflammation, douleur, suppuration.

Les dents sont formées de deux tissus, dont l'un, externe,

très-dur, porte le nom d'émail; l'autre, interne, est plus mou. Ces tissus ne diffèrent l'un de l'autre que parce qu'il est plus serré dans l'émail que dans l'autre, car tous les deux sont composés de tissu cellulaire et de phosphate de chaux : c'est la matière osseuse qui renferme les vaisseaux et les nerfs propres à chaque dent.

Les dents occasionnent des douleurs lors de leur sortie : le travail, qu'on nomme le travail de la dentition, appelle sur cet organe et dans les autres parties de la tête une cause de maladie qui alterne avec les dents, telles que le gonflement des glandes du voisinage, les affections des alvéoles, des gencives, de la langue, du cerveau, et toutes ces maladies qu'on a regardées comme autant de sympathies dépendantes de la dentition. La cause de tout ce mal produit l'ébranlement des dents dans les alvéoles, c'est-à-dire que sa présence produisant le gonflement des parois alvéolaires, son départ les laissant rentrer dans l'état normal, les dents se trouvent moins serrées, plus à l'aise et branlantes. Le fluide morbifique est la cause de la carie de la dent; comme sur les autres tissus, elle peut produire la gangrène, et cette carie devient une source d'irritation qui appelle sans cesse le fluide électrique; c'est pourquoi le dents cariées sont si sujettes à la douleur. Cependant on peut conserver des dents cariées longtemps sans en souffrir, si l'on sait éloigner cette cause de douleur; si on ne la connaît pas, si l'on ne s'en occupe pas, il ne faut pas s'étonner que l'homme en souffre toujours.

Les dents commencent à paraître au sixième mois après la naissance jusqu'à l'âge de sept ans; à huit ans, à neuf ans, à dix-huit, vingt et trente, il est toujours question de dentition, par conséquent aussi d'affections encéphaliques, qu'on a nommées sympathiques; plus tard, la carie des dents prolonge les maladies des dents et du voisinage, de sorte que les maladies du système nerveux, si peu senties, si peu communes et par conséquent si mal traitées, sont presque toujours la suite de la dentition ; l'engorgement des glandes du cou les accompagne souvent, les affections de la poitrine également. On les voit cesser lorsque l'époque de la puberté arrive, parce que la cause de maladie est appelée sur une autre partie de l'organisme, et l'on voit certaines maladies cesser à cette époque pour faire place à d'autres affections, et disons-le, à la honte de quelques médecins qui consolent la mère de famille et appellent son espérance sur l'époque de la puberté de ses enfants, comme si les maladies des organes sexuels n'étaient pas aussi graves que celles des autres organes.

Malheureusement il arrive souvent, lorsque les enfants sont mal soignés ou soignés d'une manière mal comprise, lorsqu'ils sont exposés aux influences qui donnent introduction au fluide électrique superflu, que celui-ci se porte, à l'époque du développement du système osseux, sur la tête, l'épine du dos, les côtes, le fémur, le tibia, tous les os enfin, et empêche leur développement naturel en donnant aux os trop de mollesse, c'est-à-dire en arrêtant leur incrustation dans un point ou dans un autre en leur faisant prendre des formes contournées comme ferait le cartilage isolé se desséchant. A cette époque de la vie où les enfants abusent de leurs forces et sentent si vivement le besoin d'exercice, on les voit souvent, dans les jardins publics, ayant très-chaud parce qu'ils ont trop couru, obligés de s'asseoir parce qu'on craint plus de ce qu'on nomme l'échauffement que de l'importance du refroidissement de la sueur.

Les affections des os, excepté celles des dents, étant presque sans douleurs, les enfants ne s'en plaignent pas; on y pense lorsqu'on s'en aperçoit, c'est-à-dire quand les os ont déjà pris une mauvaise direction; on en cherche la cause dans les maladies secrètes des parents, parce qu'il faut trouver une cause. La cause du rachitisme est celle des autres maladies, éloignez- là, vous arrêtez les progrès du mal. Lorsque le fluide s'est exercé sur les os et qu'il les a quittés, ils sort, au moment de la crise, une éruption accompagnée de prurit souvent insupportable. On remarque cette éruption particulièrement après les affections du rachis et celles des genoux.

Après un traitement orthopédique souvent très-long, on a vu des malades, qui paraissaient bien guéris, retomber, parce que la cause de maladies revenait sur le système osseux ; il ne suffit donc pas des efforts réparateurs, il faut savoir tenir éloignée la cause du mal. Comment aurait-on pu le faire jusqu'à ce jour? on ne l'a pas connue, et sa présence ici est sans douleur. On recommande bien aux parents de veiller sur leurs enfants et de recommencer le traitement au premier retour de la maladie; mais quand les parents s'en aperçoivent, le mal a déjà fait des progrès, il est déjà chronique.

Les dents dureraient aussi longtemps que l'homme et se conserveraient en nombre, si les hommes savaient observer à leur égard les moyens propres à leur éviter l'action du fluide et à l'éloigner promptement lorsqu'il s'y fait sentir. Mais aujourd'hui encore on semble ne connaître qu'un moyen pour les guérir, c'est de les arracher. Heureusement, il est aujourd'hui ridicule. Que penserait-on d'un médecin qui couperait à ses malades tout ce qui leur fait mal, ou plutôt chaque partie douloureuse de leur corps ?

On voit, à la suite d'affections des os, près les articulations, la matière osseuse sortir quelquefois de ses limites et présenter des masses plus ou moins dures, quelquefois arrondies et molles, d'autres fois très-dures, ressemblant à des stalactites de suif que forment les mauvaises chandelles qui coulent. La présence de ces os, souvent pointus et irritants, force à l'ablation.

La carie des os, c'est l'ulcération du tissu osseux; elle arrive après l'action du fluide sur ce tissu ou sur les parties environnantes ; elle est précédée de douleurs plus ou moins sourdes. On doit soigneusement éviter le contact de l'air trop longtemps prolongé sur un os dénudé, car les affections de ce système étant sans douleur, on ne s'en plaint pas, ou l'on n'y fait attention que lorsqu'il y a gangrène.

La cause de la douleur, dans la fracture des os, n'est pas due seulement à l'irritation que l'os brisé peut apporter sur les muscles, cette irritation est une cause d'appel sans doute, et le fluide, lorsqu'il est dans l'organisme, ne tarde pas à venir compliquer la fracture, il en résulte de la douleur, de la tuméfaction et une grande difficulté pour procéder à la réduction, telle que souvent il faut attendre que les accidents inflammatoires soient dissipés, quoique ce ne soit pas l'avis de tous les médecins opérateurs ; il en est cependant qui, avant de procéder à une opération quelconque, commencent par appliquer deux cautères sur des points éloignés, dans l'intention d'éloigner la cause de l'inflammation. Plus tard, lorsque la cause de maladie revient sur la fracture, les malades reconnaissent sa présence par des élancements et par des complications inflammatoires ; aujourd'hui on peut l'en tenir éloignée.

Dans les luxations : la douleur occasionnée par l'allongement forcé des fibres des ligaments, devient une cause d'appel, le fluide ne tarde pas à venir ajouter la douleur et le gonflement que sa présence occasionne au mal qui existe déjà ; les malades, qui peuvent observer, remarquent trèsbien son arrivée et son départ ; et dans toute luxation réduite il faut éloigner la cause de maladie, afin d'éviter tous les accidents contraires qu'on nomme les suites.

Les cartilages ne sont qu'une partie du système osseux, et quoiqu'ils soient séparés d'une manière tranchée dans les côtes, à leur extrémité, ils n'en sont pas moins de la même nature à peu près ; on comprend que l'extrémité des côtes devant être élastique, si le cartilage en était la suite immédiate, la matière calcaire s'y introduirait, et des fractures fréquentes en seraient la conséquence, il était donc bien plus sage, si je puis parler ainsi à propos des œuvres de Dieu, d'établir une ligne de démarcation entre l'os et le cartilage, qui ne permît pas les prolongements et la fusion de la matière osseuse dans les cartilages, ce qui n'aurait pas manqué d'avoir lieu, s'il en avait été autrement.

On ne distingue pas de vaisseaux sanguins dans les cartilages, on y trouve du tissu cellulaire et des exhalants qui n'y conduisent que des sucs blancs; mais si la cause de maladie se porte sur les cartilages, bientôt le sang arrive par ces vaisseaux exhalants. On n'y trouve pas de nerfs, de sorte qu'il faut rapporter l'excessive douleur, que les hommes éprouvent dans le rhumatisme coxo-fémoral, à l'allongement forcé des ligaments comme dans l'entorse, et à l'affection directe des nerfs de la sensibilité de la membrane séreuse, de l'articulation.

Souvent il se forme dans certaines maladies des productions cartilagineuses dont on n'explique pas la source. C'est ainsi que la rate prend la consistance cartilagineuse, et ce cartilage est quelquefois blanc et comme ossifié ou chondroïde.

SIXIÈME DIVISION.

Les vaisseaux, — les glandes.

§ 1er.

Affections des Vaisseaux exhalants.

Les vaisseaux exhalants ne sont séparés des artères que par un réseau capillaire, et leurs produits, comme la graisse, la sérosité, la synovie, la moelle, etc., rentrent en grande partie dans la circulation après en être sortis. Ils diffèrent des fluides produits de la sécrétion comme la bile, l'urine, la salive, les fluides muqueux, prostatique, spermatique, pancréatique, etc., en ce que ceux-ci sont élaborés dans des appareils plus compliqués, dans des glandes, et ne rentrent plus dans la circulation une fois qu'ils en sont sortis. Il faut encore bien distinguer ces deux fonctions de l'exsudation qui a lieu dans le cadavre.

Assez souvent le sang passe par les exhalants à la place de leurs fluides, mais cet effet est toujours le résultat de l'action de la cause morbifique ; dans ce cas, les vaisseaux sanguins qui se rendent aux exhalants sont toujours gorgés de sang. Ces hémorrhagies ont lieu surtout dans les exhalants des surfaces muqueuses, la menstruation, l'épistaxis ne sont évidemment qu'exhalation sanguine, comme Bichat en fait la remarque ; sans cela on devrait reconnaître à la surface interne de la matrice d'une femme de cinquante ans une foule de cicatrices qui n'existent jamais. Ces hémorrhagies cessent souvent dans une place pour se reproduire dans une autre, par métastase de la cause qui les produit, et l'on a remarqué que ces hémorrhagies étaient souvent accompagnées d'une affection encéphalique : ce sont alors de vraies névralgies ou des métastases du système nerveux au système sanguin. Nous avons vu ailleurs de quelle importance était la santé du système nerveux par rapport aux fonctions : les névroses fixes empêchent les menstrues ; et l'hémorrhagie utérine a souvent lieu par névralgie ; les affections morales, on le sait, les arrêtent en appelant le fluide sur le cerveau, la circulation du sang s'en trouve diminuée, le pouls faiblit ; la métastase de la cause de maladie du cerveau à la matrice sur ses vaisseaux sanguins les ouvre, le pouls se relève. Les exhalants deviennent souvent des voies par lesquelles l'organisme se débarrasse des produits

morbides. C'est par ces vaisseaux que la variole, la rougeole,
la scarlatine, les dartres, les éruptions diverses, les sueurs
critiques, etc., sortent de l'organisme, lorsque le fluide électrique agit à la surface des membranes séreuses sur le liquide
exhalé, celui-ci s'épaissit; s'il ne peut plus être absorbé, il
se durcit et prend l'aspect d'une membrane qui s'organise.
On comprend que si ces membranes anormales restaient
sans organisation, ce seraient autant de corps étrangers qui,
par leur nature animale, passeraient à l'induration ou à la
putréfaction, et causeraient la mort; l'organisation des
fausses membranes est nécessaire dans l'intérêt de conservation de l'organisme; le fluide qui les produit ne pouvant
sortir puisque les séreuses sont des sacs sans ouverture.

A la surface des muqueuses, il ne peut s'en former, car
le liquide de la sécrétion de ces membranes n'est pas albumineux comme se trouve être celui de l'exhalation des séreuses. Dans certains cas, lorsque le fluide électrique s'est
exercé sur la mucosité des intestins, ou lorsque la crise
d'une affection du tissu cellulaire a lieu par les muqueuses,
on trouve les matières fécales plus ou moins gluantes.

§ 2.

Affections des Vaisseaux absorbants.

Les *absorbants* naissent sur les surfaces sur lesquelles il
y a absorption, par conséquent partout où se trouvent des
exhalants, il y a des absorbants; par exemple : sur le système muqueux, sur le dermoïde, le séreux, le cellulaire,
le médullaire, le synovial. Le chylifère peut être considéré
comme faisant partie du système absorbant.

Les absorbants rendent au sang noir les différents fluides
qu'ils ont pris dans toutes les parties, et ces fluides n'y ren-

trent qu'après avoir traversé des renflements qu'on nomme improprement *glandes lymphatiques*.

Les absorbants diffèrent essentiellement des veines, en ce qu'ils parcourent de très-longs trajets sous le même volume ; le nombre supplée chez eux à la dimension. Ces vaisseaux injectés paraissent noueux à cause des valvules, ils ont quelquefois des bifurcations, mais chaque branche est du même volume que le tronc.

Tous les absorbants des membres inférieurs et de l'abdomen, ceux d'une grande partie de la poitrine, ceux du côté gauche des parties supérieures forment le canal thorachique ; les absorbants du côté droit des parties supérieures de la tête, des membres et quelques-uns de la poitrine forment l'autre tronc, tous se jettent dans la veine-cave supérieure.

§ 3.

Les Glandes lymphatiques.

Les *glandes lymphatiques* sont répandues principalement au niveau des articulations et vont toujours en augmentant des inférieures aux supérieures, la face, et surtout le voisinage du conduit de Stenon, au cou, aux veines jugulaires, à la poitrine, dans le médiastin postérieur, dans l'abdomen, le long de la colonne vertébrale, derrière le mésentère où elles sont très-rapprochées, comme aussi à la racine des poumons, autour des bronches et dans le bassin, aux aines et encore autour de l'aisselle. Si ces glandes deviennent le siége du fluide morbifique, elles se durcissent, se remplissent d'une matière lardacée en apparence, c'est le commencement de l'affection scrofuleuse ; elles se développent, grossissent et deviennent des affections chroniques et sans douleur ; mais la cause de maladie revenant sur ces glandes, elles durcissent, le tissu cellulaire environnant s'épaissit, les liquides qui le parcourent se durcissent, et l'adhérence commence, parce que la souplesse et l'élasticité du tissu cellulaire cessent.

Ces engorgements glanduleux, sans douleur d'abord, sont presque toujours anciens lorsqu'on s'en aperçoit; le retour du fluide, appelé par un coup, y fait porter la main, et son séjour, si l'on ne sait pas le chasser, occasionnant des élancements, appelle l'attention ; ces élancements, qui sont rares dans les premiers temps, deviennent toujours plus fréquents et plus intolérables, telles sont les douleurs lancinantes du cancer occulte du sein et d'autres régions.

Les maladies des glandes sont l'inflammation avec ou sans douleur, avec gonflement et suppuration, c'est-à-dire plus ou moins avancée, l'inflammation des parotides, des glandes sublinguales, des amygdales ou des tonsilles des glandes du cou, le développement des scrofules, des aisselles, des aines, leur suppuration, le cancer des mamelles, l'ulcère de la matrice, l'induration squirrheuse des glandes salivaires, etc.

Les conséquences des maladies des vaisseaux absorbants sont l'engorgement, l'amaigrissement des malades, la fièvre hectique, la déchirure des vaisseaux chylifères à laquelle plusieurs auteurs attribuent la source de l'hydropisie, parce que la même cause produit les deux effets, ils ont pris l'un des deux pour la cause de l'autre; l'affection des vaisseaux absorbants étant sans douleur, on a cru que leurs maladies n'avaient lieu que par sympathie, comme on l'a dit souvent des affections d'organes dépourvus des nerfs de la sensibilité.

Les liquides reçus dans l'absorption diffèrent comme la digestion; ainsi, le produit d'une digestion faite sous l'influence de la cause de maladies est plus dangereux qu'utile : aussi voyons-nous quelquefois des éruptions succéder à des digestions arrêtées par des influences morales, c'est-à-dire par des irritants moraux qui, en appelant la cause de maladies dans le cerveau, ont empêché la digestion, ont agi ensuite sur le chyle lui-même névralgiquement, et l'ont rendu non-seulement impropre à la nutrition, mais même l'ont fait passer à un état qu'on peut nommer *vénéneux*. C'est ainsi que certaines crises générales ont eu pour principe des affections morales vives au moment de la digestion.

L'absorption s'opère, comme le retour du sang veineux, par l'effet du mouvement respiratoire ; c'est pourquoi, dans les affections de la poitrine, il n'est pas rare que les vaisseaux absorbants soient malades.

CHAPITRE III.

Affections du troisième tissu. — Le tissu musculaire et les membranes fibreuses.

—

Crispations.

Les *muscles* sont des faisceaux de fibres qu'on nomme *fibres musculaires :* on suppose que la fibrine du sang sert à les former ; ces fibres sont d'une nature très-dure , puisque l'eau bouillante n'a pas d'action sur elles. L'action du fluide morbifique est très-réduite sur ce tissu ; elle s'adresse à ses fonctions.

Dans l'état vivant, les fibres musculaires sont, comme tous les organes , entourés de tissu cellulaire ; elles sont réunies par ce tissu et forment des masses charnues composées de faisceaux de fibres ; elles sont nourries par des vaisseaux sanguins qui les traversent, elles sont lubréfiées par des vaisseaux exhalants ; mises en mouvement par des nerfs qui leur portent l'ordre de se contracter, leurs fonctions se bornent là ; elles se contractent en se ridant en zig-zag, volontairement quant aux muscles de la vie animale ou de la volonté ; involontairement, c'est-à-dire en l'absence de la volonté, quant aux muscles de la vie organique.

Les fibres musculaires existent non-seulement sur les os pour les recouvrir et leur donner du mouvement, mais partout où un mouvement est nécessaire, comme autour du larynx, à la langue, dans les enveloppes du cerveau, autour de la tête, au visage, aux mâchoires, au voile du palais, aux pieds, aux mains, aux bras, aux jambes, au dos, à la poitrine, à l'abdomen, aux reins, aux sphincters, aux organes de la génération, au larynx, aux intestins, à l'estomac, au diaphragme, au cœur, à la vessie, etc. Quoique les fibres musculaires ne soient pas toutes colorées comme celle des membres, elles se comportent de même, elles agissent par contraction.

Les muscles reçoivent les ordres directs de l'âme pour les mouvements volontaires, par l'intermédiaire des nerfs du mouvement, ceux de la vie végétative sont mis en mouvement par les lois qui régissent l'organisme, ils reçoivent des influences du cerveau telles, que dans les maladies de cet organe, lorsque le fluide morbifique a établi son siége sur la matière médullaire, les fonctions musculaires sont diminuées, les mouvements du cœur, comme tous les autres mouvements, sont faibles et lents. Quelques nerfs vont directement du cerveau aux muscles, ceux qui sortent du faisceau des nerfs de l'épine viennent aussi originairement du cerveau, comme ceux qui se rendent aux muscles du cou, de la poitrine, de l'abdomen et des membres. Si l'on coupe la moelle épinière ou ce faisceau de nerfs de l'épine dont je viens de parler, si on la sépare du cerveau, tout mouvement cesse au-dessous de la coupure. Si on l'électrise par les instruments de physique chez l'animal mort depuis peu, ou produit des mouvements automatiques, rappelant, figurant parfaitement ceux de l'être vivant, au point de faire croire qu'il suffirait de rendre le fluide électrique à un corps replacé dans les conditions convenables à la vie pour lui rendre l'existence ; mais ces mouvements cessent bientôt, quoiqu'on continue l'électrisation.

Si l'encéphale est le siége de la cause morbifique faible, à l'origine des nerfs du mouvement, l'homme est paresseux, il est paralysé si la cause est forte. La même cause morbifique sur les muscles de tout le corps produit le tétanos complet ou incomplet, et par métastase du système nerveux aux muscles, elle produit les mouvements involontaires. Quand les malades sont, comme on dit, sans mouvement, comme pétrifiés, comme dans l'étonnement, le chagrin, la terreur qu'inspire la vue d'un objet horrible, les nerfs du mouvement volontaire sont alors paralysés ; il y a quelquefois déjections involontaires. Si ceux du mouvement involontaire le deviennent à la suite, parce que les sphincters sont relâchés, le mal est une névrose. Dans la névrose, les muscles ne sont pas crispés comme dans le tétanos au contraire.

Quand la cause de maladie quitte l'origine des nerfs du mouvement pour se porter à leur extrémité sur les muscles, il y a névralgie musculaire ; si c'est sur les muscles de la face, le malade fait des grimaces, il a le tic avec ou sans douleur, parce que les nerfs de la sensibilité ou du toucher peuvent s'en ressentir, comme ils peuvent ne pas être compromis. Lorsqu'elle s'exerce sur les nerfs du cou, la tête se renverse à droite et à gauche, en arrière, ou elle tourne à droite ou à gauche ; si c'est sur les muscles du rachis, le corps se courbe en arrière ; sur les muscles des jambes, elle produit les mouvements involontaires qu'on nomme la *danse de Saint-Guy ;* sur les muscles du dos et les glandes, ce sont des symptômes de l'épilepsie ; sur le pylore, elle produit la contraction de cet organe et ferme l'estomac de manière que les aliments ne peuvent passer dans le duodénum, le bol alimentaire, ou plutôt le chyme s'aigrit et l'irritation continue, parce que les acides sont des irritants dont la présence retient la cause de maladie. Le fluide morbifique sur le cœur produit les palpitations ; ces effets seraient continuels et funestes, si les palpitations n'étaient le plus ordinairement des névralgies ou des métastases du cerveau au cœur, et quelquefois du cerveau à l'estomac, de l'estomac au cœur. C'est par ces mouvements souvent très-violents que les vaisseaux sanguins, que le cœur lui-même se dilatent et donnent naissance à l'anévrisme.

La présence du fluide morbifique sur les muscles de l'estomac produit les vomissements par les contractions involontaires et spasmodiques de cet organe. Sur les intestins, elle produit par son action sur les fibres musculaires de cette partie de l'appareil de la digestion le volvulus dans les intestins grêles, et, sur la musculaire des gros intestins, elle produit la constipation ; sur le sphincter de la vessie, la rétention d'urine ; sur la matrice, les contractions de cet organe, sur le vagin des pesanteurs et des écoulements; chez l'homme, les érections involontaires avec ou sans douleur, selon l'intensité ; sur le diaphragme, sa présence produit la diaphragmatite.

L'affection des muscles ou la présence du fluide électrique superflu sur le système musculaire est sans douleur; il n'y a douleur que lorsqu'un nerf de la sensibilité se trouve intéressé dans l'affection.

Les coupures, les déchirements du tissu musculaire se réparent avec une facilité admirable, lorsqu'on a soin de rapprocher les chairs et de garantir la plaie ou la solution de continuité de l'action de l'air, par conséquent de celle du fluide électrique superflu.

DEUXIÈME DIVISION.

Les membranes fibreuses.

Ce sont les aponévroses d'enveloppe comme celles qui entourent la cuisse, la jambe, le bras, l'avant-bras, les aponévroses qui sont interposées entre les fibres charnues, les capsules fibreuses des articulations, comme celles du fémur, de l'humérus, les gaînes fibreuses des coulisses, des tendons, le périoste, la dure-mère, l'enveloppe des corps caverneux, celle des reins, la sclérotique, l'albugine, etc. Elles se rapprochent par leurs propriétés vitales et maladives de celles de la fibre musculaire. Je les place à la suite des muscles, parce que, comme la fibre musculaire, elles sont rarement sujettes à l'action du fluide morbifique. Il n'en est pas de même des vaisseaux qui nourrissent ces deux systèmes de fibres.

CHAPITRE IV.

Affections du système nourricier, autrement dit Système sanguin.

—

Fabrique du sang.

Tous les organes qui concourent à la formation du sang, à sa perfection, à sa circulation, à la nutrition des tissus et à l'évacuation des résidus, doivent être considérés comme faisant partie du même système, du système sanguin.

On peut le considérer dans son ensemble comme une fabrique dans laquelle il entre des matières premières qu'on nomme des aliments qui servent à produire le liquide qu'on nomme le chyle, lequel sert à renouveler le sang, ce chyle est employé dans la fabrique dont il ne sort que des résidus.

Dans ces affections idiopathiques des organes de l'hématose, le mouvement du sang est accéléré plus ou moins, à cause de la quantité de sang qui traverse ces organes ; il suffit, pour faire cesser ce mouvement, d'éloigner le cause qui le produit de l'organe sur lequel elle pose, ce qui peut se faire sans employer la saignée ou les sangsues, comme on le verra au traitement.

Toutes ces affections considérées à part sont des phlegmasies, des inflammations, des affections organiques qui cessent promptement par le départ de la cause qui les entretenait, lorsque cette cause n'y existe que depuis peu de temps ; mais comme dans toutes maladies on doit considérer la cause et le support, quand on a chassé la première, le support sur lequel elle s'exerçait est plus ou moins malade, selon l'intensité du fluide et le laps de temps depuis lequel il en était affecté, c'est un organe malade qui demande du temps pour se réparer et qui se réparera si cela est possible, mais toujours en l'absence de la cause morbifique.

Dans le traitement, on verra de quelle manière doit s'opérer la métastase, et avec quel soin il faut en garantir le cerveau ; sans cette précaution, la cause des maladies s'y porterait, et d'une inflammation on ferait une névrose ou une névralgie, une fièvre pernicieuse, une paralysie ; enfin la mort pourrait être le résultat d'une métastase involontaire vers l'encéphale.

Je partage par divisions les affections de ces organes de l'hématose :

Dans la première sont les organes qui existent depuis la bouche jusqu'au cardia ;

Dans la deuxième se trouve l'estomac ;

Dans la troisième division, le duodénum, le foie, la vésicule biliaire, les canaux, la rate, le pancréas, etc. ;

Dans la quatrième division, les intestins et les vaisseaux chylifères ;

Dans la cinquième, le cœur, les veines et les artères ;

Dans la sixième, les poumons ;

Dans la septième, les organes sécréteurs et excréteurs des résidus sur lesquels la cause de maladie a une grande action très-importante à connaître.

PREMIÈRE DIVISION.

Affections de la bouche au cardia.

Cette première division comprend la membrane muqueuse de la bouche, les fibres musculaires, la langue, le tissu cellulaire, les nerfs du goût, ceux du mouvement des organes de la localité, les vaisseaux sanguins, les dents, les mâchoires, leurs articulations, le voile du palais, la luette, les glandes salivaires, le conduit de Stenon, et enfin toutes les parties comprises depuis la bouche jusqu'au cardia.

Sur les divers tissus qui forment les organes compris dans cette section, la cause de maladie produit des effets déjà connus. Sur les organes les plus simples qui entrent dans la formation d'organes plus composés, nous avons déjà vu par exemple que sa présence sur les muqueuses produit une sécrétion plus abondante de mucosités ; sur les amygdales et sur les glandes salivaires elle produit un gonflement, une induration et une sécrétion plus abondante de salive, selon le tissu de la glande auquel elle s'adresse ; sur les muscles des mâchoires elle produit le trismus, c'est-à-dire la contraction involontaire de la fibre musculaire ; sur le tissu cellulaire, exhalation abondante qui force à cracher, ou dessiccation, formation de concrétions salivaires. A l'origine des nerfs du goût, perte du goût, cette paralysie est une névrose dont j'ai parlé en traitant de la pulpe cérébrale et des nerfs encéphaliques, comme aussi de l'immobilité ou paralysie de ces parties. Lorsque la bouche est ouverte par exemple, et que les malades ont la lèvre inférieure pendante, il y a une petite gêne pour le malade à la tenir fermée, il lui faut une ferme volonté et une attention de tous les instants; il y a là un commencement de paralysie qui peut s'étendre aux muscles, ce qui fait que par paresse, comme on dit, ou à cause d'un premier degré de paralysie, le malade ne se donne pas la peine de mâcher, il avale de suite; on dit qu'il ne fait que tordre et avaler. Cette affection doit être renvoyée aux névroses. Chez les idiots ou chez les malades de la première division des organes encéphaliques, on trouve souvent la cause de maladies se métastasant sur les nerfs du mouvement de la lèvre inférieure ; on les trouve souvent la bouche ouverte et la lèvre inférieure pendante. C'est encore ce qui arrive à ceux qui fatiguent les organes de l'intelligence par l'audition ou l'attention trop longtemps soutenue.

Sur les vaisseaux sanguins de cette région, la cause de maladie produit toutes les inflammations connues : les battements des carotides , les inflammations avec rougeurs de l'intérieur et de l'extérieur du cou , le développement de calorique dans cette région, parce que la métastase a lieu rapidement sur le voisinage , quand la cause de maladie se trouve dans une partie du système sanguin.

Sur les dents, la présence du fluide morbifique produit la carie, lorsqu'elle s'exerce sur le tissu cellulaire de la dent; les dents se fendillent, elle produit les douleurs vives lorsqu'elle agit sur l'expansion nerveuse , car les dents sont de véritables organes du toucher très-délicats; en touchant avec ses dents, on reconnaît très-bien la température et la nature d'un corps, si c'est du bois, du marbre ou du fer. Les douleurs sur les mâchoires et dans les autres parties du voisinage sont moins vives. Dans les articulations des mâchoires, sa présence semble dessécher la synovie, de sorte que le malade mâche avec douleur et souvent avec bruit, comme si la mâchoire sortait de son articulation. Enfin, par sa présence, les glandes salivaires se durcissent, se gonflent, s'enflamment, s'abcèdent avec ou sans douleur, parce que ces organes sont en général peu sensibles, sauf l'intensité de la cause.

Le conduit de Stenon est quelquefois le siége de la maladie et l'on éprouve une douleur très-remarquable et particulière ; si le fluide reste sur le conduit, il produit des concrétions salivaires, des obstructions et des fistules.

On peut se faire une idée de la douleur particulière qui se produit dans le conduit de Stenon, en se rappelant par] la pensée l'effet qu'on éprouve en mordant dans une pomme verte et exaltant cette sensation par la pensée.

La soif est un besoin naturel commandé par l'irritation que produit une mucosité trop salée et peu abondante après une déperdition trop forte de la partie aqueuse du sang. La cause des maladies appelée sur la muqueuse par cette irritation augmente la sécrétion et la soif. Si l'irritation de la muqueuse appelle la cause des maladies, il en résulte une inflammation de la muqueuse, puis sécrétion morbide ; si la cause de l'inflammation ou le fluide électrique superflu s'exerce sur la matière morbide, il donne naissance à une génération spontanée d'animalcules ou de vers qui deviennent à leur tour une cause irritante, la soif continue par leur présence qui ne cesse que par l'usage des amers, des dépuratifs. Tout le monde sait que, dans ce cas, les amers sont les seuls désaltérants, parce qu'ils sont dépuratifs.

La langue peut devenir lentement ou tout à coup le siége de la cause de maladie, et l'on doit être étonné que cela arrive si rarement comparativement à la fréquence des cas auxquels les malades s'exposent. Elle peut se trouver affectée dans le tissu nerveux, le musculaire, le tissu cellulaire ou le système sanguin qui la composent, séparément ou sur toutes ces parties réunies. La maladie de la langue se fait sentir par des douleurs sourdes, des douleurs lancinantes : les premières sont le résultat de l'action du fluide sur le tissu cellulaire, les secondes sont le résultat de son action sur l'épanouissement des nerfs du goût ; son séjour sur les muscles produit le mouvement involontaire et quelquefois une loquacité qu'on nomme bavardage, sollicitée par le besoin de parler ; si la cause de maladie pose à l'origine des nerfs du mouvement de la langue, alors il y a paralysie ou paresse pour parler. La langue peut pendre en dehors de la bouche.

L'affection du tissu cellulaire, étant la moins sentie, se conserve plus longtemps ; chez les malades, elle est le prélude du cancer de la langue, précédé d'induration dans le tissu cellulaire, qui se fait remarquer avec le temps par le retour d'élancements d'abord rares, puis devenant toujours plus rapprochés. Il est rare que le système sanguin de cet organe, comme dans toutes les affections, ne prenne pas une grande part dans cette grave affection.

Le voile du palais, la luette, les glandes salivaires peuvent être attaquées plus ou moins profondément, il en résulte dans les glandes et dans les tissus un gonflement qui met quelquefois la vie en danger, et auquel il faut se hâter de remédier.

A la suite de l'inflammation de ces organes, si l'attaque a été violente, ou si la première et la deuxième période ont été de longue durée, il survient des abcès qui sont des crises et qui s'ouvrent souvent en présence de la cause de maladie ; ce concours produit la gangrène, il faut se hâter d'éloigner le fluide et de traiter les organes affectés. Ces ulcères, qui se renouvellent souvent, sans que les malades y fassent attention, donnent à l'haleine une odeur fétide.

Le cancer de la langue est la réunion de toutes les périodes de l'inflammation ; on y trouve réunies : l'inflammation, l'induration, la suppuration, la crise, la gangrène, enfin tous les effets du fluide sur les divers tissus, qui, par leur réunion, forment la langue et tous les produits que le retour du fluide sur la désorganisation peut fournir.

Les personnes qui ont des dents cassées, qui par leurs

pointes irritent continuellement la langue, celles qui ont l'habitude de faire suivre un potage quelquefois très-chaud par une boisson très-froide, s'exposent aux maladies les plus graves de la langue, parce qu'elles accumulent sur cet organe les conditions les plus favorables à sa destruction.

L'œsophage ou le conduit des aliments de la bouche au cardia, peut devenir, comme la bouche, le séjour du fluide morbifique : il en résulte, lorsque le fluide pose sur la muqueuse, ce qu'on nomme la pituite, quelquefois les vomissements d'un liquide catarrhale, l'inflammation produite par la présence du fluide sur cet organe occasionne souvent la toux qu'on nomme toux stomacale. Nous verrons que la névralgie de cet organe, accompagnée de crise, produit l'ivrognerie.

DEUXIÈME DIVISION.

Affections de l'estomac.

L'Estomac est placé dans l'abdomen sous la région épigastrique; il s'avance plus à gauche qu'à droite, sa direction est transversale. Les parois de l'estomac sont formées de trois membranes réunies par du tissu cellulaire : l'externe fait partie du péritoine, c'est une membrane séreuse; l'interne est une membrane muqueuse; la mitoyenne est musculaire, ses fibres sont molles, blanchâtres et dirigées en sens différents. L'estomac reçoit des artères très-grosses, ses veines suivent la même direction que les artères et s'abouchent avec la veine-porte qui se rend au foie; ses nerfs sont les pneumo-gastriques et les trois divisions du plexus cardiaque.

L'estomac a deux orifices : le cardiaque et le pylorique. Pendant la digestion ou plutôt pendant la formation du chyme, ces deux orifices, qui sont comme deux anneaux formés de tissu musculaire, sont fermés, contractés.

L'estomac peut être affecté sur l'une ou sur l'autre de ses membranes; ses vaisseaux, ses nerfs peuvent également se trouver sous l'influence de la cause de maladie; il peut encore être empêché dans ses fonctions par la même cause, il en résulte toutes les affections connues de l'estomac, que je divise comme il suit :

1° Affection de la muqueuse, sécrétion surabondante de mucosités, catarrhe de l'estomac ; l'affection s'étendant à la membrane musculaire, il y a vomissement pituiteux.

2° Affection de la membrane musculaire, douleur et constriction à l'épigastre, contraction de l'estomac, nausées, vomissements souvent bilieux.

3° Affection des nerfs, douleur d'estomac. La paralysie est due à l'affection des nerfs de mouvement de cet organe à leur origine dans la tête, c'est une névrose.

4° Maladie des vaisseaux sanguins : le pouls est gros, plein et fréquent; il peut survenir un vomissement de sang. Le sang de la saignée n'est pas couenneux; le malade se plaint d'une douleur avec battement à la tête.

5° Affection de l'ouverture supérieure : nausées habituelles, affection de l'ouverture inférieure; migraines, rapports acides, enfin toutes les affections du pylore. Presque sans douleur sur la partie malade, avec douleur dans la tête. Cette douleur sympathique ou symptomatique n'est pas continue; elle varie dans la même heure, quelquefois elle disparaît entièrement; d'autres fois, elle revient plus forte, tandis que l'idiopathique ou l'affection des enveloppes du cerveau, affection douloureuse, ne varie pas; c'est une douleur fixe, toujours la même tant que la cause est là.

6° Affection de la membrane péritonéale, douleur vive,

quelquefois sourde, selon la région affectée de cette membrane.

Les maladies de la muqueuse de l'estomac sont, comme celles de toutes les muqueuses, une sécrétion trop abondante de mucosités qui force quelquefois le malade au vomissement, parce que la muqueuse ne peut être le siége de la cause de maladies sans que les ouvertures cardiaques ou pyloriques ne s'en ressentent, comme aussi la membrane musculaire; dans ce cas, il y a contraction des fibres musculaires de l'estomac, par conséquent nausées, vomissement de mucosités.

Mais si la fibre musculaire seule se trouve malade, il y a nausées sans vomissement, à moins que l'estomac contienne des aliments ou des liquides. Si la muqueuse seule se trouve isolément affectée, il n'y a pas de vomissements. Les mucosités passent par en bas, descendent par les intestins.

Lorsque l'action du fluide sur la muqueuse se prolonge, alors à la sécrétion trop abondante du liquide peut succéder une exhalation sanguine qu'il faut distinguer de la gastrorhagie ou vomissement de sang, occasionné par la déchirure d'un petit vaisseau sanguin.

Le cardia peut être le siége du fluide morbifique; il en résulte un sentiment de douleurs, de constriction, de torsion, de morsure, accompagnées de nausées, de vomissements, souvent avec défaillance à cause du voisinage du cœur. Le visage du malade est très-pâle, c'est l'apepsie.

Le pylore peut, comme le cardia, être le siége du fluide; dans ce cas, le malade, pendant longtemps, n'éprouve pas de douleurs au pylore, mais à la tête; son séjour produit l'induration de l'organe, ce qu'on peut sentir quelquefois à travers les téguments; elle peut être générale ou partielle, quelquefois tuberculeuse. Cette induration peut disparaître fortuitement ou par le traitement.

Le voisinage des ouvertures y est plus exposé que le reste de l'estomac ; avec le temps et le séjour du fluide, l'induration passe à l'état de suppuration et par toutes les phases du cancer.

Les irritants ne manquent pas ici : les aliments froids après des aliments trop chauds, le vinaigre, les oignons, la moutarde, le sel, les aliments durs à digérer, comme le bœuf bouilli, assaisonné de substances irritantes, l'usage trop fréquent des purgatifs, les affections morales pendant la digestion, toutes ces causes déterminent ou l'indigestion ou le vomissement, si le pylore n'a rien laissé passer ; dans le cas contraire, il y aura dévoiement, lienterie par affection morale ou constipation opiniâtre.

Lorsque, malgré la mastication aussi parfaite que possible, les aliments sortent du rectum dans l'état dans lequel ils étaient en quittant la bouche, il est clair que la digestion n'a pu se faire, soit parce qu'il y a paralysie des nerfs, soit parce que le fluide est sur la muqueuse tout le long de l'appareil, et que les aliments ne peuvent à cause de cela être élaborés ; il y a lienterie. Dans le cas de paralysie, le pouls est lent et faible ; dans le second cas, il est plein et fréquent ; bien tranchée, la lienterie est sans douleur.

L'affection de l'estomac entier, ou la gastrite, peut se compliquer par métastase de l'affection des autres organes. Ainsi, il peut exister une arthro-gastrite lorsque la métastase a lieu d'une articulation sur l'estomac ; l'affection est gastro-ataxique lorsqu'elle a lieu de l'estomac sur plusieurs organes et sans ordre ; une gastro-bronchite, lorsque la cause se métastase de l'estomac aux bronches ; une gastro-cardite, lorsque cette métastase a lieu de l'estomac au cœur, etc. Dans les symptômes, dans leur description, dans le traitement, on ne doit jamais considérer ces affections de deux ou plusieurs organes, comme existants à la fois, car le fluide ne se partage pas ; il n'affectionne jamais qu'une place à la fois, et on le peut bien voir si l'on observe bien. Ce n'est toujours que par métastase, et dans l'expression qu'on doit employer; on doit, si l'on en fait un mot composé, commencer par le nom de l'organe d'où le fluide part en premier : ainsi gastro-céphalite veut dire métastase de l'estomac à la tête.

Les maladies de l'estomac sont très-souvent compliquées ; on les reconnaît à des symptômes qui prouvent que l'affection de cet organe est rarement sans métastase, ou, ce qui revient au même, que l'affection des organes voisins est rarement sans métastase sur l'estomac. Ainsi rarement le médecin trouve une gastrite simple, mais il trouvera une gastro-entérite, une gastro-entéro-hépatique, une gastro-céphalite, une gastro-hépato-céphalite, la douleur se faisant sentir encore après le départ de la cause, le malade accuse deux ou trois points de douleur, il faut savoir distinguer celui sur lequel pose le fluide et les symptômes le disent toujours assez ; ces affections doubles ou multiples peuvent d'ailleurs se réduire à une plus simple expression comme on le verra au traitement.

Le vomissement de sang est encore un effet du fluide qui agit sur un vaisseau sanguin, le sang qui sort de l'estomac est plus foncé que celui qui sort de la poitrine, sauf celui qui y a séjourné ; quoique le sang extravasé n'y séjourne pas longtemps, il séjourne assez cependant pour prendre une couleur moins vive et l'aspect mousseux. Dans l'estomac et dans les intestins, le sang conservé après extravasation, acquiert une couleur plus ou moins noire et quelquefois violacée.

Le fer chaud : c'est ainsi qu'on nomme des rapports âcres, brûlants, qui se font sentir à la gorge lorsque le pylore est le siège du fluide et que celui-ci agit sur le produit de la mastication qui contient trop de graisse ou trop de beurre.

La douleur que produit la faim devient quelquefois une cause d'appel qui détermine l'inflammation de l'estomac.

La faim canine ou la boulimie : c'est une affection de cet organe métastasant sur le duodénum ; les malades ont un appétit excessif, la présence de la cause morbifique en est réellement la cause, puisqu'il suffit de la chasser pour calmer la faim. L'anorexie ou perte d'appétit est, comme on voit, tout le contraire, mais l'anorexie seule indique toujours une affection de l'estomac.

Par une gastrite longtemps prolongée, l'estomac passe quelquefois à l'induration, ce qu'on peut sentir au toucher; cet état, quand on le laisse durer, précède la suppuration et le cancer, alors il n'est pas rare que le malade vomisse des matières liquides sanguinolentes fétides.

Les vers qui habitent l'estomac sont les vers solitaires, les lombricaux, etc.

TROISIÈME DIVISION.

Affection du duodénum, — du foie, — de la vésicule biliaire, — de la rate, — du pancréas et de leurs tissus isolés.

Lorsque le chyme passe de l'estomac dans le duodénum, il y trouve la bile avec laquelle il se mêle; il éprouve alors des altérations, encore bien peu connues sous le point de vue chimique; après l'opération du mélange, la masse est convertie en partie chyleuse et en partie excrémentielle. Le chyle est blanc et liquide comme du lait, il surnage une espèce de bouillie jaunâtre, destinée à être excrétée.

La sécrétion de la bile dans le duodénum paraît être la source de l'appétit, sa sécrétion trop abondante produit la boulimie, son absence le défaut d'appétit; ces deux effets, qui sortent de l'état normal, annoncent toujours la présence de la cause de maladie sur des organes plus simples entrant dans la composition de ces organes plus composés. On fait cesser ces effets, en éloignant la cause qui les produit.

Lorsque le fluide agit dans le duodénum, sur l'opération digestive elle-même, il y a dégagement de gaz, et ces gaz, qui ne sont que de l'acide carbonique dans l'état normal, prennent l'odeur d'œufs pourris par l'action du fluide électrique superflu. Ces gaz sortent lorsque le pylore et le cardia s'ouvrent, ce qui arrive quand le fluide quitte l'estomac pour le duodénum ou pour la matière qu'il contient.

L'inflammation du duodénum détermine un afflux de bile dans le duodénum, comme l'inflammation de l'estomac l'appelle dans cet organe, et procure aux malades une saveur amère dans la bouche et quelquefois un vomissement bilieux.

Le fluide morbifique agit sur les différents tissus du duodénum séparément comme il agit sur ceux de l'estomac, il en résulte des conséquences analogues.

Les maladies du foie sont l'inflammation du foie par la présence du fluide qui peut se poser sur toutes les parties de cet organe, ensemble ou séparément, et par son action altérer ces tissus, les engorger et déterminer le gonflement du foie avec ou sans douleur, souvent avec une douleur qui se fait sentir à l'humérus, du même côté, et enfin les abcès et la suppuration dans plusieurs points.

A cause de la nature des tissus et l'absence des nerfs de la sensibilité, les affections du foie sont longtemps sans douleur; le fluide peut y séjourner sans que les malades s'en doutent et s'en préoccupent, c'est lorsque cette affection est chronique que les malades s'en aperçoivent, ils appellent le médecin et lui parlent d'un empâtement au côté droit. La couleur jaune du visage, des taches plus brunes à la peau, et, lorsque l'affection s'étend à la vésicule biliaire et aux vaisseaux conducteurs de la bile, la couleur jaune générale, si remarquable à la conjonctive, en disent assez.

Ces affections du foie et de ses accessoires sont souvent accompagnées de douleurs hémicraniennes et d'affections encéphaliques sans douleur, la fréquence de cette concomitance a porté à croire qu'il y avait sympathie. Il faut reconnaître que les affections du foie et celles de la matière médullaire, étant sans douleur, les malades de ces deux organes par névralgie ne se plaignent pas, parce qu'ils ne souffrent pas ; ils supportent facilement une gêne légère, et la maladie du foie passe à l'état chronique.

Le retour du fluide morbifique sur les tubercules qu'il a formés dans le foie, donne naissance aux abcès qu'on y trouve fréquemment sur le tissu cellulaire; elle produit l'induration de cet organe, et sur ses globules elle opère le ramollissement.

La présence de la matière grasse dans le foie est due certainement à un état maladif dans les fonctions mêmes de cet organe; le foie prend alors la couleur de feuilles mortes dans son entier, ou seulement en partie. Cette matière grasse est quelquefois formée, au moins dans quelques parties du foie, entièrement de cholestérine.

L'affection de la matière médullaire encéphalique produit l'atonie du foie, par la propriété générale qu'elle a de diminuer ou presque de suspendre la circulation; il y a alors stase du sang dans l'organe, diminution dans la sécrétion de la bile, et, par conséquent, perte d'appétit; c'est pourquoi les affections morales, qui sont des irritants pour le cerveau, produisent cet effet.

Les hydatides qui se trouvent dans le foie sont le cysticerque linéaire et l'acéphalocyste, toujours enveloppés dans un kyste. La formation de ces animaux, dont le germe est vraisemblablement dans le tissu du foie, prennent naissance, selon toute apparence, dans le pus produit par la désorganisation de ce tissu; ils se développent par l'action du fluide morbifique comme d'autres animalcules se développent dans d'autres organes.

Lorsque le fluide agit sur la vésicule biliaire et sur la bile, il peut y avoir formation de concrétions biliaires, quelquefois surabondance de bile par l'addition de la sérosité produite par la surabondance muqueuse de la vésicule.

Les concrétions biliaires sont quelquefois de nature adipocireuse et passent de la vésicule dans les intestins, qui les excrètent au dehors; leur présence occasionne souvent des douleurs, surtout quand leur volume est assez fort pour cela.

La crise des maladies du foie a souvent lieu par une évacuation de matière de la consistance de pus mêlée avec de la bile.

Les affections de la rate et celles du pancréas sont peu connues; elles s'annoncent par une douleur sourde, peu intense, dans la région de ces organes, souvent aussi par des élancements rares. Cependant la couleur du visage indique assez bien les affections de chacun de ces organes. L'affection de l'estomac et celle du pylore s'annoncent par un visage blanc, pâle, décoloré; celle du foie, ou plutôt l'épaississement et l'obstruction des canaux biliaires, et celles de la vésicule se montrent par la couleur jaune de la peau et celle de la conjonctive. La couleur terreuse, brunâtre, violacée de la peau paraît avoir des rapports avec l'affection du pancréas.

Dans la cholécyste ou inflammation de la vésicule biliaire, il est difficile de dire s'il y a induration de l'enveloppe, si elle est passée à l'état cartilagineux, si l'affection se borne à la membrane interne, s'il y a adhérence avec d'autres organes par la membrane externe, si l'affection a lieu sur la bile elle-même, s'il y a formation de concrétions; enfin, les symptômes de la maladie qui a précédé sont nécessaires. Il est rare que l'affection du foie existe sans que la vésicule ne soit compromise.

Dans l'ictère, la couleur des excréments est grisâtre comme la cendre mouillée ; leur consistance est dure, parce que la bile s'évacue par une autre voie ; elle est rendue par les urines. L'autopsie démontre que les canaux biliaires ont été épaissis ou obstrués par l'action morbifique.

Le vomissement atrabilaire, ou la maladie noire d'Hippocrate, paraît avoir pour cause une affection du foie et de la rate.

Le pancréas est susceptible d'inflammation et d'induration. L'affection de cet organe se fait sentir par une douleur profonde derrière la première et la deuxième vertèbre lombaire.

La rate, comme le pancréas, peut devenir le séjour du fluide ; il peut longtemps y séjourner sans douleur, comme dans les fièvres intermittentes, mais son séjour ou son retour fréquent la rend douloureuse, ou bien elle se gonfle quelquefois prodigieusement avec ou sans douleur. Ce gonflement disparaît souvent aussi vite qu'il est venu, surtout dans les premiers temps de l'affection.

QUATRIÈME DIVISION.

Affections des intestins et des vaisseaux chylifères, etc.

Les maladies des intestins sont celles de leurs tissus qui sont les mêmes que ceux des organes précédents : membrane muqueuse, membrane musculaire, tissu cellulaire, membrane séreuse, vaisseaux sanguins, nerfs, vaisseaux chylifères.

Les maladies des vaisseaux chylifères ou absorbants du

chyle sont pour ainsi dire sympathiques avec celles des intestins, les fonctions des premiers étant la conséquence des fonctions des seconds.

L'affection étendue de la muqueuse seule produit le dévoiement; le malade commence par rendre les matières qui sont dans les intestins, puis après il ne rend plus que des mucosités.

Si la cause de l'affection de la muqueuse se métastase sur la membrane musculaire, il y a contraction spasmodique; que ce soit une névralgie, que ce soit une idiopathie, il n'y a pas de dévoiement, il y a constipation; il peut y avoir colique si la cause de maladie se métastase sur la membrane séreuse qui recouvre l'intestin.

Dans l'affection de cette membrane séreuse, il y a exhalation surabondante de sérosité dans la cavité abdominale.

On connaît ce qui se passe dans les intestins par les symptômes ci-dessus, par l'inspection des matières qui en sortent, comme on peut savoir ce qui se passe dans une fabrique en observant ce qui en sort.

Les anciens reconnaissaient une diarrhée stercorale, une bilieuse, une pituiteuse, muqueuse ou catarrhale, une diarrhée séreuse, lientérique, purulente, putride; toutes ces diarrhées ou plutôt tous ces noms indiquaient bien la nature des matières qui sortaient des intestins : comme la bilieuse, la muqueuse, la séreuse, la lientérique, rien là que de tout simple; quant à la diarrhée putride, il faut distinguer celle qui paraît être du pus provenant d'un abcès ouvert dans les intestins de la diarrhée putride, due à l'action du fluide morbifique sur les matières excrémentielles elles-mêmes, le résultat de son action est infect. Dans l'état normal : les excréments ont, comme tout le monde en convient, une odeur puante; mais lorsqu'ils ont été affectés par le fluide électrique superflu, leur odeur alors est exécrable; ces matières altérées par le fluide demandent à être évacuées promptement, car elles sont irritantes et appellent la cause de maladie qu'elles retiennent. Comme tous les irritants, elles peuvent d'ailleurs être absorbées et porter dans le système de la circulation un chyle altéré et dangereux, les miasmes que répandent ces matières produisent la contagion comme dans le typhus.

Les borborygmes annoncent la présence du fluide sur la muqueuse; ils ne peuvent avoir lieu sans mouvement, et l'on peut croire que la cause s'étend à la musculaire : c'est une preuve de la présence du fluide dans les intestins que le bruit des borborygmes.

Lorsque le fluide s'exerce dans le voisinage du rectum sur la membrane musculaire, les malades sont constipés, ils ont des pincements colliquatifs qui les forcent à aller à la selle; ils éprouvent une certaine pesanteur qui leur fait présumer une évacuation abondante, et cependant ils ne rendent rien, ou presque rien, quelquefois une mucosité épaisse et sanguinolente. Ce sont les épreintes.

La constipation habituelle est encore l'effet de la présence continue du fluide dans le tissu musculaire des intestins, ou seulement du rectum; le malade ne le sent pas, son séjour habituel produit des tubercules, des hémorroïdes, des fistules, en un mot, toutes les maladies de cette région. Lorsqu'un homme sur vingt se vante de n'être jamais malade, s'il n'est pas affecté du système nerveux ou du foie, on peut être sûr qu'il est constipé.

Lorsqu'un malade de cette région fait des efforts pour aller à la selle, pour satisfaire un besoin trompeur, ses efforts suffisent pour occasionner la chute du rectum ou d'autres maladies.

Les maladies des vaisseaux chylifères sont les obstacles ou les obstructions occasionnées par l'induration du chyle. Dans ces vaisseaux absorbants, cette induration, ne permettant plus le passage du chyle, et par conséquent le renouvellement du sang, le malade se nourrit de ses provisions ; mais l'amaigrissement rapide, le marasme ne tardent pas à se faire voir. Si l'obstruction est complète, le passage du chyle a toujours lieu quoique imparfaitement, le malade maigrit lentement ; si elle s'arrête, si elle se borne, si l'obstruction cesse de faire des progrès, le malade existe, il reste maigre. Dans cette affection, qui est un symptôme de la fièvre hectique, le malade ne souffre pas, il ne peut indiquer le siége de son mal. Ses excréments sortent encore mêlés de chyle, ils sont blanchâtres ou jaunâtres, tantôt liquides, tantôt solides, selon que le fluide morbifique s'est métastasé sur la muqueuse ou sur la musculaire des intestins. A l'autopsie, on reconnaît que les vaisseaux chylifères sont gorgés de chyle coagulé, tuberculeux, répandus au dehors lorsque les vaisseaux sont déchirés. Dans les affections morales, tristes, il n'est pas rare de voir le fluide se métastaser du cerveau sur les vaisseaux chylifères, de sorte que ces malades n'éprouvent pas de douleur ; le chagrin, comme on dit, les mine, ils meurent, ils expirent dans leur lit en se retournant comme la lampe qui s'éteint au moindre mouvement, parce qu'il n'y a plus d'huile.

La présence des vers et en particulier des ténias, des ascarides, des lombricaux, produisent des coliques, des pincements, des irritations qui appellent la cause de maladie dans les intestins, et encore d'autres phénomènes qu'il est quelquefois difficile d'apprécier et auxquels on serait embarrassé d'assigner la véritable cause. Cependant, aujourd'hui que l'on peut faire taire toute douleur à volonté, lorsque le fluide morbifique en est la cause, il est facile de distinguer la colique produite par son action, de celle qui serait l'effet du poison ou des vers, parce que la première obéit aux moyens métastasants, et les autres obéissent à des moyens très-différents, comme on le verra au traitement.

L'action de la cause de maladie sur les vaisseaux hémorroïdaux produit les hémorroïdes , c'est-à-dire dilatation des veines , écoulement du sang ; quelquefois l'action du fluide se présente d'une manière périodique, comme les menstrues chez les femmes. Les hémorroïdes sont regardées comme un certificat de bonne santé, parce que leur suppression fait souvent place à d'autres maladies, ce qui s'explique parfaitement. Aujourd'hui, la cause de toutes les maladies étant la même, il est clair qu'en rétablissant son siége au rectum, on l'éloigne des autres organes, et ses effets sur ces organes disparaissent par conséquent.

On a donné aux hémorroïdes des noms divers, parce que le siége du fluide, quoique dans la même région, varie, et les symptômes varient également comme les tissus sur lesquels il pose.

On attribue aux pilules d'aloès la propriété de donner des hémorroïdes ; on peut l'étendre à tous les médicaments irritants, qui, pris par la bouche, ne commencent à agir que lorsqu'ils sont sur les intestins, et continuent cette action jusqu'au rectum. Tels sont les pilules purgatives dures , les pilules d'aloès , par exemple , la graine de moutarde blanche, etc.

CINQUIÈME DIVISION.

Affection du cœur et des vaisseaux sanguins.

Le chyle entre dans le système sanguin par la veine sous-clavière gauche, et bientôt il est rapporté au cœur avec la lymphe et le sang veineux ; le ventricule droit chasse ce sang imparfait dans le poumon, et là il reçoit de la part de l'air les propriétés de sang artériel ; il sort du poumon avec ses qualités, revient au cœur qui, par les contractions de son ventricule gauche et par les conduits artériels, lui fait parcourir tout le corps pour y répandre avec le fluide électrique le calorique et les éléments de la nutrition ; puis après il rentre, avec le chyle et tout ce qu'il rapporte de molécules désormais inutiles à la vie provenant de toutes les parties du corps, dans le cœur d'où il était parti.

La circulation, comme les autres fonctions de la vie organique, est sous l'influence du système nerveux.

Dans l'état normal, la circulation a lieu avec un nombre de pulsations toujours régulier ; si la cause des maladies pose sur le système nerveux, les pulsations sont faibles, petites, obscures, nerveuses, comme on dit ; si la cause des maladies pose sur des parties riches en vaisseaux sanguins, le pouls est gros, plein, fréquent. Il est donc facile de reconnaître, par l'état du pouls, si le fluide s'exerce sur l'un ou sur l'autre système.

Les affections du cœur et des vaisseaux sanguins sont :

Pour le cœur : les palpitations, la cardite, la péricardite affection de la membrane séreuse qu'on nomme péricarde.

Les affections des vaisseaux sanguins sont les hémorrhagies actives, le déchirement des tissus de ces vaisseaux, l'ossification, etc. Les hémorrhagies dites passives, sont des hémorrhagies continuant de couler après le départ de la cause de maladie qui leur a donné issue.

Les palpitations annoncent la présence du fluide électrique superflu sur le tissu musculaire du cœur ; des mouvements, des contractions insolites en sont le symptôme.

La cardite se rapporte à l'inflammation du tissu du cœur ; la présence continue du fluide produit l'épaississement ou l'amincissement de ses parois, selon la nature du tissu affecté.

On donne encore le nom de cardialgie à l'inflammation de la membrane séreuse qui recouvre le cœur ; mais cette affection se distingue facilement de la première, car celle-ci est très-douloureuse et celle du tissu cellulaire du cœur ne l'est presque pas.

L'affection du cœur peut donc exister avec ou sans douleur, avec ou sans palpitations. L'affection est idiopathique lorsque le pouls est toujours plein et fréquent, et lorsqu'il est nerveux par intermittence, ou nerveux sur un poignet, développé sur l'autre, c'est une névralgie.

Lorsqu'on laisse séjourner la cause de maladie trop longtemps sur le cœur directement ou par névralgie, il s'établit des palpitations habituelles, une induration, ou un ramollissement, ou une ossification partielle, la dilatation ou l'hypertrophie. Les concrétions sanguines fibreuses sont au cœur ce que les fausses membranes sont aux séreuses. C'est le résultat de l'action du fluide sur la sérosité de la membrane interne du cœur unie à du sang.

La péricardite est l'affection de la membrane dans laquelle le cœur se trouve enveloppé, c'est une membrane séreuse et ses maladies sont les mêmes que celles des membranes séreuses dont j'ai déjà parlé; l'hydropéricardite en est la suite.

La syncope se rapporte aux névroses; c'est une paralysie faible, incomplète ou passagère, ou rapide des nerfs du mouvement du cœur; j'en ai parlé aux névroses.

La mort est la paralysie complète produite par une cause de maladie intense et prolongée des nerfs du mouvement du cœur; si cette paralysie n'est pas complète, c'est que la cause est faible; elle peut se prolonger plus ou moins longtemps. Le malade paraît mort, la circulation se fait encore insensiblement. Il faut toujours craindre de trop se hâter d'ensevelir de pareils morts.

Les vaisseaux dans lesquels le sang circule, sont tapissés d'une membrane continue, fortifiée à l'extérieur par une tunique fibreuse pour les artères, de fibres charnues pour le cœur, d'une membrane particulière pour les veines pulmonaires. La force de la tunique fibreuse est telle, qu'il faut plus que la force d'un homme pour la rompre ; ainsi, le mouvement du cœur tout seul ne peut opérer un anévrisme aortique, mais la cause de maladie placée sur ces membranes peut même les déchirer ; lorsque sa présence sur ces vaisseaux qui lui servent de conducteurs s'exerce sur plusieurs points, on reconnaît la diathèse anévrismale.

Le sang arrivé dans le système capillaire, dans l'état normal, perd le caractère de sang rouge ; il rentre dans le système capillaire veineux, dans les veines qui le conduisent aux cavités droites du cœur, lequel le pousse par l'artère pulmonaire aux poumons dans lesquels, par l'action respiratoire, il redevient sang rouge et rentre au cœur qui l'envoie par les artères dans tout le corps.

Les vaisseaux dans lesquels circule le sang noir ou les veines, ont aussi un canal général et continu formé par la même membrane.

Tous les vaisseaux qui portent les éléments de la nutrition et le calorique aux organes sont continus aux artères, et, pour remplacer ce que le système artériel a perdu, il faut que le système veineux reçoive la lymphe que les gros troncs des absorbants y versent continuellement, la lymphe du tissu cellulaire, la sérosité des surfaces séreuses, le résidu de la nutrition de tous les organes, la graisse, la synovie et la moelle ; ce qui plus tard sera rejeté au dehors, semble passer maintenant dans le sang noir pour l'animaliser. Le chyle, produit de la digestion, est aussi versé d'abord dans le sang noir ; on voit par là que c'est le sang veineux, le sang noir, qui le premier reçoit le produit de toutes les absorptions.

La santé du système sanguin suppose un équilibre parfait entre les pertes qu'éprouve le sang rouge et les recouvrements que fait le sang noir.

Les artères se terminent, soit en s'anastomosant avec les

veines par les capillaires, soit en fournissant les liquides qui arrosent et nourrissent les différents tissus.

La membrane commune des artères est susceptible de s'encroûter de phosphate de chaux par plaques; on remarque cette disposition chez les personnes qui présentent des intermittences dans le pouls; elle est encore la conséquence d'autres affections névralgiques.

Les artères reçoivent elles-mêmes des vaisseaux exhalants et des absorbants; elles reçoivent aussi des nerfs. Le premier tronc du système à sang rouge reçoit presque exclusivement des nerfs cérébraux. Le nerf vague se répand sur toutes les veines pulmonaires et sur les vaisseaux voisins. La partie moyenne de ce système, celle où se trouve le cœur, reçoit ses nerfs plutôt des ganglions que du cerveau; les artères sont embrassées par les nerfs de la vie organique.

Les artères ne paraissent pas sensibles, malgré le grand nombre de nerfs qui les entourent, parce qu'il n'y en a pas de rapporteurs de la sensibilité en dehors, la membrane interne paraît, au contraire, très-irritable.

Lorsque la cause de maladie pose sur les tuniques des artères, l'interne et la moyenne se dilatent et finissent par se rompre, de là l'anévrisme.

Les maladies des artères sont rares; cependant on peut regarder la fièvre inflammatoire comme l'inflammation de la membrane interne, ce qui explique l'état couenneux du sang tiré par la saignée, et la nécessité de faire boire à ces malades une boisson légèrement acidulée, gommée et abondante.

Lorsque l'affection s'étend à la seconde membrane, non-seulement il y a fièvre inflammatoire, mais le mouvement du sang est accéléré; il y a par conséquent circulation plus vive, dégagement de calorique plus considérable, puisqu'elle peut aller jusqu'à 45° centigrades. Les boissons légèrement acides, en rappelant l'irritation sur la membrane interne, fait diminuer la fréquence du pouls, et par conséquent la chaleur et l'état général qu'on nomme fièvre. Ces boissons, d'ailleurs, agissent sur l'estomac, d'abord avec toute leur énergie et en irritant cet organe, font passer la cause de l'inflammation générale du système sanguin dans l'estomac, et substituent la gastrite à la fièvre inflammatoire; mais continuant leur chemin par les intestins, elles agissent sur la muqueuse et déterminent le dévoiement; le malade se lève et se regarde comme guéri, l'exercice met dehors la cause des maladies et le dévoiement cesse.

Lorsque la cause des maladies est dans le système nerveux, la marche de la circulation se trouve diminuée, le mouvement du pouls devient faible, et cette faiblesse peut aller en diminuant de plus en plus, au point que le mouvement du pouls est imperceptible; enfin, la mort est la conséquence de l'action du fluide sur le système nerveux, arrêtant par sa présence toute circulation. On comprend très-bien que sa présence sur les nerfs des mouvements du cœur fasse taire ces mouvements, et que, par leur cessation, la circulation se trouvant interdite, la vie cesse, parce que les conditions de la vie ne se trouvent plus remplies.

L'ossification de l'aorte a quelquefois lieu, au moins en partie, quoique tous les points de ce vaisseau puissent s'encroûter de phosphate calcaire : c'est une affection qui marche sans douleur, mais qui devient bien gênante lorsqu'elle est étendue.

L'aorte peut se dilater depuis son origine jusqu'à sa bifurcation. Les dilatations outre mesure d'une partie seulement de ce vaisseau constitue l'anévrisme vrai; mais, pour mériter ce nom, il faut que la dilatation soit du double de son volume habituel : le malade éprouve quelques douleurs derrière le sternum, quelques palpitations dues à la métastase du voisinage. Dans l'anévrisme de l'aorte descendante, le malade éprouve, dans la région dorsale, des douleurs pertébrantes.

Les os sur lesquels pose la tumeur anévrismale sont quelquefois corrodés ; souvent le sternum perd de son épaisseur, et l'anévrisme fait saillie, ce qui prouve que l'action du fluide s'est étendue au voisinage.

Le jeu du fluide sur les gros vaisseaux sanguins occasionne dans la circulation un mouvement accéléré ; si, par métastase sur le système nerveux de l'épine, le mouvement se trouve tout à coup diminué, ralenti, il en résulte un refroidissement subit qu'on nomme le frisson, si remarquable dans ces métastases, qui, lorsqu'elles marchent régulièrement, reçoivent le nom de fièvres intermittentes. La métastase ayant lieu plus tard du système nerveux sur un organe riche en vaisseaux sanguins, à ce frisson succède une chaleur sèche suivie d'une sueur.

Les affections morales, vives, en métastasant la cause des maladies, peuvent donner le frisson, et ce froid peut être des plus intenses. Je fus appelé, il y a environ dix années, pour une affection nerveuse des plus violentes, survenue après un bon dîner entre deux amis ; à la suite d'une explication trop intéressée, le malade éprouvait un froid tel qu'il le mettait au-dessus de celui qu'il avait eu à subir dans la retraite de Moscou : il y avait certainement de l'exagération, mais la comparaison prouvait que le froid qu'il éprouvait était considérable.

Les hémorrhagies ont été divisées en hémorrhagies actives et hémorrhagies passives : les premières sont celles qui sont produites par l'action directe et actuelle du fluide ; les secondes sont des hémorrhagies qui continuent, quoique la cause ne soit plus sur la plaie, mais parce que l'ouverture n'est pas fermée. La perte du sang ne tarde pas à effrayer le malade, son cerveau, irrité par la peur, appelle le fluide morbifique, l'hémorrhagie continue paralytiquement, le pouls est faible, et des convulsions par métastase accompagnent quelquefois cet état.

L'hémorrhagie volontaire ou involontaire refroidit le malade, la cause de maladie augmentée d'intensité relativement à la force du malade diminuée, quitte la place ; de sorte que les symptômes qui accusaient sa présence sur un point, cessent souvent après l'hémorrhagie pour faire place à d'autres symptomes qui indiquent son siége sur une autre place. C'est ainsi que la saignée et les sangsues agissent.

Les veines ont, somme totale, une capacité supérieure à celle des artères; les veines profondes ont un calibre plus considérable que celui des artères; elles sont aussi plus nombreuses dans les membres, par exemple chaque artère est accompagnée de deux veines.

Les veines sont formées d'une membrane qui est la même dans toute son étendue; elle se prête à la dilatation, elle est moins fragile que celle des artères, elle n'est point sujette à l'ossification, cette membrane est recouverte par des fibres allongées et un tissu cellulaire serré à l'extérieur.

On ne trouve aux veines ni vaisseaux exhalants, ni vaisseaux absorbants, on leur voit très-peu de nerfs, des ganglions, cependant le côté droit du cœur en reçoit autant que le côté gauche. Le tissu des veines ne paraît pas sensible, même à l'intérieur.

Les maladies du système veineux sont peu connues, à cause de leur peu de douleur. Lorsqu'on reconnaît chez soi une varice pour la première fois, quelquefois énorme, on ne s'en était pas aperçu auparavant, parce qu'elle s'est établie et développée sans douleur. Cependant ceux qui ont des varices ont aussi des crampes, ce qui pourrait faire croire que les premières sont le résultat des secondes.

Les hémorroïdes sont aussi des espèces de varices, dont les malades ne se plaindraient jamais si elles n'étaient pas compliquées des affections des organes du voisinage, et si la présence du fluide sur des vaisseaux superficiels ne produisait, surtout à l'aide de la friction par les excréments, une

hémorrhagie souvent importante, toujours désagréable ;
il est vrai que le malade se console avec l'idée fausse que les
hémorroïdes sont un certificat de bonne santé.

La phlébite est l'effet du fluide morbifique sur les veines
après la saignée. L'irritation produite par la lancette a appelé la cause de maladie sur le point cutané, la douleur
se rapporte, comme toujours, à la présence d'un nerf de la
sensibilité placé dans le voisinage.

On a trouvé du pus dans les veines, ce qui ne peut avoir
lieu dans les vaisseaux artériels.

Le système veineux de l'abdomen ou de la veine-porte
demande à être considéré à part ; il naît des capillaires des
intestins, de l'estomac, de l'épiploon, de la rate, du pancréas, c'est-à-dire des organes faisant partie de l'appareil de
la digestion ; les autres se rendent dans le système général.
Celui de la veine-porte se réunit en deux ou trois troncs qui
bientôt n'en forment plus qu'un seul, lequel vient se placer
à la partie supérieure droite de l'abdomen, au-dessous du
foie. Ce tronc se divise en plusieurs branches qui se répandent dans le foie, où elles se divisent et se subdivisent sans
anastomose. Ainsi le foie est l'aboutissant, le rendez-vous du
sang noir des organes de la digestion, comme le poumon
est celui du sang noir du reste du corps. Ce sang reçu dans
le foie est élaboré par cet organe et devient en partie de la
bile, qui, versée dans le duodénum, est indispensable à l'a-
nimalisation de la matière alimentaire, et peut-être aussi est
un moyen dont l'organisme se sert pour enlever au sang
les parties qui lui sont désormais inutiles. Par l'abstinence,
la surface du duodénum se colore à l'intérieur par une bile
jaunâtre, claire, dont la présence est peut-être la cause de
l'appétit ; la vésicule du fiel est très-distendue par une bile
verdâtre, amère, qui devient d'autant plus foncée que la
diète est longue, et qui s'évacue à mesure que la digestion se
fait dans les intestins.

La membrane commune du système sanguin de la veine-porte se distingue, du reste, du système veineux par le dé-faut de valvules.

L'hémorrhagie nasale a lieu lorsque le fluide morbifique quitte un organe, comme le cerveau, pour se porter sur les vaisseaux sanguins de la muqueuse nasale. On nomme cet épistaxis critique ; on lui donne ce nom lorsque la métas-tase qui le produit arrive à la suite d'une affection dont on désire la fin ; mais, le plus ordinairement, il est la preuve de la présence du fluide dans le cerveau alternant avec les vais-seaux sanguins de la muqueuse nasale : c'est une névralgie. Le fluide, une fois dans le cerveau, se porte souvent sur le voisinage ; il suffit de le rappeler sur le cerveau pour faire cesser l'épistaxis, ainsi qu'on le pratique imprudemment en effrayant le malade, c'est-à-dire en employant les moyens moraux, qui irritent le cerveau ; ou bien on métas-tase le fluide par des moyens qui l'augmentent d'intensité, comme l'application de l'eau froide, ou, si le malade est en sueur, en lui glissant, sans le prévenir, un corps froid métal-lique entre le dos et les vêtements, ce qu'on ne fait que trop souvent ; quelquefois aussi on produit un effet contraire, et l'on guérit des maladies du cerveau en appelant l'épistaxis par des irritants qui agissent sur la muqueuse, comme le tabac, le vinaigre, etc. Dans quelques affections typhoïdes, les malades irritent la membrane interne du nez avec leurs doigts, comme s'ils agissaient par instinct pour se guérir.

Les vertiges, l'étourdissement, sont l'effet du fluide sur le cerveau des malades ; sa présence sur une certaine place les fait souvent tomber sur le nez, ce qui produit une hémor-rhagie nasale. Il y a douleur sur le nez, l'étourdissement a cessé. On dit alors : le sang s'est porté à la tête, et, le trop plein une fois évacué, le malade se retrouve sur ses jambes ; mais on ne sait plus que dire lorsqu'une douleur de nez sans évacuation sanguine arrivant après des étourdissements, le malade se trouve solidement sur ses jambes. L'évacuation du sang n'était donc pas nécessaire, ce n'était donc pas le sang qui causait l'étourdissement : il y a plus, c'est qu'une partie du corps, comme le nez, le cou, les oreilles, l'épaule ou même toute autre, étant le siége de la cause de maladie, après un étourdissement, la saignée est contre-indiquée, car son effet étant de métastaser la cause de maladie sur le point le plus malade, elle doit nécessairement, après la saignée, se reporter sur celui qu'elle occupait d'abord, quoique sa présence y fût sans douleur et pour ainsi dire ignorée, comme à la base du cerveau dans le vertige, au foie dans le tissu cellulaire, dans les glandes et dans la pulpe cérébrale. La saignée, dans ce dernier cas, peut produire les accidents encéphaliques les plus graves, à moins de la faire précéder de bains de pieds sinapisés ou de cataplasmes sinapisés aux extrémités inférieures.

Le vomissement de sang peut avoir lieu tout à coup sans douleur préalable de l'estomac. Le sang qui vient de ce viscère est foncé en couleur. Lorsqu'après une affection chronique de l'estomac, les malades vomissent le sang noirâtre avec une odeur fétide, il provient d'une partie ulcérée. Le vomissement de sang vif en couleur, écumeux, provient de la poitrine.

SIXIÈME DIVISION.

Affections des poumons.

Les poumons remplissent la poitrine, suspendus en partie par du tissu cellulaire, ils reposent sur le diaphragme, et sous le poumon gauche se trouve logé le cœur.

Les bronches ou les conduits de l'air, les vaisseaux sanguins et les nerfs, entrent dans les poumons par un enfoncement remarquable, au bord postérieur épais des poumons.

Chaque poumon est séparé des côtes par une membrane séreuse qui forme un sac sans ouverture; on nomme cette membrane la plèvre.

Les conduits de l'air dans les poumons se ramifient à l'infini, et se terminent par une extrémité vésiculeuse arrondie; ils sont formés de fibres parallèles longitudinales, qui supportent des cartilages qui vont toujours en diminuant de volume et finissent par disparaître. Ces cartilages sont retenus par une membrane de tissu cellulaire, qui se continue partout et les remplace, là où ils disparaissent.

La présence des fibres musculaires dans les poumons ne saurait être mise en doute à cause de la faculté qu'a la poitrine de pouvoir se dilater et se contracter à volonté, ces fibres peuvent être très-faibles et peu visibles.

L'intérieur des conduits aériens est tapissé par une membrane muqueuse.

Les poumons reçoivent deux sortes de vaisseaux : les premiers sont ceux qui servent à l'entretien de l'organe, on les nomme bronchiques parce qu'ils suivent les ramifications des bronches; les autres sont l'objet du travail des poumons, ce sont : les artères pulmonaires, qui charrient du sang veineux que le cœur envoie aux poumons, et les veines pulmonaires qui vont des poumons au cœur lui reporter le sang artériel ou le sang veineux respiré, c'est-à-dire soumis aux influences de l'air atmosphérique.

Les vaisseaux lymphatiques des poumons sont superficiels ou profonds : les superficiels pénètrent dans les glandes situées au fond des scissures des lobes; les autres marchent le long de la face interne des poumons et vont se jeter dans les glandes bronchiques.

Les nerfs font partie des pneumo-gastriques, très-petits, fort nombreux; ils se distribuent aux bronches, à la membrane musculaire, aux vaisseaux pulmonaires; ils s'enfoncent dans la substance des gros troncs, des capillaires, et quelques-uns se rendent aux plèvres.

Le tissu cellulaire forme une enveloppe à tous ces vaisseaux et donne aux poumons la forme qu'ils ont.

Les maladies des poumons sont nombreuses comme les tissus dont ils sont formés, ces maladies presque toujours compliquées par métastase de l'affection de plusieurs tissus, sont souvent anciennes et présentent les effets, à différents degrés, de la même affection sur le même tissu. Les poumons étant peu sensibles en général, leurs maladies peuvent être irrévocablement mortelles, longtemps avant la mort.

J'examinerai séparément les affections de chaque tissu isolé, il sera facile, après, de comprendre leurs maladies compliquées.

Les voies aériennes sont formées par le larynx, les bronches, leurs divisions et leurs subdivisions, garnies à l'intérieur d'une membrane qui sécrète habituellement et continuellement une mucosité qui sort par l'expectoration ou en vapeur avec l'air expiré.

Les maladies de cette membrane sont semblables à celles de toutes les muqueuses, la présence de la cause de maladie sur celle du poumon produit : l'aphonie, par engorgement de la muqueuse du larynx; la bronchite, par inflammation des bronches pulmonaires; le catarrhe pulmonaire, sécrétion de mucosités liquides et abondantes avec toux, c'est ce qu'on nomme encore toux catarrheuse.

Après le départ du fluide, la liqueur sort plus épaisse, c'est alors une matière morbide que l'organisme met dehors lorsque cela est possible, car j'ai vu cette matière sortir aussi épaisse que cette préparation pharmaceutique qu'on nomme pâte de guimauve. Si le fluide, de retour dans les poumons, l'empêche de sortir, la toux est sèche et la matière de la crise se durcit dans les cavités de l'organe et même à l'intérieur des gros troncs. Plus tard elle ne pourra sortir que passée à l'état de pus.

L'action du fluide ne se borne pas à ses effets sur la muqueuse et sur la mucosité. Lorsqu'elle s'exerce sur le tissu même du poumon, il y a inflammation de poitrine, pas de sécrétion possible de la muqueuse, la toux est sèche, il y a douleur brûlante.

L'inflammation de poitrine ou la pneumonie peut exister seule sans que les vaisseaux absorbants et les exhalants soient compromis; lorsque ce tissu cellulaire est devenu le siége de la cause de maladie, il y a épaisissement de ce tissu, douleur extrême en toussant, anxiété, difficulté de respirer, le poumon reçoit à peine l'air atmosphérique, il y a dyspnée, orthopnée plus ou moins forte selon l'intensité de la cause de l'affection. Le sang qui se rend au poumon pour y être respiré, ne trouvant plus sa place, retourne rapidement dans les autres parties du corps, c'est ce qu'on a nommé pléthore pulmonaire. Lorsque, d'un côté, le poumon se trouve dans cet état et qu'il y a métastase sur la muqueuse de l'autre côté, les malades éprouvent ce que nous nommons catarrhe suffocant.

Lorsque le fluide morbifique faible reste habituellement dans le poumon, ce qui arrive souvent parce que les malades ne cherchent pas à se guérir des maladies qui ne les font pas trop souffrir, l'affection du tissu cellulaire, celle du tissu cellulaire muqueux, étant peu douloureuses, surtout quand la cause morbifique est faible, sont supportables; les malades sont de ceux qui trouvent qu'ils n'ont jamais assez d'air pour respirer et se placent continuellement dans des courants d'air. Néanmoins, avec le temps, il se forme des matières morbides aux dépens des tissus; ce sont des crachats épais qui sortent souvent avec abondance; des tubercules qui se forment par le durcissement des liquides qui traversent les poumons, qui, plus avancés, suppurent, et dont le pus plus ou moins complet sort avec les crachats muqueux. Telle est là phthisie pulmonaire ; cette maladie peut exister sur un seul poumon, tandis que sur l'autre il y a crise, il en résulte les symptômes que les anciens désignaient comme ceux de la phthisie pulmonaire catarrheuse. Lorsqu'à la phthisie se joignaient une pâleur, une lassitude extrême avec bouffissure du visage, œdème des pieds, des bras, des mains, et même de l'hydropisie, on disait : c'est une phthisie pulmonaire cachectique, c'est-à-dire maladie déjà mortelle de la poitrine, compliquée par métastase d'une affection déjà ancienne de l'estomac et du tissu cellulaire sous-cutané.

Il est rare que la phthisie existe seule et que le fluide ne se soit pas exercé depuis longtemps sur les organes du bas-ventre, sur lesquels les quintes de toux sont appelées par les secousses qu'elles produisent dans cette région.

Lorsque les parois des cellules des poumons sont épaissies par la présence du fluide morbifique, le sang qui doit se rendre aux poumons peut à peine y arriver, et son mouvement devient une source d'irritation pour cet organe ; la saignée est indispensable, car elle diminue la masse du sang et fait métastaser la cause de la dilatation de son tissu cellulaire.

Dans cette situation, il est à craindre qu'en agissant sur le sang lui-même, par la piqûre de ses vaisseaux, on n'appelle le fluide sur le système sanguin par métastase, et que le sang qui circule dans le poumon ne se trouve retardé dans sa marche et arrêté même, ce qui produit l'hépatisation rouge comme l'épaississement de la mucosité retenue dans les voies aériennes produit l'hépatisation grise.

Le retour du fluide morbifique sur les poumons malades les fait passer à suppuration, et comme les poumons ne sont affectés que sur une étendue plus ou moins restreinte, on peut trouver réunies sur l'organe de la respiration toutes les affections de ses tissus différents, quoiqu'une portion encore saine ait suffi à la vie.

Si l'on abandonne un malade dans cet état, qui est celui du cancer du poumon, aux forces de la nature, il mourra sans aucun doute. Si l'on peut éloigner des poumons le fluide morbifique, comme cela a lieu quelquefois par des circonstances fortuites aux dépens d'un organe moins important, il pourra encore guérir, c'est-à-dire il pourra vivre encore avec un poumon entamé et cicatrisé.

La pleurésie, ou l'affection de la membrane séreuse qu'on nomme la plèvre, est très-douloureuse et réclame une guérison prompte, à cause de la difficulté de respirer ou de tousser sans souffrance excessive, correspondante au point affecté. Lorsque le fluide électrique superflu pose sur cette membrane, il s'établit une sécrétion abondante de sérosité qui n'est pas absorbée à mesure comme dans l'état normal; si la cause qui a donné lieu à sa sortie s'exerce sur le liquide lui-même, elle le durcit et la force conservatrice de l'organisme le fait passer à l'état de fausse membrane, dont la présence, plus tard, rappelle quelquefois le fluide.

La pleurésie est souvent compliquée de l'affection du poumon, et alors elle prend le nom de pleuro-pneumonie. La pneumonie est, d'ailleurs, souvent compliquée d'affections d'autres organes ; mais on fait peut d'attention à ces complications qui sont presque sans douleur, en présence de celles de la pleurésie dont la douleur est extrême.

SEPTIÈME DIVISION.

Affections du fluide nourricier, — du sang.

Le sang est composé de fibrine, d'albumine, d'une matière animale particulière, de soude, d'oxyde de fer, de calcium, d'acétate de soude, de muriate de soude, de muriate de potasse, de phosphate de soude, de magnésie, de carbonates de chaux et de soude : le tout dissous dans une certaine quantité d'eau. On y trouve encore de l'acide carbonique, une matière analogue au mucus, une matière huileuse, une autre grasse, azotée, identique à celle du cerveau et des nerfs, une matière colorante jaune, semblable à celle de la bile, une matière qui a de l'analogie avec l'urée, etc. Enfin les éléments de tout ce qui se trouve dans les tissus, dans les organes et dans les sécrétions, existent dans le sang ; cela doit être.

Le sang étant, comme le dit Borden, de la chair coulante, il peut être affecté dans sa masse, ou seulement dans l'un de ses éléments et présenter toutes les affections de tissus et d'organes ; il est vrai que les principes altérés du sang sont bientôt évacués et donnent naissance à des éruptions actives : ces humeurs ne peuvent rester ou entrer sans danger dans le système de la circulation ; ils ne peuvent être inoculés sans exercer sur le même élément du sang qui les a fournis une action inconnue qui, par inoculation, peut donner naissance à la même affection chez un autre individu.

La réaction par inoculation est générale ou locale : elle est générale comme la variole par inoculation, elle est locale comme dans la vaccine.

Lorsque la cause de maladie affecte le sang en mouvement ou les parois des vaisseaux qui le renferment, ou les organes pourvus de gros vaisseaux sanguins, le pouls est gros, plein, fréquent en général.

Si l'affection est passagère ou spasmodique, comme dans les névralgies, il y a intermittence, et cet état du pouls fait place à un type très-différent.

Le sang tiré de la veine dans l'état de santé se sépare en deux parties très-distinctes : l'une qu'on nomme le caillot, formée de fibrine et de matière colorante ; l'autre, liquide, est surtout composée d'eau et d'albumine.

Dans l'état de maladie du sang , le sang tiré de la veine présente un caillot fibrineux, épais, plus ou moins dur et plus ou moins volumineux, comparativement à la proportion de sérosité ; les proportions relatives, la consistance, la couleur et l'aspect général, diffèrent selon les maladies du sang dans des rapports encore indéterminés.

La nature de la nourriture de l'homme influe beaucoup sur celle du sang ; une nourriture succulente produira un chyle riche en principes, et par conséquent un bon sang , *et vice versâ.*

Le scorbut est une maladie du système sanguin qu'engendre la mauvaise nourriture, comme la viande conservée dans le sel , prise habituellement pendant trop longtemps, et qui pourrait encore être le résultat de l'action du fluide morbifique , appelé sur le système sanguin, et produisant une mauvaise nourriture par d'autres raisons.

Les scrofules : dans la constitution dite scrofuleuse, on dit qu'il y a affection du système sanguin par la présence d'un virus , ou par altération de nutrition ; mais cette altération n'a lieu que lorsque l'affection adénologique , ou induration des glandes, est arrivée à sa dernière période , et que la suppuration fait présumer la présence d'animalcules propres aux glandes malades. Au premier degré, les indurations des glandes sont dues à l'action du fluide morbifique ; on peut éviter les scrofules en éloignant du système adénologique le fluide qui leur donne naissance. La présence du fluide sur ce système occasionne quelques élancements dont les enfants se plaignent rarement, parce que les glandes sont peu sensibles. De sorte que la maladie parcourra toutes ses périodes, à moins qu'un traitement interne irritant n'appelle sur les voies digestives ou ailleurs la cause de l'inflammation des glandes, assez longtemps pour leur permettre de rentrer dans l'état normal. On prouve, au surplus, la vérité de ce que j'avance par la guérison de cette disposition scrofuleuse par les moyens qui chassent la cause de maladie.

L'action du fluide sur le sang, en général, tend à l'épaissir et à le coaguler. Lorsqu'on le met en partie dehors par la saignée, on le voit au repos se prendre en masse ; on dit alors que le sang est inflammatoire.

Lorsque le sang charrie de la bile, comme dans la jaunisse, la cause de maladie est aux canaux de la vésicule biliaire, qui se trouvent engorgés et ne permettent pas à ce fluide de prendre son cours ordinaire ; il faut porter son attention sur cette région peu sensible ; il faut savoir que le mal est là, et le chasser pour que le sang reprenne sa couleur ordinaire.

§ 1ᵉʳ.

Hémorrhagies.

Le sang se présente quelquefois tout à coup au dehors ; il sort par le nez, les oreilles, la bouche, l'anus, le vagin ; il sort par l'urètre, etc.

Exemples.

Hémorrhagie par le nez.

Il ne faut pas regarder comme peu digne d'attention l'hémorrhagie par le nez.

Chez les enfants elle est fréquente à l'époque de la dentition, vers l'âge de 7 à 8 ans, parce qu'à cette époque la cause de maladie s'exerce vers la tête et dans la tête.

Si le travail de tête ne l'a pas appelée, ce sont les insolations ou des excès de jeux.

Elle est ordinairement précédée des mêmes symptômes qui précèdent les affections encéphaliques : la vue trouble, la rougeur des yeux, de la caroncule lacrymale en particulier, une pesanteur au front et aux tempes, une pulsation forte des artères temporales, l'insomnie.

Hémorrhagie par la bouche, provenant du poumon.

Le sang peut venir des poumons ; dans ce cas, il est ordinairement d'un rouge vif, écumeux, accompagné d'une toux plus ou moins vive.

Le malade se plaint d'un goût de sang dans la bouche et d'un chatouillement dans la trachée-artère.

Les mêmes influences, qui donnent introduction à la cause de maladies, donnent lieu à l'hémoptysie, parce que c'est toujours l'effet produit par le fluide électrique superflu.

Les saignées recommandées dans le cas d'une hémorrhagie paraîtraient bien ridicules, si l'on ne savait que les saignées opèrent la métastase, c'est-à-dire qu'elles chassent la cause de l'hémorrhagie, mais elles ne l'arrêtent pas toujours ; par conséquent, c'est un mauvais moyen de métastase, il est même dangereux ; tandis qu'il y en a d'autres qui sont d'un effet certain.

Vomissement de sang provenant de l'estomac.

La couleur de ce sang est d'un rouge foncé.

Le vomissement a été précédé de douleurs dans la région épigastrique.

Déjections noirâtres après le vomissement, le lendemain ou le troisième jour, parce que tout le sang n'a pas été vomi, et qu'une partie a pris le chemin des voies digestives.

Lorsque le vomissement de sang est aiguë, qu'il se présente tout à coup pour la première fois, il est sans danger ; mais si c'est à la suite d'une maladie ou d'une affection ancienne de l'estomac ou des viscères du voisinage, s'il a une odeur infecte, il faut rapporter la cause du vomissement à une lésion organique ancienne, et peut-être incurable, tandis que celle qui est produite par l'action passagère du fluide électrique disparaît par l'éloignement de ce fluide.

Dans le premier cas, les malades sont cacochymes, maigres, souffrants.

Dans le second cas, ils sont pléthoriques.

Pissement de sang ou hématurie.

Dans toutes les affections de la vessie, de l'urètre et de ses dépendances, il peut arriver que le malade rende du sang quelquefois pur, quelquefois mêlé d'urine.

Si c'est pour la première fois que l'hématurie se présente, ce n'est pas dangereux ;

Si c'est à la suite d'une maladie ancienne des organes du bas-ventre, il ne faut pas faire une médecine active.

Hémorroïdes.

Lorsque la cause des maladies se porte dans le rectum : les malades n'en souffrent d'abord pas beaucoup, ils la gardent volontiers, celle-ci, passant du rectum sur les organes de la génération, y produit toutes les affections de cet organe; si on ne la chasse, elle reviendra souvent sur le rectum, parce que là il y a une fonction, une friction irritante de tous les jours qui l'y rappelle.

D'ailleurs, la cause des maladies se plaît dans les endroits les plus chauds de l'organisme, il ne faut pas s'étonner de sa présence dans cette région, surtout lorsqu'on recherche les siéges garnis chaudement, et qu'on a l'habitude de se placer devant une cheminée en présentant le derrière au feu.

Les hémorroïdes ne se présentent pas toujours avec du sang, c'est cependant le cas le plus ordinaire. C'est ce qui arrive lorsque la cause se place sur les vaisseaux hémorroïdaux. Mais lorsqu'elle s'exerce sur les membranes muqueuses du rectum, ce n'est plus du sang qui sort, mais une mucosité d'une odeur plus ou moins désagréable qui sort malgré la volonté des malades, mouille leur linge après avoir entraîné une matière colorante excrémentielle.

On ne saurait confondre les hémorroïdes avec un flux
de sang provenant des intestins, car les hémorroïdes s'annoncent ordinairement par un sentiment anormal au fondement, tandis que le flux de sang provenant des intestins
est précédé de pincements dans ces organes.

Hémorrhagie intestinale.

Après de vives coliques dans les intestins, le malade rend
quelquefois trois jours après, par l'anus, du sang noir et fétide, souvent mêlé de matières fécales.

Le pouls est plein, fort, et souvent inégal, parce que le
malade est inquiet, c'est-à-dire que la cause de l'hémorrhagie remonte au cerveau.

Hémorrhagie utérine.

Si le sang paraît hors l'époque de la menstruation, c'est
ce qu'on nomme une perte.

La même cause produit tous les effets qu'on peut nommer
affections de la matrice et des organes voisins.

Il suffit de la chasser pour faire taire l'hémorrhagie et
mettre ces organes à l'abri de ses effets.

L'hémorrhagie qui paraît pendant la grossesse peut avoir
la même cause, les mêmes moyens suffisent pour l'arrêter.
Il y a des précautions à prendre qu'on trouvera au traitement.

HUITIÈME DIVISION.

Affections des organes de la huitième division.

Les organes sécréteurs de l'urine sont les reins; ils reçoivent du sang et rendent de l'urine lorsqu'ils sont dans l'état
sain.

Dans l'état malade, lorsque la membrane muqueuse de la vessie ou des reins est affectée violemment, l'urine est blanche, limpide, abondante comme si elle avait passé par d'autres voies que les voies ordinaires; dans certains cas, elle contient du sucre comme celle des diabètes.

L'inflammation des reins est toujours le résultat de la présence de la cause de maladie sur ces organes, quelle que soit la cause irritante qui l'a appelée, elle se fait sentir avec douleur dans l'une ou l'autre région rénale, quelquefois dans les deux, quoique la cause ne se divise pas, mais parce que la métastase est ordinaire sur deux organes pairs. On supposait autrefois que lorsqu'un de ces organes était malade, l'autre l'était par sympathie. L'affection des reins se fait souvent sentir à la vessie, encore par métastase, et, si l'on veut, par sympathie, dans deux organes faisant suite dans le même appareil. On donnait autrefois à la douleur des reins des noms différents, selon son origine. On distinguait : une douleur rénale par refroidissement de la sueur, une douleur rénale goutteuse, une autre par fièvre intermittente. On comprend qu'on pouvait ajouter bien d'autres prénoms encore à une affection dont la cause est une et toujours la même (la cause des maladies); les moyens de la chasser, dans tous les cas, ne diffèrent aucunement.

La cystite est l'inflammation de la vessie ou d'un de ses tissus. Lorsque le fluide pose sur la muqueuse, il y a surabondance d'urine; elle est presque sans couleur, c'est le catarrhe de la vessie. Sur la membrane musculaire, la vessie se resserre; il y a besoin fréquent d'uriner, très-fréquent, quoique la vessie contienne très-peu d'urine. Si le fluide se métastase sur le sphincter qui appartient au même tissu, il y a impossibilité d'uriner, avec le besoin de le faire. On se hâte trop, dans ce cas, d'employer la sonde; ne vaudrait-il pas mieux, au lieu d'employer un moyen irritant qui retient la cause de maladie sur la vessie, l'éloigner par les moyens recommandés au traitement et faire cesser les symptômes par la disparition de la cause ?

L'ischurie est au canal de l'urètre ce que les épréintes sont au rectum, c'est la présence de la cause des maladies sur les nerfs de la sensibilité chargés de faire connaître au cerveau les besoins d'évacuer les résidus.

Lorsque le tissu musculaire de la vessie se trouve être le siége du fluide, il y a épaississement même de la vessie. On peut sentir la vessie à travers les téguments comme un corps dur qui se couche à droite et à gauche, comme le malade. On peut encore reconnaître facilement cet état en introduisant le doigt par le rectum chez l'homme, ou par le vagin chez la femme.

Lorsque le fluide pose sur la prostate, cette glande peut être altérée profondément sans que le malade s'en plaigne ; lorsqu'il en parle, elle est souvent en pleine suppuration, il y a douleur en urinant, avec ténesme.

L'hématurie, ou pissement de sang passager, peut avoir lieu à la suite d'une course à cheval ou d'un coup, d'une chute, qui appellent le fluide sur la vessie ; mais il peut avoir lieu à la suite de toute autre cause irritante et peut cesser, pour ainsi dire, tout seul. Il faut s'occuper soigneusement de l'hématurie qui vient à la suite d'une affection ancienne de la vessie, parce que le vaisseau par lequel le sang sort est peut-être ouvert par un point en suppuration.

La cystite, ou l'inflammation de la vessie, a rarement lieu sans que le fluide s'exerce sur le liquide qu'elle contient ; il en résulte un dépôt qui peut, plus tard, contribuer à la formation d'une concrétion qui sera de telle ou telle nature, selon les principes de l'urine auxquels s'adressera le fluide électrique. Lorsqu'un malade, dans cette situation, reçoit son urine dans un vase de verre, ce vase se couvre à l'intérieur d'une croûte qui se dépose et s'épaissit assez rapidement sur ses parois ; mais ce qu'il y a de plus remarquable, c'est que la cause de maladie étant partie, le dépôt disparaît, parce que l'urine qui vient ensuite, dissout ce dépôt, sans paraître se troubler ; de sorte qu'on serait tenté de croire que bien des hommes se seraient trouvés dans le courant de leur vie menacés de concrétions dans la vessie, sans le savoir, et cette malheureuse situation aurait disparu fortuitement sans qu'ils pussent se douter des obligations qu'ils pouvaient en avoir à qui de droit. Le Créateur a mis dans l'homme des moyens immenses de conservation qui sont encore à étudier; mais ces moyens, trouvant dans la cause de maladie un antagoniste, il fallait la connaître et savoir la tenir éloignée.

Les expériences d'Aldini, neveu de Galvani, lui avaient démontré que la présence du fluide électrique dans l'urine produisait un dépôt.

Il faut distinguer l'incontinence d'urine sans douleur par paralysie passagère ou chronique de l'incontinence par affection de la membrane muqueuse de la vessie. Dans le premier cas, le malade ne peut retenir son urine, celle-ci est colorée, elle sort sans douleur, c'est une névrose : nous avons vu cette névrose aux paralysies. Dans le second cas, il y a ténesme, et l'urine est trouble, presque incolore.

Les matières fécales, encore dans l'appareil de la digestion, sont soumises quelquefois à l'action du fluide électrique superflu. Si cette action s'exerce sur le bol alimentaire, dans l'estomac, il s'aigrit, il produit des rapports aigres, ou bien des rapports d'hydrogène sulfuré, ou des rapports âcres ou brûlants à la gorge, comme lorsque le bol alimentaire contient beaucoup de graisse.

Lorsque le bol alimentaire quitte l'estomac après la fabrication d'un bon chyme, c'est-à-dire comme dans l'état de santé, il parcourt le reste des voies alimentaires sans inconvénient ; mais si le fluide l'atteint dans le duodénum, il y aura une action encore peu appréciée : la digestion normale ne pourra se faire; il y aura indigestion , déjection abondante d'une matière fécale devenue irritante pour la muqueuse des intestins.

Si les matières ne sont atteintes que dans les gros intestins, elles subiront une décomposition qui se fera sentir par les gaz qui sortiront par en bas. Dans l'état normal, ces gaz sont presque toujours du gaz acide carbonique, et au contraire lorsque les matières sont corrompues par l'action du fluide, les gaz qui sortent ont une odeur infecte, c'est de l'hydrosulfure ammoniacal. Ces matières sont brûlantes, souvent mêlées de miasmes contagieux ou d'animalcules, comme il s'en forme dans la fermentation putride.

Ces animalcules, dans le typhus, peuvent donner naissance à une dyssenterié typhoïde par contagion, il faut faire des fumigations pour les tuer ou les éloigner si l'on ne veut subir les conséquences de leur présence.

D'ailleurs, à l'extrémité des voies digestives, on trouve chez les malades qui ont succombé à la fièvre typhoïde avec évacuations sanguinolentes, des ulcères souvent gangrenés dont la formation est due certainement à l'action irritante, corrodante des matières fécales ammoniacales.

VI

MALADIES COMPOSÉES.

—

La métastase du fluide électrique superflu sur plusieurs points simulant plusieurs affections simultanées.

Depuis longtemps on regarde l'affection simple d'un tissu ou même d'un organe comme une idiopathie, une affection.

On a réservé le nom de maladie à la réunion de plusieurs affections groupées dans un arrangement particulier, et, selon le nombre et la qualité des tissus ou des organes affectés, selon la nature des symptômes qui semblent réunis, on a donné à cette réunion un nom qui rappelle le même ensemble déjà observé sur un autre individu, se représentant rarement avec le même caractère et le même arrangement. On a discuté et l'on discute encore sur le nom des maladies composées, et ces discussions ne se termineront que quand la médecine, devenue l'art de guérir, ira au delà des symptômes d'une maladie pour en saisir la cause.

Aujourd'hui, on sait par expérience que l'affection simple présente tel ou tel symptôme, selon l'intensité ou la force du fluide électrique superflu, la nature du tissu affecté, le temps depuis lequel dure cette affection.

Lorsque deux tissus, deux organes, un tissu et un organe se trouvent ou semblent se trouver affectés à la fois, ce qu'on peut facilement reconnaître, il y a métastase ; c'est-à-dire que la cause de maladie ne se divisant pas, se portant par métastase, quelquefois lentement, quelquefois vivement comme l'éclair, d'un point sur un autre, lorsque cette cause s'exerce du tissu médullaire, autrement la pulpe nerveuse encéphalique à un autre tissu ou à un autre organe, on dit c'est une névralgie. Mais la névralgie ne se borne pas toujours à deux affections, elle peut en comprendre un plus grand nombre.

Lorsque cette réunion de points affectés, souvent douloureuse, se présente de temps à autre sans douleur, c'est que la cause s'est métastasée sur des parties dépourvues de nerfs de la sensibilité; il en résulte des intermittences qu'on a bien remarquées et dont on a fait les fièvres intermittentes.

Le médecin ne doit pas s'étonner lorsqu'un malade, qu'il voit pour la première fois, lui accuse plusieurs points douloureux ; car lorsque la cause des douleurs a quitté une place, elle y a laissé un souvenir de son passage, et ce souvenir douloureux peut l'être plus que n'est sensible le point sur lequel repose alors la cause des douleurs; il s'ensuit que le point qui fait le plus de mal n'est pas le plus malade, n'est pas le siège actuel du fluide électrique, celui-ci est peut-être sur un troisième point qui n'est pas sensible du tout.

Dans les tissus de même nature, la métastase s'exerce d'un point sur un autre plus facilement que sur deux points de nature différente.

Le sentiment que le malade éprouve, lors de la métastase dans un même tissu, est remarquable.

La métastase dans le tissu médullaire, en agitant des organes si différents par leurs facultés, donne naissance à des effets multiples, dont les symptômes sont souvent très-visibles au dehors selon l'intensité de la cause.

Dans le tissu cellulaire : en supposant ce tissu isolé, le fluide électrique n'agit pas sur un point, mais il semble s'étendre en nappe; après son départ la sueur est collante, les symptômes autrement sont imperceptibles, excepté lorsqu'il s'exerce sur des parties de ce tissu parsemé de vaisseaux sanguins et de nerfs de la sensibilité.

Dans le tissu musculaire : lorsqu'il s'exerce d'une place sur une autre chez l'homme qui fatigue trop ses muscles, il ne se montre pas comme dans les affections spasmodiques par des crispations, mais par la courbature, et la courbature n'en est pas tout à fait exempte.

Dans les vaisseaux sanguins, c'est la fièvre inflammatoire; le sang court rapidement, plus ou moins, selon l'intensité de la cause.

Les métastases, dans le même tissu, tiennent des affections proprement dites. Néanmoins, celles dans lesquelles le tissu médullaire joue un rôle, doivent être considérées comme des maladies compliquées, quoique les malades ne s'en doutent pas, car les névroses sont sans douleur. C'est pourquoi je placerai en tête des névralgies celles qui ont lieu dans la pulpe nerveuse encéphalique avec prédominance de monomanie.

Les métastasants, dans les habitudes sociales, sont nombreux et faciles, puisqu'il suffit de refroidir le point malade et d'échauffer un autre point éloigné pour produire une métastase. Un verre de tisane, prise trop chaude, peut appeler sur l'estomac la cause des maladies qui, posée un instant avant sur le cœur, produisait des palpitations; et un verre de tisane froide peut chasser de l'estomac la même cause, qui se portera ailleurs, et toujours sur le point le plus irrité après l'estomac : c'est ainsi que la mort subite et les guérisons fortuites ont lieu, c'est toujours par métastases imprévues.

Le lecteur comprend déjà que si la métastase peut s'opérer sans que le médecin y participe, on peut aujourd'hui, avec la connaissance de la cause des maladies et des moyens de métastase, l'appliquer avec sûreté au traitement et à la guérison des malades.

Les anciens avaient peur des métastases, parce qu'ils ne connaissaient pas la cause qu'ils métastasaient, et, prenant les effets pour la cause, ils craignaient de métastaser ses effets; aussi renonçaient-ils à guérir les plaies insensibles, les vieux ulcères des jambes, parce qu'ils savaient par expérience que lorsque ces plaies se fermaient, des symptômes graves se faisaient remarquer plus haut, les malades succombaient à des maladies, quelquefois douloureuses, des organes supérieurs.

A cause de cette facilité de la métastase, qui peut encore avoir lieu par un refroidissement humide d'une partie du corps, on ne doit pas souffrir qu'un malade convalescent découvre sa tête lorsqu'elle est en sueur. On doit tenir le malade au lit pendant tout son traitement; car, dans une journée, le malade, debout et marchant, peut se placer dans des situations, sous des influences qui peuvent renvoyer la cause de maladie sur sa première place et déterminer une rechute.

Pouvant se métastaser sur toutes les parties du corps et produire toutes les maladies possibles, si nombreuses, qu'elles sont loin d'être nommées, il y a nécessité de les présenter et de les classer dans un ordre régulier, dans lequel nous les retrouverons au traitement.

Je suivrai, pour le classemen des maladies, l'ordre que j'ai observé dans les affections.

Les maladies les moins composées qui viennent après les affections sont au moins composées de deux ou trois points affectés, et toujours les affections nerveuses les compliquent; par cette raison, je les nomme névralgies.

VII

—

Maladie composée d'une névrose et d'un ou deux autres points affectés.

Les névralgies, ou la réunion de l'affection de la pulpe médullaire avec celle d'un autre point de l'organisme par métastase, offrent à l'observateur les symptômes réunis de ces deux affections.

La médecine, c'est la vérité, qui ne connaît pas encore la cause des maladies, ne peut comprendre que la même cause puisse produire deux maladies si différentes, ce qui fait que dans le traitement des névralgies, on renvoie souvent la cause d'une douleur insupportable de quelques parties du corps dans le cerveau déjà affecté et par conséquent le plus irrité, quoique sans douleur, toutefois après avoir demandé au malade s'il n'en souffrait pas.

On se rappellera la gravité de la présence de l'affection de la pulpe médullaire dans toutes les maladies qu'on a, pour cette raison, nommées malignes, pernicieuses, etc.

Toutes, il est vrai, ne présentent pas la même gravité, car la cause peut être faible et les symptômes aussi; mais elle peut être plus forte, présenter des symptômes plus graves, plus alarmants, et alors elle réclame les soins les plus actifs et les plus intelligents.

CHAPITRE Ier.

Névralgies des tissus.

L'affection du système médullaire peut être composée dans le système lui-même, et la métastase doit s'exercer sur tous les points de ce même tissu.

L'importance de l'affection de ce tissu est déjà connue.

Le lecteur sait aujourd'hui de quelle manière on doit envisager chaque affection coordonnée des organes de l'encéphale : ce sont des névroses et des paralysies, des affections simples ou les plus simples possibles, des organes du cerveau fixées en quelque sorte et présentant à l'observateur une affection chronique, un tempérament.

Mais lorsque le fluide électrique, s'exerçant sur quelques organes, semble sortir de cette retraite pour se porter en désordre sur tous les organes renfermés dans le cerveau, ou sur un grand nombre d'entr'eux, je donne à cette maladie le nom de névralgie encéphalique; elle est sans douleur, c'est la folie complète ou incomplète, plus démence encore que la monomanie.

On a vu plus haut que la passion pour un objet était l'affection d'un organe dans un seul lobe du cerveau.

On a vu que la monomanie était l'affection des organes pairs d'une même faculté sur les deux lobes, ou peut-être sur le point commun aux deux lobes.

Dans la névralgie du tissu médullaire, qu'on nomme la folie incomplète, il n'y a plus d'ordre, le malade est affecté d'une névrose ou d'une héminévrose chronique, et encore sur d'autres points, parce que le fluide peut se porter sur tous les organes médullaires du cerveau. Néanmoins, il faut distinguer la folie complète de l'incomplète, ou la névralgie médullaire.

Dans la névralgie médullaire, le malade n'est pas fou aux yeux de tous, pas même aux yeux des magistrats, mais aux yeux du médecin. Il y a prédominance d'une monomanie, d'une névrose chronique.

Et cette monomanie chronique, dans un procès, il faut que l'art de guérir le dise, sert d'antécédents à la charge de l'accusé !

Je nomme cette névralgie, névralgie du tissu médullaire ou folie incomplète.

La névralgie du deuxième tissu, c'est la réunion de deux affections que nous avons vues, c'est la névralgie du tissu cellulaire et des organes qui en sont formés.

La névralgie qui suit est celle du tissu musculaire ou du troisième tissu.

Les névralgies des organes des sens. Celles des organes de la génération. Puis, suivant la marche que j'ai adaptée aux affections, les névralgies des organes de la fabrique du sang.

Jusqu'à présent, on n'avait reconnu comme névralgies que celles qui étaient douloureuses, et celles dont les symptômes se présentaient spasmodiquement.

On voit aujourd'hui, au moins on doit commencer à apercevoir qu'il y a un grand nombre de névralgies qui étaient restées inconnues, parce qu'elles sont sans sans douleur et dont on mourait cependant parce qu'on ne les voyait pas. Aussi disait-on proverbialement : *Les maladies douloureuses sont celles dont on guérit, les maladies sans douleur sont celles dont on meurt.* Les médecins et les malades étant prévenus aujourd'hui, ils y feront plus d'attention.

On verra au traitement que les névralgies doivent être traitées comme deux affections, et qu'il faut toujours commencer par celle du cerveau.

PREMIÈRE DIVISION.

Névralgie du tissu médullaire.

Le malade n'étant pas le maître de ses actions dans la névrose ou la monomanie simple, l'est encore moins dans la monomanie compliquée ou la folie incomplète. Dans la monomanie, l'état de démence sur le point qui fait le sujet de la monomanie, n'est souvent connu que du malade, quoiqu'elle puisse paraître au dehors à l'observateur de ses actions.

Dans la folie incomplète, ou la névralgie du tissu médullaire, l'état de démence est plus visible, plus composé, il y a prédominance d'une névrose. Dans la folie complète, le malade est tellement obsédé, qu'on peut comparer cet état à celui du fièvreux. C'est en effet la fièvre dans le cerveau, la cause de maladie s'y métastase sur tous les organes qu'il renferme vivement et sans ordre; on reconnaît tour à tour chaque névrose ou chaque affection organique des deux lobes en y faisant bien attention.

La névralgie du tissu médullaire peut être forte ou faible;

faible, elle a été peu aperçue. Mais aussitôt que le malade s'expose aux influences qui rendent malade, elle devient forte et semble surgir tout à coup. Cependant elle peut se présenter pour la première fois chez un homme qui n'aura jamais été affecté du cerveau antérieurement.

Tous les symptômes de la névrose, de telle ou telle section, se trouvent ici réunis à plusieurs autres d'autres sections.

Exemple.

Un jeune homme qui, pendant dix ans avait été dans les affaires et dont on n'avait jamais parlé sans en faire l'éloge, ayant reçu l'éducation la plus sage et les meilleurs exemples, éprouva un jour un refroidissement violent, accompagné d'une grande peur et suivi d'une très-grande inquiétude ; refroidissement des plus forts et des plus rapides, il en résulta introduction chez lui d'un fluide morbifique considérable, qui se porta au cerveau, déjà malade d'une névrose chronique.

A partir de ce moment, il se livra à un déréglement inconcevable que rien ne pouvait calmer. Au milieu de tous les symptômes que présentait cette folie incomplète, on voyait dominer l'affection première.

Cette névrose durait depuis dix ans déjà, lorsqu'on s'aperçut d'autres affections dans d'autres régions du cerveau.

Cet état maladif est très-commun, il court les rues; il y a peu de familles qui n'en trouvent plus d'un exemple; il suffit d'ouvrir les yeux pour le reconnaître.

La névrose chronique domine toujours les névroses passagères. On reconnaît cette névralgie à la névrose chronique, autour de laquelle les autres apparaissent de temps en temps.

Ces maladies doivent être regardées comme chroniques, et tout en s'en occupant activement, les familles ne doivent pas attendre une guérison prompte, en supposant toutefois que les organes du cerveau ne soient pas détruits, comme cela peut avoir lieu, lorsque la maladie a eu pour principe un coup ou une chute.

Passion-folie.

La métastase peut, si l'affection chronique des organes encéphaliques était une héminévrose, autrement dit une passion, s'exercer seulement de ce lobe à plusieurs autres du cerveau et le malade présenter dans ses paroles et dans ses actions des symptômes de folie; ce n'est pas la folie complète, c'est *une passion-folie*, le malade est le maître de ses actions, il en est responsable, il sait s'arrêter parce qu'il se commande.

Dans cet état, le malade est considéré comme un original, quelquefois comme un farceur qui fait rire; ses actions lui ont quelquefois attiré cette question : « Mais, es-tu fou? » On le regarde encore comme un caractère particulier; il est quelquefois triste.

Cette maladie, qui n'est pas la folie, peut passer tout à coup à cet état. Il faut que le malade se guérisse, car il connaît sa situation; autrement, il resterait exposé au danger de n'être plus son maître.

Non-seulement il resterait exposé au danger de devenir fou tout à coup, mais il y aurait aussi à craindre pour celui ou celle qui se trouverait dans le voisinage.

En attendant son traitement et sa guérison, il fera bien de n'avoir jamais de couteau à sa portée.

DEUXIÈME DIVISION.

Névralgie du tissu cellulaire.

Les névralgies de ce tissu sont aussi nombreuses qu'il y a de points dans la pulpe encéphalique et sur le tissu cellulaire qui puissent se trouver compromis ensemble dans la même névralgie, que je pourrais nommer binaire, par rapport à d'autres plus composées.

Je n'essaierai pas de les compter, mais seulement d'en donner une idée.

Il §y a dans l'encéphale plusieurs sections sur chacune desquelles la cause de maladie se pose, pour de là se métastaser sur un autre point du tissu cellulaire. Par rapport au traitement, je considère l'encéphale, quel que soit l'organe affecté, comme du tissu médullaire, sans tenir compte des divisions. On sait que chacune des sections du cerveau et du cervelet se divise en deux lobes.

Lorsque la cause d'une névralgie pose sur un lobe seul, le malade a non-seulement une passion et son pouls est faible d'un côté, mais la cause de la passion se métastasant sur un autre point loin de la tête, il a une affection d'une partie du corps, sensible ou non : c'est une névralgie avec passion.

Lorsque la même cause pose au cerveau sur deux lobes, sur les deux organes pairs de la même faculté ou sur le point commun aux deux lobes, il y a chez le malade une monomanie ; ce qui ne l'empêche pas, dans la névralgie, d'avoir un autre point du corps souffrant avec ou sans douleur ; ce malade a une affection avec monomanie. C'est toujours une névralgie.

Si, au lieu de poser sur les nerfs encéphaliques de la première ou de la seconde division, la cause de la névralgie pose sur un nerf des mouvements, il y a névrose de la quatrième division, la cause pose dans la tête, et l'effet peut en être à l'extrémité du corps ; mais si en même temps la même cause se métastase sur d'autres points, peut-être voisins de l'organe paralysé, il en résulte une névralgie bien peu connue, qui offre à la fois un organe paralysé au milieu d'une phlegmasie.

C'est ainsi que j'ai vu le col de la vessie, chez une femme, présenter, chaque fois que la vessie était pleine, une dilatation figurant une chute de vessie dans le vagin enflammé, le col de la vessie retenu d'ailleurs en place par les tissus. C'est aussi ce qui explique la douleur sur certains points d'une membrane paralysée.

Les névralgies du tissu cellulaire sont faciles à comprendre : il suffit de savoir que ce sont des maladies composées, présentant tantôt les symptômes de l'affection cérébrale, le pouls faible sur un ou sur deux poignets ; tantôt ceux des affections du tissu cellulaire décrites déjà, le pouls normal, un peu fort.

Ces névralgies sont sans douleur ou très-douloureuses, mais elles se font, en général, remarquer par des lassitudes dans les membres, suivies de sueur plus ou moins collante, suivant l'intensité de l'action et celle du fluide électrique superflu.

Je voudrais pouvoir considérer dans ces névralgies le tissu cellulaire isolément ; cependant ce deuxième tissu servant de support à des nerfs de la sensibilité comme les membranes séreuses, les capsules articulaires, les plèvres, ou à des vaisseaux et des glandes qui ne sont pas toujours insensibles, il faut se le rappeler, afin de ne pas attribuer au tissu cellulaire malade des symptômes qui ne lui appartiendraient pas. Les douleurs si pénibles de la névralgie articulaire, de la pleurésie, de l'arachnoïdite, sont des névralgies du tissu cellulaire. Ces douleurs se rapportent aux nerfs de la sensibilité répandus sur les membranes séreuses, qui ne seraient pas sensibles sans cela.

Je crois en avoir dit assez pour faire comprendre l'existence des névralgies du tissu cellulaire. J'entrerai dans plus de détails au traitement.

TROISIÈME DIVISION.

Névralgie du tissu musculaire.

La cause des maladies se métastase de la matière médullaire sur le tissu musculaire tout à coup, rapidement, spasmodiquement ou lentement : cette métastase peut n'être que passagère. Sa cause peut être forte ou faible, elle peut se reposer plusieurs heures, plusieurs jours sur un point, puis retourner sur le premier; elle peut se compliquer, c'est-à-dire s'exercer sur plusieurs points. Des irritations nouvelles la fixent et peuvent faire changer les symptômes, car une idiopathie inflammatoire peut avoir commencé par une névralgie, *et vice versâ.* Souvent la névralgie prend une marche régulière, c'est sa disposition naturelle dans des organes dont les fonctions sont régulières, cette manière d'agir est influencée plus qu'on ne croit par les dispositions atmosphériques : j'en ai déjà donné les motifs.

Lorsque la cause de maladie part du système nerveux, les symptômes indiquent de quelle région et de quel organe elle part; ainsi, lorsqu'elle quitte cette partie du cerveau qui dirige les mouvements, qui les préside, il y a au moins paresse, lorsque de là elle se métastase sur les muscles que le cervelet commande; dans l'état de santé, les muscles se contractent involontairement par la présence du fluide, et souvent subitement, les mouvements ne sont plus ni commandés ni ordonnés : les personnes qui tournent la tête spasmodiquement, celles qui ont des tics avec ou sans douleur des muscles de la face, ou de quelques parties seulement de la face, éprouvent des névralgies musculaires. Le trismus, le tic douloureux, la danse de Saint-Guy, les attaques de nerfs, comme le monde les nomme, l'épilepsie, l'éclampsie, le tremblement des vieillards, en un mot toutes les affections des muscles, lorsque le pouls est nerveux ou faible, sont de véritables névralgies musculaires. Mais le système musculaire n'est pas seulement répandu à l'extérieur, les fibres musculaires placés à l'intérieur sont aussi soumises à la névralgie. Ainsi, les palpitations du cœur, les convulsions, l'asthme, le spasme de la poitrine, de l'estomac, les contractions du pylore, des intestins, le volvulus, la rétention d'urine, en un mot toutes les affections des fibres musculaires, sans en excepter une seule, peuvent se trouver compliquées névralgiquement, ce qu'indique un pouls variable, lorsque d'ailleurs les autres symptômes parlent. La névralgie peut être remplacée par une névrose, et la névrose par une affection idiopathique organique quelconque. Dans le premier cas, il suffit d'une irritation quelconque au cerveau pour produire son appel sur cet organe ; ainsi l'on peut voir l'incontinence d'urine succéder à une rétention d'urine, *et vice versâ*. De même, la mort par la peur peut être l'effet de la métastase dans la névralgie du cœur : c'est la paralysie des mouvements des muscles du cœur. La mort peut arriver encore par la paralysie des fibres musculaires du poumon; il y a alors suffocation.

Les hémorrhagies névralgiques cessent par la peur, ou bien elles continuent passivement par névrose. Une affection quelconque de la pulpe nerveuse produit le même effet sur la menstruation à son époque.

La névralgie peut être remplacée par une inflammation; il suffit d'un coup, d'une chute, d'une coupure, ou de toute autre irritation. Le mouvement du pouls indique toujours l'accord avec les autres symptômes, le siége du mal.

La névralgie musculaire générale, c'est le tétanos passager.

CHAPITRE II.

Névralgies des organes des sens.

Les organes des sens, renfermés dans les cavités de la
tête, sont des plus exposés aux affections névralgiques, à
cause de leur rapprochement de la base du système nerveux.
Aussi est-il rare que ces organes soient affectés sans que la
pulpe cérébrale n'en souffre; dans les idiopathies des organes des sens, il faut non-seulement protéger les organes
encéphaliques, mais il faut les traiter comme s'ils étaient
malades, car ils le sont.

Dans la névralgie de chacun de ces organes, le pouls est
faible d'un côté, développé de l'autre; ou bien il est faible
des deux côtés, puis il se développe et devient le type du
pouls dans l'inflammation idiopathique de l'organe des sens,
et, en même temps, le malade remarque que la douleur
annonce le retour du fluide qu'il ne sentait pas lorsqu'il était
dans la pulpe; c'est-à-dire que lorsqu'il quitte la pulpe et se

pose sur l'organe, alors il éprouve dans cet organe des élancements très-pénibles qui annoncent sa présence.

Je reviendrai, avec plus de détails, sur les affections de chacun des organes des sens, en parlant du traitement de chacun de ces organes.

Exemples.

Névralgie du nez.

Douleur de tête, respiration difficile, douleur vive en cherchant à respirer, sentiment de gonflement, douleur et chaleur dans l'intérieur du nez, enchifrènement. Ecoulement de mucosités abondantes, envie continuelle de se moucher qui semble soulager un instant, éternument.

Pouls plein, accéléré.

Redoublement le soir.

Névralgie de l'oreille.

Douleur pulsative lancinante, très-aiguë dans l'intérieur de l'oreille; surdité.

Difficulté d'avaler, pouls plein, fréquent; agitation, insomnie.

Redoublement le soir.

Délire, convulsion, défaillance. Souvent: douleur de l'oreille interne, douleur en ouvrant la bouche.

Névralgie des yeux.

Douleur, chaleur, rougeur, gonflement, accompagnés de douleurs de tête avec pulsation. Impossibilité de supporter la lumière.

Le pouls est fort, plein et fréquent, le sommeil est agité.

Névralgie de l'extrémité des doigts (panaris).

Douleur lancinante extrême, gonflement, tension, chaleur, avec ou sans rougeur. Abcès douloureux, tension jusque dans la main et dans le bras. Insomnie, agitation.

Névralgie des organes du goût.

Ces névralgies étant des maladies composées de l'affection de l'encéphale et des organes du goût, on les trouve aux névralgies des organes de l'hématose, et leur traitement au traitement de ces mêmes organes.

CHAPITRE III.

Névralgies des parties sexuelles chez l'homme.

PREMIÈRE DIVISION.

Le fluïde s'exerce plus souvent qu'on ne le croit sur les organes conservateurs de l'espèce, puisqu'il suffit d'une pensée obscène pour que le sang se porte sur ces organes, et, par conséquent, le calorique qui sert d'appel au fluide électrique.

Lorsque ce fluide, appelé par le calorique du sang, est placé dans cette région sur ces organes, il peut s'exercer par métastase sur plusieurs d'entr'eux, comme cela arrive le plus ordinairement dans ces moments que je n'ai pas besoin de peindre ; il peut aussi se porter isolément et se fixer sur l'un ou l'autre de leurs tissus.

Son action est plus ou moins forte, selon son intensité.

Dans le tissu cellulaire qui recouvre le gland (le prépuce), il produit le phymosis, le paraphymosis dans le reste du tissu; il produit son gonflement, l'induration du tissu de l'enveloppe cutanée des testicules, suivie quelquefois d'ulcères consécutifs, comme ce qu'on nomme en Angleterre le cancer des ramoneurs. Le dartos lui-même est soumis à l'induration et présente quelquefois une tumeur qu'on peut prendre pour un sarcocèle ou pour plusieurs sarcocèles, soit qu'il y ait plusieurs tumeurs.

Dans les corps caverneux, il produit l'érection douloureuse et sans désirs, qu'on nomme le priapisme.

Sur les testicules, il produit le sarcocèle ou l'engorgement des tissus, qui disparaît quelquefois par hasard, se fixe quelquefois aussi, et donne naissance à des tubercules qui, avec le temps, ne seront plus réductibles et qu'il faudra enlever.

Dans l'engorgement des \testicules et lorsque la cause de maladie se trouve sur cet organe, le malade éprouve un sentiment de pesanteur des plus désagréables.

Le fluide morbifique produit encore l'hypertrophie et l'induration de la tunique albuginée; on la trouve quelquefois passée à l'état cartilagineux et même osseux.

Sur la membrane séreuse qui sert de gaîne aux testicules, il produit l'hydrocèle.

Sur les cordons spermatiques, il produit l'engorgement de ces cordons.

Sur les vésicules séminales, il produit une affection catarrhale de la muqueuse et donne naissance à des besoins qui finissent par la sortie d'un sperme liquide; si le fluide se fixe sur cette région, le malade se trouvera bientôt épuisé et réclamera le secours de la médecine. Les effets cesseront en en éloignant la cause.

Le gland peut devenir le siége du fluide; sa présence est douloureuse et insupportable. Si le malade ne s'en guérit, l'extrémité de la verge s'engorgera et finira par présenter un gonflement dur et comme squirrheux.

La gonorrhée est une véritable affection rhumatismale,

ou le résultat de l'action du fluide sur le conduit de la verge ; il y a douleur et écoulement catarrhal ou gonorrhée. Mais cette affection n'est pas toujours simple ; à la gonorrhée peuvent se joindre des ulcères vénériens, si la source, où le malade a puisé, en est infectée. Alors il y a la cause des maladies et le virus vénérien réunis sur le même point.

La gonorrhée simple disparaît facilement en chassant la cause.

Le virus vénérien est la crise des maladies des organes de la génération ; j'en parlerai aux crises.

Je ne quitterai pas ce chapitre sans faire bien distinguer la différence qui existe entre l'inflammation et l'irritation.

L'inflammation suppose toujours la présence du fluide : douloureuse dans quelques parties, supportable dans d'autres, agréable sur d'autres.

L'irritation est toujours produite par tous les moyens qui appellent ou portent le sang sur ces parties, et, par conséquent, le calorique, qui attire la cause de l'inflammation.

On sait bien que l'inflammation ne suit pas toujours l'irritation ; mais ce sont des principes généraux qu'il ne faut pas oublier : l'inflammation tardera d'autant moins à suivre qu'elle sera plus dans le voisinage. Ainsi un homme qui, la veille de ses noces, avait des hémorroïdes douloureuses, n'en avait plus le lendemain ; il se plaignait ce jour-là d'une douleur, et, trois jours après, d'une gonorrhée.

Un autre, qui avait l'habitude de se chauffer le bas du dos devant le feu, se trouva dans le même cas, sous des influences semblables, quoiqu'il n'eût pas d'hémorroïdes.

Un troisième se trouva dans le même cas ; mais le fluide chez lui s'était introduit du dehors, et, dans le même moment où il s'introduisait chez lui, il quittait sa femme dont les règles étaient à peine écoulées.

Exemples.

Névralgies du gland et du prépuce (phymosis et paraphymosis).

Si l'on ne considère pas ces affections comme des névralgies, parce que le cerveau est actuellement parfaitement libre, il faudra cependant au traitement les placer parmi les névralgies, afin d'éviter la métastase qui pourrait avoir lieu vers le cerveau.

Dans l'inflammation du gland, le prépuce se trouve souvent compromis et présente un gonflement quelquefois considérable. Un chancre à la base du gland complique souvent la maladie.

Si le malade a cherché à reconnaître l'état du gland, il peut d'un phymosis en avoir fait un paraphymosis, et alors il y a resserrement, étranglement du gland.

Pouls plein et fréquent alternant avec le type nerveux.

Névralgie de l'urètre.

Dureté, gonflement, tension, douleur, difficulté d'uriner ou ardeur en urinant; quelquefois chatouillement dans l'intérieur, ce qui, pendant la nuit, produit l'érection et augmente encore le mal.

Pouls élevé, fréquent, plein, quelquefois faible, insomnie ; suintement d'une matière verdâtre qui a reçu le nom de gonorrhée.

Névralgie des testicules.

Le malade éprouve une pesanteur et un gonflement sur un testicule ou sur les deux et dans le cordon spermatique, avec élancements.

Frissons, malaises, lassitudes, impossibilité de marcher et de se tenir debout.

Pouls accéléré, plein et dur.

Soif, insomnie.

Névralgie du scrotum.

Tous les symptômes d'une inflammation au scrotum, accompagnés quelquefois de démangeaisons, frissons, douleurs de tête : agitation la nuit.

DEUXIÈME DIVISION.

Névralgies des parties sexuelles de la femme.

On ne comprend, sous ce titre, que les affections du tissu médullaire, unies par métastase à celles des organes de la génération et des mamelles, organes de l'allaitement. On les considère d'abord hors de l'accouchement, puis pendant l'accouchement, et enfin après l'accouchement.

Les organes de la génération sont en partie externes et en partie internes :

Les externes sont les grandes et les petites lèvres, le clitoris, le méat urinaire et la vulve;

Les parties internes sont le vagin et l'utérus, les ovaires, etc.

Les maladies des parties externes sont de véritables affections du tissu cellulaire cutané : ce sont des polypes, des phlegmons, des ulcères, en un mot les maladies dont la peau peut se trouver affectée dans toutes les parties du corps.

La nymphomanie paraît être un jeu métastatique de la cause des maladies, faible sur tous les organes du même appareil, concourant au même but. Les femmes, dans ce cas, éprouvent des gonflements, des besoins, qui leur font faire des avances auprès des hommes, et cette observation se présente chez la femme, à tout âge, quoique ce soit plus particulièrement à l'époque de la puberté et du développement des organes de la génération.

Si la cause de maladie, plus intense, s'exerce sur un tissu ou sur un organe de cet appareil, ce n'est plus un jeu, mais une inflammation qui se fait sentir plus ou moins douloureusement, selon le tissu sur lequel elle s'arrête.

Dans les grandes lèvres, elle produit des phlegmons ou des ulcères simples, dans les petites lèvres également.

Sur le clitoris elle produit une affection analogue au satyriasis chez l'homme; c'est une inflammation qui peut être très-douloureuse.

Les affections des parties internes sont l'inflammation du vagin, laquelle se fait sentir comme une pesanteur au bas-ventre; lorsque la cause est intense, les femmes disent qu'il semble que le ventre va s'ouvrir et que les intestins vont sortir; le liquide qui s'écoule pendant la présence du fluide est muqueux, c'est une liqueur catarrhale transparente.

Lorsque le fluide électrique quitte le vagin pour se porter plus haut, dans le mésentère et jusqu'à l'estomac, les femmes éprouvent des tiraillements, un écoulement blanc sort de la vulve. Cette liqueur est bien différente de la première : celle-ci est blanche comme du lait, écailleuse quand elle est sèche. On la nomme dans le monde flueurs blanches, de *fluor*.

L'affection de la matrice, ou la métrite, se fait sentir d'abord comme des élancements à la hauteur de quelques centimètres au-dessus du bas-ventre; ces élancements précèdent assez ordinairement les menstrues. Lorsque ces élancements se répètent hors l'époque des règles, il faut s'occuper d'en chasser la cause, car son séjour peut, selon son inten—

sité, produire l'hystéralgie, des douleurs atroces, la métror rhagie ou les pertes de sang, la ménorrhagie ou les règles trop abondantes.

L'affection des fibres musculaires de la matrice produit la ménostasie, la rétention du sang des règles dans la matrice, et, à la suite, les tumeurs fibreuses; ou si le fluide se porte et s'exerce sur ce sang lui-même, une altération putride dont la présence produit les accidents les plus graves.

Sur les ovaires, la présence du fluide électrique produit une affection analogue à l'inflammation des testicules chez l'homme, une douleur dans la région des ovaires, avec gonflement, tuméfaction, pesanteur, difficulté de marcher et même d'aller en voiture sans douleur.

Lorsque la cause de maladie faible se fait sentir sur les parties génitales, les femmes éprouvent des gonflements qui ne sont pas désagréables; cependant il faut s'occuper d'en éloigner la cause.

Beaucoup de femmes aussi, par pudeur, n'osent pas parler de ce qu'elles éprouvent dans cette région, et la cause des maladies s'installe. Il ne faut pas oublier que les élancements sont le commencement de l'ulcère; la cause des élancements, par son séjour prolongé, produira des indurations et, à la suite de l'engorgement au col de la matrice, des tubercules; puis, avec le temps, la suppuration de ces engorgements et de ces tubercules, particulièrement à l'époque de la cessation des menstrues. Tous ces phénomènes se présenteront, sans que pour cela le fluide quitte sa place, et les douleurs attachées aux déchirements des tissus se feront sentir; ces douleurs seront atroces, parçe que ce sont les seules qui ne peuvent se calmer, leur cause ne pouvant se déplacer.

L'état catarrhal du vagin peut communiquer, à l'homme qui s'y expose, un état analogue à la gonorrhée, si ce n'est tout à fait le même; les conditions sont ici des plus favorables, car le fluide est présent sur la membrane muqueuse; et comme il suffit de présenter sur ce point malade un corps plus chaud que celui qui est le siége du fluide, pour que celui-ci quitte la place, on comprend facilement la métastase; d'ailleurs, ne sait-on pas que la friction attire le fluide électrique, et que toutes les pointes le soutirent?

L'état de crise des maladies de ces organes donne naissance à des ulcères qui se donnent par contagion. On sait par expérience que ces ulcères ne se communiquent pas toujours : ainsi, la gale, les pustules vénériennes, ont leurs animalcules. Il ne suffit pas, pour les communiquer par contagion, d'inoculer le pus dans lequel ils vivent, il faut la présence des animalcules vivants ou de leur germe.

La présence du fluide électrique superflu chez une femme grosse, lorsqu'il s'exerce sur le bas-ventre, produit tous les accidents connus : l'écoulement des eaux, le plus grand nombre des fausses couches, qu'on peut presque toujours éviter, parce qu'on est prévenu de la présence de l'ennemi par des pesanteurs, des élancements, des douleurs vers le bas-ventre ou vers le sacrum, en bas de l'épine du dos, etc.

L'hémorrhagie de la matrice, après la fausse couche ou à la suite de l'accouchement avant terme, peut être active ; si le fluide est dans la matrice, le pouls et gros, plein, dur ou développé, ou bien l'hémorrhagie peut être passive : la cause de maladie est alors dans le système nerveux, le pouls est faible.

Dans l'un comme dans l'autre cas, il faut, pour arrêter l'hémorrhagie, chasser le fluide électrique de la place qu'il occupe.

Si l'hémorrhagie était la suite de l'emploi de substances emménagogues, vénéneuses, pour faciliter l'avortement il faudrait s'y opposer par d'autres moyens encore, la cause de maladie étant ailleurs.

Pendant l'accouchement, la présence du fluide morbifique

vient compliquer la situation ; c'est à lui que sont dues les fausses douleurs, appelées au bassin par les douleurs insé-parables de l'enfantement. Ce fluide est souvent posé de manière que le moindre effort de la femme lui donne de fausses douleurs, et lorsque le fluide est intense, ces fausses douleurs peuvent être très-fortes, et souvent répétées au moindre effort ; les femmes alors perdent courage, elles re-noncent, elles s'abandonnent. On peut éviter ces fausses douleurs en éloignant à l'avance la cause qui les donne par un régime hygiénique que doivent suivre les femmes grosses, afin d'être en parfaite santé au moment de l'accouchement ; ce régime consiste à observer soigneusement les conseils que je donne pour empêcher l'introduction de la cause de maladie et à favoriser sa sortie par l'exercice à pied tous les jours et par la sueur étant au lit. Il en résulte que l'enfant prend la position la plus naturelle et que l'accouchement se fait facilement.

Il faut, pendant l'accouchement, préserver soigneusement l'accouchée de tout refroidissement humide ; c'est ordinaire-ment le contraire qui arrive.

Après l'accouchement, le fluide, en se portant sur les fi-bres musculaires de la matrice, la force à contraction et peut empêcher la sortie de l'arrière-faix ; souvent cet effet est le résultat d'une névralgie, il y a paralysie passagère d'abord, puis, par métastase, contraction de la matrice : cet état pré-cède les convulsions. Le pouls est faible d'abord, puis il de-vient fréquent : dans le premier cas, le fluide est à la tête ; dans le second, il est sur les parties génitales et encore à l'intérieur.

Enfin, toutes les affections locales de la matrice et du voi-sinage, après la délivrance, sont les effets du fluide après une opération si douloureuse.

Les affections du cerveau chez une femme, toujours si émue lorsqu'elle est devenue mère, sont encore les effets du fluide sur cet organe encéphalique, appelé par une affection morale aussi vive. Les métastases d'un organe à l'autre sont faciles à comprendre.

Lorsque le fluide, après avoir séjourné longtemps sur certaines parties du ventre et du bas-ventre, quitte cette région, le système nerveux étant libre, on voit souvent paraître une éruption miliaire; j'en parlerai aux crises.

Après l'accouchement, le fluide se porte aux mamelles qui entrent en fonctions; son passage est utile, mais il ne faut pas qu'il s'arrête; son séjour a plus d'un inconvénient, il produit l'engorgement des mamelles, l'induration du liquide laiteux, et la suppuration qui vient à la suite.

On évite ces inconvénients en se garantissant contre les refroidissements humides des mamelles, et le courant d'air sur ces organes si délicats.

Exemples.

Névralgies du vagin et des parties extérieures de la génération chez les femmes.

Gonflement, chaleur, rougeur, douleur, difficulté de marcher.

Constipation par métastase, espèce de chatouillement partant du clitoris, frissons par métastase.

Souvent difficulté d'uriner, gonflement de l'urètre.

Névralgies de la matrice, des ovaires, des trompes de Fallope et des ligaments.

Douleurs violentes, pulsatives, lancinantes, dans la région hypogastrique, à la hauteur de la matrice, tension douloureuse de cette région; la douleur s'étend aux lombes et au coccix.

Douleur de tête en avant, au-dessus des orbites. Difficulté de remuer les cuisses.

Col de la matrice dur et chaud.

Soif, agitation, envies d'uriner, ténesme, redoublement le soir.

Pouls plein, dur, fréquent, puis petit, concentré, accéléré, souvent inégal.

Cette maladie arrive souvent à la suite de l'accouchement.

Névralgies des seins, cessation de l'allaitement par induration du lait.

Lorsqu'une nourrice s'est refroidi les mamelles en allaitant, le lait cesse de couler ; on sent que dans l'intérieur il est en partie coagulé.

Lorsque le mal est nouveau, on en vient quelquefois à bout en faisant teter la nourrice par des boule dogues nouvellement nés, et lorsqu'il y a déjà plusieurs jours, il faut attendre la guérison au moyen de la suppuration.

CHAPITRE IV.

Névralgies des organes de l'hématose.

Lorsqu'un de ces organes se trouve affecté , soit dans un de ses tissus, soit dans un des systèmes qui le parcourent, soit dans les solides ou les liquides que ces organes doivent élaborer ou évacuer, que l'affection dans sa marche soit vive ou lente, qu'elle soit douloureuse ou insensible dans son action, forte ou faible dans sa cause ; si le pouls est de temps en temps faible sur un poignet et développé sur l'autre, c'est une névralgie qu'on pourra nommer dentaire, buccale, gutturale, pectorale, stomacale, abdominale, selon le point sur lequel il y aurait métastase.

Dans les névralgies des organes de la digestion ou de la fabrique du sang, l'affection de la matière médullaire fait place à une affection très-différente : dans le premier cas, le malade ne souffre pas, parce que la cause morbifique est dans le tissu médullaire, le pouls est faible ; dans le second, comme la cause s'exerce sur les organes de l'hématose, la circulation est toujours plus accélérée, le pouls est gros, plein et fréquent. La névralgie peut s'exercer en sens inverse, et le pouls faible succède au pouls plein, gros et fréquent, et cette alternative peut se présenter plusieurs fois dans la même journée, tant qu'on ne fait rien pour s'y opposer.

Il n'est pas rare d'entendre un malade qui vient consulter le médecin, se plaindre d'une douleur dans les organes de l'hématose, comme, par exemple, au duodénum. Le médecin, appelé, trouve le pouls faible, et cependant dans la duodénite idiopathique il est gros, plein et fréquent; mais ici il est faible, parce que la métastase au cerveau vient d'avoir lieu. En effet, en attirant l'attention du malade sur sa douleur, il la trouve lui-même moins vive depuis quelques instants. Si le médecin palpe un peu fort la région du duodénum, il y rappelle la cause de maladie, et le malade se plaint que sa douleur est revenue avec toute son intensité. Le pouls redevient gros, plein et fréquent.

La métastase peut être rapide, spasmodique; elle peut être lente, le fluide peut rester longtemps sur l'une ou sur l'autre place; souvent le temps de l'intermittence est régulier comme les mouvements dans l'atmosphère.

Dans les fièvres pernicieuses des anciens, lorsque la métastase avait lieu du cerveau sur le foie, c'était une fièvre pernicieuse, hépatique: on la disait néphrétique, si la métastase s'opérait sur les reins; utérine, lorsque la métastase avait lieu sur la matrice; cystique, lorsque c'était sur la vessie. On voit qu'on aurait pu faire un nombre beaucoup plus grand de fièvres pernicieuses.

Lorsque le fluide quitte le cerveau pour les organes de l'hématose, le pouls, en quittant le type nerveux, est, pendant un court espace de temps, encore nerveux; la cause de maladie se portant sur des organes riches en vaisseaux sanguins, le type du pouls change et devient gros, plein, fréquent, selon l'organe sur lequel il s'arrête; mais dans l'intervalle, le pouls n'est ni nerveux ni inflammatoire, il est dans un juste milieu qui ressemble à l'état normal. Il peut présenter ce mouvement normal, lorsque la métastase est rapide, et le conserve tant que dure cet état de chose. Le pouls est insidieux.

Lorsque le fluide morbifique quitte le cerveau pour d'autres points de l'organisme, la crise au cerveau commence; mais quand il quitte les autres organes pour le cerveau, il n'en est pas de même; il ne peut y avoir de crise tant que le système nerveux est malade, de sorte que par son retour répété sur les organes de l'hématose, la matière morbide s'accumule dans le tissu cellulaire, et les éruptions aiguës, comme la variole, la rougeole, la scarlatine, le muguet, le millet, etc., ne sortent que lorsque le système nerveux est libre; elles s'arrêtent si la cause de maladie retourne dans la pulpe cérébrale, et alors, comme le disaient les anciens, il y a malignité.

Il n'est pas rare de trouver des malades qui ont une névralgie depuis nombre d'années, sans se plaindre: telles sont les névralgies indolores ou presque indolores; il y en a un grand nombre.

Les affections des organes excréteurs se présentent également sous l'aspect névralgique. Les affections de la vessie par exemple, si la cause de maladie pose sur les nerfs encéphaliques qui commandent au sphincter, il y a relâchement, paralysie passagère, incontinence d'urine. Mais la métastase se portant de ce nerf au sphincter, à l'incontinence succède un effet tout contraire, c'est la rétention d'urine, le sphincter, actuellement siège du fluide, est contracté.

Toutes les affections intestinales peuvent se présenter névralgiquement; la dyssenterie, la constipation, les douleurs du rectum, les hémorroïdes, etc.

La cause de maladie peut agir névralgiquement sur les

matières elles-mêmes et les altérer à tel point, que ces matières deviennent irritantes pour le canal qui les renferme,
et contagieuses pour ceux qui les respirent ou s'en trouvent
inoculés.

Névralgies ou maladies des organes de la fabrique du sang, observées
isolément.

Le pouls est gros et plein plus ou moins, mais toujours
plus que le pouls normal, lorsqu'il pose sur un organe de
l'appareil de l'hématose ; il est faible sur les deux poignets,
lorsqu'il se porte dans le cerveau, sur les deux lobes ; et
quand il ne pose que sur un lobe, il est nerveux d'un côté
et développé de l'autre.

Les névralgies étant composées des affections du cerveau,
suffisamment détaillées aux névroses, également indiquées
aux affections des autres parties du corps, il était inutile d'entrer de nouveau dans de si grands détails, il suffisait de les rappeler d'une manière succincte, comme je l'ai
fait, seulement afin que le médecin puisse bien reconnaître
la situation et distinguer une névralgie d'une affection. Car,
on verra au traitement qu'il est de première nécessité, pour
guérir une névralgie, de commencer par la guérison du système nerveux encéphalique.

Si l'on voulait, par exemple, guérir une affection névralgique de l'estomac, sans traiter le cerveau, sans s'occuper
de le guérir comme on le fait encore tous les jours, on pourrait refouler dans le cerveau la cause de maladie de l'estomac, faire disparaître les symptômes ; le malade se croirait
guéri, mais la cause étant dans le cerveau et se reportant,
à la première occasion, à l'estomac, ce serait comme si l'on
n'avait rien fait.

C'est le même principe à observer dans le traitement de

toutes les névralgies, l'affection douloureuse n'est pas la plus grave. La plus grave est celle que le malade ne sent pas, celle de la pulpe cérébrable.

Exemples.

Névralgies dentaires.

Les douleurs de dents sont toujours névralgiques; elles comprennent l'affection du cerveau et celle des dents.

Il n'y a personne, de celles qui ont souffert des dents, qui ne se rappelle qu'au moment d'entrer chez le dentiste, la pensée seule de la douleur à venir, reportant la cause de maladie dans le cerveau, il arrivait qu'en tirant le cordon de la sonnette, la douleur de dents se passait, parce que la cause se portant au cerveau, le malade n'en souffrait plus.

C'était évidemment une névralgie. Quelques malades alors se retiraient en faisant leurs excuses, promettant de revenir si le mal revenait, ce qui ne faisait pas l'affaire du dentiste.

J'en ai connu un qui, pour décider ses malades, avait un élixir *ad rem*. Il leur disait : Je vais vous mettre de mon élixir, et vous serez calmés. Mais le malade qui s'était laissé persuader, n'était pas au bas de l'escalier, qu'il remontait promptement pour se faire arracher la dent, parce que la douleur étant revenue plus forte que jamais, il n'était plus indécis. Le remède avait fait l'effet que le dentiste s'était proposé.

Névralgies de la bouche, de la langue et du palais.

Gonflement, rougeur, douleur dans la bouche, sur la langue ou au palais, sur plusieurs points. Augmentation de cette douleur pendant la mastication.

Salivation, inquiétude, crachements, ulcères, aphtes, insoumnie.

Le pouls variable.

Névralgies des glandes sublinguales et des amygdales.

Salivation, difficulté d'avaler la salive, de parler, de mouvoir la langue.

Le fond de la gorge est rouge et les amygdales sont enflées et rapprochées; souvent, douleur interne de l'oreille, inflammation du voile du palais et gonflement de la langue.

Le pouls est tantôt plein et fort, tantôt faible et nerveux. La respiration difficile, les yeux brillants. Insomnie ou agitation la nuit; soif.

Névralgies des glandes maxillaires et des parotides à l'extérieur.

Elancements, dureté ou tuméfaction seulement, mais quelquefois considérable, avec très-grande difficulté de respirer.

Douleur de tête, pouls dur très-accéléré, agitation, insomnie, difficulté d'ouvrir la bouche.

La tuméfaction de ces glandes, si l'on ne s'occupe de la faire disparaître en en éloignant la cause, se terminera par un abcès qui suppurera lentement; les bords de la plaie sont rentrés en dedans comme les abcès scrofuleux.

J'ai vu toujours ces tumeurs obéir au traitement que je recommande, lorsqu'elles n'étaient pas passées à un état squirrheux des plus durs.

Névralgie du pharynx.

Difficulté, souvent impossibilité d'avaler, accompagnée de douleur et d'un sentiment de brûlement à l'arrière-bouche, au pharynx.

Sécheresse dans la bouche.

Difficulté pour boire, les liquides reviennent par le nez, souvent dans les voies aériennes par la trachée-artère, ce qui produit une toux convulsive.

Le pouls est nerveux et souvent il est développé.

Nevralgie du larynx.

Difficulté de respirer, douleur forte à l'arrière-bouche, à la gorge; le voisinage est légèrement rubéfié; voix petite, sifflante, aiguë; chaleur brûlante vers le haut de la poitrine et en avant.

Le pouls est très-fréquent, développé, alternant avec le pouls fréquent, petit, concentré; palpitations du cœur, pulsations des carotides.

Grande agitation, souvent délire. Toux suffocante et sèche; rougeur des yeux et du visage.

Névralgie de l'estomac.

Chaleur, tension, gonflement à la région épigastrique avec douleur, surtout à la pression.

Frissons, nausées, vomissements, soif; douleurs de tête se calmant de temps à autre.

Le pouls est petit, concentré, dur, fréquent, inégal, intermittent; d'autres fois, il est gros et plein.

Le visage a perdu de sa couleur.

Névralgie des intestins (volvulus).

Douleur sourde, profonde, quelquefois ardente et très-aiguë, se faisant sentir tout à coup; constipation ou dévoiement.

Langue rouge, sèche; soif, borborygmes.

Pouls dur, accéléré, concentré, inégal, faible de temps à autre sur un ou sur les deux poignets ; abattement, agitation, redoublement le soir, froid aux extrémités.

Gonflement, météorisme, hoquet.

Névralgie de l'épiploon.

Douleur plus ou moins aiguë, comme l'intensité de la cause, et tumeur dans la région du nombril et autour, tension et tuméfaction du ventre, redoublement le soir ; délire, hoquet, assoupissement et autres symptômes par métastase.

Pouls accéléré, petit, concentré, douleurs de tête.

Le ventre peut être libre, mais quelquefois les douleurs se font sentir violemment à la suite d'un refroidissement intense très-rapide, de sorte qu'un malade qui paraîtrait bien portant se trouve tout d'un coup, et sans cause appréciable, saisi par une douleur très-violente. Effrayé par cette douleur, la cause remonte au cerveau et produit la mort par la peur qui paralyse les mouvements du cœur.

Névralgie du rectum (hémorroïdes).

Les veines hémorroïdales forment souvent des tumeurs rouges, douloureuses, dures, qui paraissent quelquefois au dehors et fournissent souvent, après avoir été à la selle, plus ou moins de sang, qui s'arrête assez facilement, parce que, pour peu que le malade s'en effraye, la cause de maladie remontant au cerveau, le sang doit s'arrêter.

Il est rare que la cause des hémorroïdes ne se métastase pas dans le voisinage et ne produise d'autres symptômes étrangers.

On croit dans le monde que les hémorroïdes sont un certificat de longue vie et de bonne santé ; il ne faut pas se le dissimuler lorsque la cause des maladies est sur un point

presque insensible, c'est comme si elle n'existait pas. Mais celui qui a des hémorroïdes ne doit pas oublier que la cause
de ce mal peut se métastaser et produire chez lui toutes les
maladies possibles.

Névralgie de l'anus.

Tous les symptômes de l'inflammation et ceux de l'affection nerveuse réunis avec métastase aux parties environnantes, quelquefois induration dans le tissu cellulaire environnant, il y a nécessité de hâter la guérison dans la crainte
d'une fistule.

Toutes les affections de la fabrique du sang et du sang
lui-même, peuvent se présenter névralgiquement, c'est-à-
dire concuremment avec une maladie du cerveau.

Névralgie des muscles et des téguments du ventre.

Douleur très-sensible dans cette région, tension, gonflement, chaleur et rougeur ; la douleur disparaît quelquefois
tout à coup et reparaît de même.

Le pouls est accéléré, dur et fort, ou petit, concentré,
fréquent, selon la place qu'occupe le fluide morbifique.

La respiration augmente la douleur ; il y a quelquefois vomissements, hoquet par métastase, agitation, inquiétude, le
corps plié en avant.

On comprend que les muscles, le tissu cellulaire qui les
enveloppe, la membrane séreuse de l'intérieur, peuvent devenir alternativement le siége de la cause morbifique. Les
symptômes l'indiqueront.

Névralgie du cœur.

Douleur profonde, pongitive dans la région du cœur, sous
le sternum.

Anxiété, palpitations souvent violentes.

Pouls inégal et fréquent, intermittent, dur.

Soupirs profonds et continuels.

Pas de toux ordinairement.

Symptômes plus ou moins forts comme l'intensité du fluide électrique superflu.

Névralgie pectorale (la toux, la coqueluche et l'asthme).

La cause de maladie ou le fluide électrique superflu se portant toujours au point le plus chaud du corps, il ne faut pas s'étonner si en rentrant d'un air froid dans une chambre dans laquelle l'air est chaud, on se met à tousser. Si le fluide était dans la pulpe médullaire avant de se placer devant le feu, le malade pourra avoir toutes les affections de poitrine spasmodiquement , névralgiquement, l'oppression, l'asthme, la toux convulsive, etc.

La toux est encore plus certaine si l'on s'approche et si l'on se met en face du feu ; car l'air qu'on respire alors étant très-chaud, le poumon devient bientôt le point le plus chaud du corps et la cause de maladie s'y porte.

La cause de la toux, une fois dans le poumon, agit comme tous les corps étrangers, elle produit la toux sèche.

Pour éloigner cette cause morbifique du poumon , il suffit de chauffer le corps ou de l'irriter sur un point à l'extérieur et de respirer un air froid et sec.

Si, au lieu de se guérir, on garde ce mal qui ne gêne pas beaucoup, les poumons seront altérés petit à petit et deviendront irréparables.

Lorsqu'il y a expectoration, que la toux , comme on dit, est grasse , c'est que la cause a quitté le poumon. Si l'on s'arrange pour qu'elle n'y revienne plus, la toux grasse cessera en peu de jours ou avec le temps , selon que le mal existe depuis peu ou depuis beaucoup de temps.

La toux grasse, après une névralgie chronique du poumon, n'est pas un catarrhe, c'est une crise.

Le catarrhe ou l'expectoration a lieu lorsque la cause existe sur la membrane muqueuse. Dans la coqueluche, la cause se porte du cerveau à la poitrine et à l'estomac sur la membrane muqueuse et sur la musculaire.

Névralgie des poumons.

Douleurs constrictives de tête et de poitrine, toux, expectoration sanguinolente et muqueuse, difficulté de respirer.

Diminution des forces musculaires.

Pouls accéléré, dur, plein, fort, fréquent parfois, ou petit, accéléré, concentré, inégal d'autres fois.

Redoublement le soir.

Quelquefois chaleur et frissons avec les symptômes de la frénésie, anxiété, douleur de côté.

Névralgie du larynx (croup).

Toux rauque, tristesse, douleur au-dessous du larynx, respiration striduleuse très-fréquente; il se forme dans le larynx une matière blanche semblable à du blanc d'œuf cuit; on la trouve encore au commencement des bronches. C'est évidemment un liquide séreux, formant une membrane. Cette sérosité est-elle le produit d'une ou de plusieurs membranes entrant dans la composition du larynx?

Pouls accéléré, dur et fort de temps en temps, faible, fréquent, obscur.

Agitation.

Cette maladie au troisième jour est déjà trop avancée. La membrane a déjà trop de consistance.

Névralgie pleurétique s'étendant aux poumons et aux muscles intercostaux.

Douleur aiguë, pongitive de la poitrine, forte au côté sur la plèvre; respiration difficile, toux sèche, chaleur, soif, abattement, oppression et resserrement de la poitrine, douleur au toucher.

Pouls fréquent, dur, concentré, frissons, lassitude.

Le pouls quelquefois petit, accéléré, concentré.

Névralgie du diaphragme.

Délire, fièvre aiguë. Constriction dans la région épigastrique et vers le bord des côtes.

Respiration douloureuse dans toute cette région circulaire, sous le sternum, les fausses côtes et vers les lombes.

En aspirant, cette douleur se fait sentir vivement; aussi respire-t-on doucement et à moitié.

Nausées, hoquet, anxiété, inquiétude, agitation.

Pouls accéléré, dur, concentré, souvent inégal.

Quelquefois une toux petite et sèche.

Névralgie du foie.

Douleur gravative dans la région de l'hypocondre droit, se faisant sentir quelquefois jusqu'à l'humérus et la clavicule, particulièrement en respirant et encore par la pression; toux sèche, soif ardente, hoquet, vomissements, frissons, impossibilité de se coucher sur le côté gauche, difficile sur le côté droit.

Le pouls accéléré et fort, la langue est chargée.

La peau est colorée en jaune, les yeux aussi.

Chaleur sèche, insupportable.

Constipation : les déjections sont dures et grises comme

la cendre mouillée; urines jaunes, colorant les parois du vase, abattement des forces.

Quelquefois vomissement bilieux.

Névralgie de la rate.

Douleur sourde, quelquefois lancinante avec dureté, gonflement, tension dans l'hypocondre gauche, se faisant sentir par l'inspiration jusqu'à la clavicule et la gorge.

Le décubitus, sur le côté droit, est impossible; il est difficile sur le côté gauche.

Le pouls est petit, dur, accéléré plus ou moins; il y a délire.

Les symptômes sont d'autant plus forts que la cause de la névralgie est intense.

Névralgie des reins.

Douleur obtuse, puis aiguë, pulsative, se faisant sentir dans la région des reins, alternant avec des frissons; envie de vomir par métastase.

Urine rouge en petite quantité, parfois rétention d'urine avec douleur à l'extrémité de l'urètre.

Redoublement au coucher du soleil.

Pouls plein et fort, accéléré, puis petit, dur, intermittent, inégal.

Névralgie de la vessie.

Induration, douleur sensible par la pression dans la région hypogastrique et vers le périné.

Efforts inutiles, violents, douloureux pour uriner. Si la métastase a lieu sur le sphincter, si le malade peut uriner, c'est seulement goutte à goutte; si l'urine est muqueuse, la métastase est dans l'intérieur; s'il y a besoin fréquent d'uriner avec difficulté et que l'urine soit claire comme du vin blanc, trouble, c'est le catarrhe névralgique de la vessie.

Le pouls est dur, fréquent, plein ou petit, accéléré, concentré.

Délire si la cause est intense.

Il est inutile de donner plus d'exemples de ces névralgies ; j'y reviendrai au traitement, et alors il sera plus intéressant de s'y arrêter.

Les exemples qu'on vient de lire représentent clairement les affections réunies par métastase des organes médullaires renfermés dans le cerveau et de ceux des autres points du corps prises, autant que possible, dans l'état le plus rapproché de celui de l'unité.

Les névralgies qui vont suivre ont une bien autre importance ; le fluide électrique superflu se porte quelquefois comme l'éclair d'un point sur un autre, et presque toujours dans la pulpe cérébrale pour se reporter sans ordre sur des points différents ou sur les mêmes points.

[illegible]

VIII

NÉVRALGIES TRÈS-COMPOSÉES.

—

Fièvres.

Après avoir fait connaître l'action du fluide électrique superflu sur les tissus et sur les organes pris isolément;

Après avoir étudié son action sur deux ou plusieurs organes dans les névralgies, il me reste à parler des maladies
plus compliquées, parce que cette cause se porte comme l'é-
clair sur un plus grand nombre d'organes, et tous les organes étant très-différents les uns des autres, la cause morbifique étant très-différente d'elle-même par son degré d'intensité, il en résulte autant de maladies qu'il y a de tissus
et d'organes affectés par une cause différente, comme les degrés qui peuvent exister entre le plus faible qui est celui de
la force vitale et le plus fort qui tue, comme celui qui produit le tonnerre.

Il résulte encore de l'âge, du sexe, des habitudes des malades, des complications à l'infini, auxquelles il faut encore

ajouter l'époque d e l'année, la disposition atmosphérique, la lune, le vent, etc., les maladies habituelles du patient ou ce que l'on nomme son tempérament. Toutes ces conditions présentent, comme on peut le croire, autant de compositions bien différentes dans lesquelles la science a cherché à mettre de l'ordre , et pour leur donner un nom, on a consulté le symptôme prédominant.

On a fait de certains symptômes qui se représentaient quelquefois ensemble, ce qu'on nomme les fièvres ; mais leur classification laisse beaucoup à désirer, car la cause s'exerce sur des organes sensibles et sur d'autres qui ne le sont pas. Dans le premier cas, il est facile de reconnaître son siége ; dans le second, le malade déclare qu'il se porte bien, c'est-à-dire qu'il ne sent aucun mal, il y a intermittence. De cette alternative, la science a fait les fièvres intermittentes sans s'apercevoir que les fièvres intermittentes sont des fièvres continues comme les autres ; et la preuve s'en trouve dans les effets du quinquina, du sulfate de quinine, du tannate de quinine et de tous les astringents amers qui peuvent s'exercer sur les intestins sans agir sur l'estomac. On en verra l'explication au traitement.

Je donne ici seulement les symptômes des névralgies très-composées ; le traitement se trouve plus loin.

Premier exemple.

Un malade éprouve une diminution de force musculaire.

La cause de cette faiblesse, plus ou moins grande, parce que cette cause est plus ou moins intense, s'exerce sur le cervelet qui préside, qui coordonne les mouvements musculaires peut-être dans le tissu cellulaire.

Il y a accélération du pouls, ce qui veut dire métastase, sur une région riche en vaisseaux sanguins.

Défaut d'appétit ; cette région, c'est évidemment l'estomac.

Chaleur très-forte, douleur de tête, affection d'une enve-loppe du cerveau qui n'est pas la séreuse, parce que la douleur dans l'affection de la séreuse est plus forte.

Cette maladie, qu'on nomme fièvre continue de trois jours, si on l'abandonne à elle-même, le malade restant au lit, cesse par un vomissement qui détermine de la sueur et guérit le malade, ou par un dévoiement, ce qui prouve que la cause de tout ce désordre s'est portée et réduite à l'affection passagère de la membrane muqueuse de l'estomac et des intestins. Le malade ne souffrant plus va à ses affaires.

Les symptômes que je viens de décrire sont ceux de cette fièvre, que les anciens nommaient fièvre continue de trois jours; c'est aussi une méningo-gastrite légère.

Deuxième exemple.

Douleur de tête, insomnie, quelquefois assoupissement avec hallucination; le malade voit des fantômes.

Il est clair que le mal s'exerce sur le cerveau et selon le sujet de l'hallucinaaion dans telle ou telle division du système nerveux.

Les forces sont peu diminuées.

Le cervelet est peu attaqué, la cause n'a pas fait long séjour.

Saignement de nez, preuve de plus en faveur de l'exactitude de l'observation.

Le pouls est plein, accéléré, développé.

Le fluide agit sur les vaisseaux sanguins.

La poitrine est bonne, elle reçoit plus abondamment le sang, et la respiration est plus grande et plus fréquente.

Les urines sont rouges, elles irritent les organes sécréteurs et excréteurs, quoiqu'en petites quantités ; mais elles sont âcres, elles irritent la vessie et produisent le catarrhe de cet organe, qui se montre parce que le malade alors rend très-souvent une urine claire et abondante. Le malade ne souffre plus, il est guéri de la fièvre pléthorique, il se lève et va à ses affaires.

Troisième exemple.

Un malade se plaint de frissons, la cause des maladies est arrêtée sur les nerfs de l'épine du dos; il se plaint de dégoût, il a des rapports nidoreux, acides ou bilieux. La cause morbifique se métastase dans l'estomac, dans lequel il y a encore douleur pesante et constrictive, suite de vomissements bilieux. La langue est chargée, le fluide électrique a quitté cet organe.

Anxiété, ennui, la cause se porte au cerveau; borborygmes, le fluide morbifique se fait entendre dans les intestins.

Diarrhée ou son effet sur la muqueuse, la matière évacuée est jaune clair, abondante, parce que la muqueuse de la vésicule biliaire n'est pas exempte de catarrhe.

Le fluide se porte sur la membrane séreuse en dehors des intestins; douleurs.

Le pouls varie; quelquefois il est plein, d'autres fois petit, accéléré, dur.

Ce qui s'explique par sa présence sur le système sanguin métastasant et sur le système nerveux.

Diminution de forces musculaires, parce que le fluide se porte au cervelet ou dans le tissu cellulaire.

L'abondance apparente de la bile a fait donner à cette fièvre le nom de synoque bilieuse. La suite de cette observation se trouve au traitement.

Quatrième exemple.

Le malade se plaint d'une douleur obtuse au front, il a de l'insomnie, la cause est dans la tête et sur une des enveloppes du cerveau. Des frissons qui reviennent plusieurs fois par jour plus ou moins considérables, métastase aux nerfs de l'épine ; sommeil très agité, vertige, assoupissement, délire, retour du fluide sur le système nerveux encéphalique, physionomie décomposée , stupeur, faiblesse des sens. Déglutition difficile, paresse des organes de cette région.

Dégoût, saveur amère dans la bouche, métastase sur l'estomac, sur le foie ; rapports âcres, brûlants ; le pylore est compromis ; soif plus ou moins grande, langue chargée, jaunâtre, sèche, couverte ainsi que les dents d'une croûte noirâtre.

Douleurs vagues des membres et des lombes, météorisme.

Chaleur des téguments, métastase sur le foie, haleine fétide, transpiration d'une odeur forte et désagréable, cadavéreuse même ; évacuations involontaires, la cause remonte sur les organes qui commandent aux sphincters ; peau sèche, pétéchies, pouls mou, faible, irrégulier.

Redoublement de tous les symptômes, le soir.

Cette fièvre est encore considérée comme une fièvre bilieuse par plusieurs auteurs ; elle a évidemment quelques symptômes de la fièvre typhoïde.

Cinquième exemple.

Mal de tête aigu, agitation, inquiétude, sécheresse de la langue, rougeur des yeux, visage enflammé, voix glapissante et grêle ; toux petite , sèche.

Battements forts des artères temporales et carotides.

Pouls plein , fort, fréquent ; quelquefois très-petit, concentré, dur, très-accéléré.

Respiration grande, accéléree, brûlante ; soif.

Urines rouges en petite quantité.

Redoublement des symptômes, le soir.

La cause de cette fièvre est dans l'encéphale, se métastasant sur de gros troncs du système sanguin. Les symptômes sont graves, c'est pourquoi il faut agir prudemment.

Voyez au traitement de la fièvre ardente.

Sixième exemple.

Diminution subite des forces musculaires; frissons.

La cause du mal est dans le cerveau et se porte dans les nerfs de l'épine.

Vive douleur au front et sur les yeux, rougeur des yeux; enchifrènement plus ou moins douloureux, écoulement de matières séreuses par le nez.

Il est évident que la cause de la grippe se métastase à la base du cerveau et se porte sur les nerfs optiques.

Enrouement, douleur de gorge, parce qu'elle se porte à la gorge.

Pouls petit, concentré, inégal et fréquent.

Elle pénètre le tissu médullaire.

Le pouls devient développé, moins inégal et accéléré en se portant dans le voisinage ou sur des parties riches en vaisseaux sanguins, comme dans les poumons, la trachée-artère; il y a difficulté de respirer, toux, etc.

On a donné à la réunion de ces symptômes le nom de grippe, fièvre catarrheuse.

Septième exemple.

Fièvre avec retour d'accès presque semblables, de deux jours l'un.

Frissons; la cause de maladie est sur la moelle de l'épine du dos.

Le pouls est petit et concentré.

Forte chaleur, soif. Le fluide morbifique est dans l'estomac, puis il se métastase dans le foie.

Le pouls devient accéléré, plein et développé. Après cette chaleur, qui peut durer dix ou douze heures, vient la sueur plus ou moins abondante.

Entre chaque accès, le malade se croit guéri; seulement il est sans appétit.

Le retour d'un nouvel accès a lieu une heure avant, ou une heure après celle à laquelle avait paru la précédente.

Cette réunion de symptômes a reçu le nom de fièvre tierce.

Il suffit de se rendre maître de la cause, aujourd'hui bien connue, pour faire disparaître ces symptômes : c'est ce qui se trouve au traitement.

Huitième exemple.

Un malade éprouve un sentiment de froid, du frisson, auquel succède de la chaleur, puis de la sueur.

Ces trois effets reviennent plus ou moins régulièrement, à des jours et à des heures assez fixes, laissant entre eux un intervalle qu'on regarde comme sans fièvre, parce que la cause de ces symptômes se trouve alors sur un point sur lequel le malade ne la sent pas; c'est à cause de ce temps de calme que les fièvres qui se font remarquer ainsi sont nommées fièvres intermittentes.

Néanmoins, l'intermittence n'est pas tellement dépourvue de quelques symptômes, que l'on puisse dire : la cause de la fièvre a quitté le malade, non ; mais il suffit qu'on trouve ces trois effets pour prononcer qu'il y a fièvre intermittente.

Que prouvent ces trois symptômes? Que la cause de la fièvre est descendue sur les nerfs, qui dans la vie organique président aux mouvements des artères, ce mouvement diminuant considérablement dans l'affection du système nerveux, il en résulte du froid ; puis, se portant ensuite sur les viscères, la rate et le foie, de là la chaleur; puis après dans l'estomac, de là la sueur.

Ces symptômes d'ailleurs ne sont pas toujours très-forts, très-remarquables; il y a des fièvres intermittentes pernicieuses autant que l'on pourrait compter de degrés sur l'échelle d'intensité du fluide électrique superflu dans le corps humain.

Les fièvres intermittentes sont dites pernicieuses, lorsqu'on s'aperçoit par quelques symptômes que la cause morbifique se loge dans le cerveau, parce qu'il est encore très-difficile à la médecine moderne de l'en déloger à volonté.

Neuvième exemple.

Douleurs de tête très-vives, anxiété, délire, syncope. Le malade se plaint de frissons, le pouls est petit, concentré, inégal. Dans cette maladie comme dans toutes celles dans lesquelles le cerveau est pris, on peut reconnaître tous les symptômes connus des névroses, idiotisme ou stupeur, immoralité, opposition, paralysie, abattement considérable des forces musculaires; quelquefois difficulté de respirer.

Douleur à l'estomac, chaleur, nausées, vomissements; sentiment de froid intense à l'intérieur; le pouls devient accéléré et développé.

Le ventre est tendu; il y a des borborygmes, des coliques.

Ténesme, diarrhée, déjections muqueuses et sanguinolentes, fétides et contagieuses.

Il y a intermittence quand le fluide électrique se place sur un tissu insensible, comme lorsqu'il quitte l'enveloppe séreuse du cerveau pour s'enfoncer dans la pulpe cérébrale, alors le pouls qui était gros, plein et développé, fait place à un pouls faible. La douleur du cerveau cesse, mais le malade est sous l'influence d'une névrose.

Tels sont les symptômes de la fièvre inflammatoire, intermittente, pernicieuse des anciens.

Dixième exemple.

Certaines névralgies composées, graves, paraissent surgir tout à coup, parce que les influences qui leur ont donné naissance se sont présentées en abondance dans les jours précédents. La cause de maladie, devenue intense par les imprudences des malades, qui cherchent le froid lorsqu'il fait chaud, s'est portée sur les points habituellement quoique faiblement malades : telle est la fièvre jaune. La nature des aliments et des boissons détermine le siége du fluide, et la nature du climat et des saisons produit son introduction. Lorsque le refroidissement humide et les courants d'air sont violents, la cause de maladie est intense ; lorsque les aliments sont irritants, trop acides ou astringents, son activité s'exerce sur le foie comme dans la fièvre jaune. L'invasion en est rapide, ce qui prouve que l'influence qui a donné lieu à l'introduction du fluide a été très-favorable. C'est ordinairement le soir ou la nuit qu'elle se prononce par une forte céphalalgie, ce qui veut dire que le fluide est aux enveloppes du cerveau ou dans la région du pylore. Si le pouls est très-dur et développé, il est au pylore ; s'il y a grande sécheresse à la peau, il est à la région du foie ; des frissons alternant avec des bouffées de chaleur, il est dans la pulpe nerveuse du dos alternant avec les vaisseaux sanguins du voisinage. Rougeur de la face et des yeux, conséquence de sa présence sur les vaisseaux sanguins. Douleurs consécutives aux lombes, le fluide se métastase sur cette région, membranes séreuses comprises ; à la région épigastrique, à l'estomac, aux membres inférieurs, si la cause de maladie s'y est métastasée. Nausées, vomissements de matières ordinairement jaunâtres, quelquefois verdâtres, lorsqu'elle se porte sur la musculaire de l'estomac ; constipation, parce qu'elle s'exerce sur la même membrane des intestins ; frayeur plus ou moins marquée, parce qu'elle revient au cerveau sur l'organe du courage; délire, parce qu'elle se porte en avant du même tissu médullaire. Langue blanchâtre, saburrale au centre, d'un rouge vif sur les bords et à sa pointe, d'autres fois jaunâtre et sèche, selon l'affection de l'estomac, et le siége du fluide, la respiration, plus ou moins chaude, quelquefois brûlante, si le fluide se métastase sur le poumon.

Si le malade se soigne, il y a intermittence le quatrième jour environ; alors, s'il s'expose, les sueurs plus ou moins abondantes servent d'introducteurs, les premiers symptômes reparaissent. Cette intermittence peut encore provenir de ce que la cause de maladie s'est portée sur d'autres viscères et en a altéré les produits. Les matières du vomissement deviennent brunes ou noires, les selles sont de même nature, les hémorrhagies par le nez, par la bouche, par l'anus, par le vagin, prouvent que le fluide a porté sur tous ces points; le pouls devient insensible, parce qu'alors le malade, voyant la gravité de sa situation, s'affecte; la prostration, due à l'action du fluide morbifique sur la moelle de l'épine, se manifeste, les douleurs dans la tête, dans la région de l'estomac, dans les muscles, deviennent atroces, parce que la cause se porte sur l'expansion des nerfs de la sensibilité; quelquefois il y a perte de connaissance, d'autres fois le malade conserve toutes ses facultés, et, par l'effet de la métastase, il y a agitation continuelle; la peau et les conjonctives se colorent en jaune souvent très-foncé, parce que les canaux biliaires se trouvent engorgés, et les urines se suppriment par l'action du fluide sur le sphincter de la vessie; le hoquet et les soubresauts des tendons terminent cette réunion de symptômes qu'on nomme la fièvre jaune, ordinairement du sixième au neuvième jour dans les pays chauds.

Onzième exemple.

Après avoir soigneusement examiné le tableau qui suit, on restera convaincu que sous les vents les plus chargés d'électricité, selon les auteurs, les vents du nord, de l'est, et particulièrement celui de nord-est, fort, soufflant longtemps, le thermomètre centigrade indiquant seulement sept degrés au-dessus de zéro, le choléra peut se développer comme il l'a fait à Paris en 1832 et en 1849. On pourra aussi remarquer que plus la température s'est élevée, concurremment avec le même vent fort du nord ou du nord-est, ou, ce qui revient au même, plus les dispositions atmosphériques favorables à la sueur l'ont excitée, en présence des vents les plus chargés d'électricité, plus la cause du choléra est devenue intense et plus les effets de la maladie se sont augmentés, ce qu'on peut reconnaître ici par le nombre des morts de chaque jour ; on ne les voit diminuer que lorsque la température baisse ou que le vent change ; néanmoins il continue, quoique faiblement, parce qu'il y a des cholériques chroniques, il y en a qui habitent des rez-de-chaussée ou des logements malsains, d'autres ont le choléra compliqué par des affections anciennes du cerveau ou des voies digestives ; enfin il y en a d'autres qui s'y exposent de nouveau lorsque les influences favorables au choléra reparaissent, quoique de peu de durée.

Ce qu'il y a de remarquable, c'est que la mortalité semble augmenter la veille des dispositions atmosphériques les plus propres à donner de l'intensité au choléra, et cela s'explique : parce que l'instrument le plus délicat, le plus sensible aux variations atmosphériques, c'est le corps humain, et surtout lorsqu'il est déjà malade ; ainsi, il peut guérir, devenir plus malade, il peut mourir des influences atmosphériques dont nos instruments ne nous donneront connaissance que le lendemain.

La mortalité, augmentée le 13 avril par le vent plus favorable à la guérison , par le vent du sud , soufflant toute la journée, semblerait apporter une exception à la règle, si l'on ne savait que ce changement rapide du vent a donné lieu à une autre maladie , chez tous les cholériques, à la réaction où la crise , c'est la sortie de la matière morbide après la métastase ou le départ du fluide , sortie trop rapide chez tous les malades le même jour.

Lorsque les malades s'effrayaient, comme cela a eu lieu, à la vue de la crise , la cause des maladies étant encore dans l'organisme , elle se reportait au cerveau par irritation morale, par l'inquiétude , la crise s'arrêtait et la matière morbide, absorbée par le système circulatoire absorbant, devenait mortelle.

Le retour du choléra, en l'année 1849, a eu lieu, comme je l'ai observé , sous des influences semblables à celles de 1832, c'est-à-dire avec le vent du nord, nord-est, régnant pendant assez longtemps. D'abord ses effets sont restés faibles , parce que, quoique le vent fût fort, la température n'était que de quelques degrés au-dessus de 0 du thermomètre centigrade; mais aussitôt que la température s'est élevée, le vent restant le même , la mortalité s'est rapidement accrue, puis tout à coup le vent étant tourné au sud et au sud-ouest , le choléra n'existait plus , c'est-à-dire le vent ne l'apportait plus.

La mortalité continuait cependant chez les malades chargés de fluide électrique superflu; mais les mêmes vents nord, nord-est s'étant représentés, la température étant devenue froide ; le choléra revint et continua sans être très-grave.

OBSERVATIONS MÉTÉRÉOLOGIQUES

FAITES EN 1832

CONFORMES A CELLES DE L'OBSERVATOIRE DE PARIS

Et conformes, quant au nombre des morts, aux états officiels.

Phases DE LA LUNE.	Dates DU MOIS.	DEGRÉS du THERMOMÈTRE.	DIRECTION du VENT	Nombre DES MORTS.	Différence en + ou − d'un jour à l'autre.		OBSERVATIONS.
☾	Mars						
	24	de 4,25 à 9. »	O. N.-O. fort N.-O.				Forte averse de grésil à 1 h. 1/2.
	25	de 0,75 à 7,40	Nord.	1			
	26	de 0, à 10,25	Nord.	4	+	3	
	27	de 5, à 10,90	Nord.	3	−	1	
	28	de 3, à 10,25	N. N. N. E. fort N.-E.	16	+	13	
	29	de 3, à 10,25	N.-E. fort.	40	+	24	
	30	de 1,50 à 11,75	N. N.-E.	52	+	12	
	31	de 1,25 à 14,25	N.-E.	69	+	17	
☺	Avril						
	1	de 6,75 à 9,25	N. N.-O. N. N. N.	84	+	15	Pluie à 8 h. du matin et à 3 h.
	2	de 6,50 à 16,25	N. N. N. S.-E S.-E.	166	+	82	
	3	de 7. à 20,50	N. N. N.-E. E. N.	222	+	56	Diminution due au v^t du S-E. d'hier.
	4	de 9,75 à 21,62	N. N.-E. N.-E.	256	+	34	
	5	de 9,50 à 20,25	N -E. N.-E. N.-E.	345	+	89	
	6	de 8,50 à 15, »	N. N.-E. f. N.-E. N. N.-E.	433	+	88	
☽	7	de 4,75 à 14, »	N.-E. fort de midi à 3 h.	562	+	129	
	8	de 4,38 à 14, »	N.-E. fort N.-E. fort N.-E.	756	+	194	
	9	de 6,50 à 17, »	N.-E. N.-E. f. N.-E. f.	852	+	96	
	10	de 5, à 13,25	N.-E. N-E. N-E. N-E. f. N.	829	−	23	La température et la force du vent baissent.
	11	de 2,50 à 12,25	N-E. N-E. f N-N-E. E-N-E. N	759	−	70	Id.
	12	de 3,25 à 14,75	N. N. N. N.-E. N.	725	−	34	
	13	de 6,25 à 15,12	Sud. S. S. S. Sud.	782	+	57	
	14	de 3,75 à 14,74	N.-E. N.-E. N.-N.	671	−	111	
●	15	de 5, à 12,88	Nord.	598	−	73	
	16	de 5, à 18,12	S.-E. S.-E. S.-E. N.-E.	531	−	67	

Les organes qui se trouvent être, par métastase, le siége du fluide pendant cette maladie sont les suivants :

1° La pulpe nerveuse encéphalique, avec ou sans ses enveloppes ;

2° La pulpe nerveuse rachidienne, ou la moelle de l'épine du dos ;

3° Les nerfs de la vie organique ;

4° La membrane muqueuse des voies digestives et ses glandes ;

5° Le système veineux.

Le fluide électrique superflu, placé d'abord dans le cerveau, se porte par métastase sur la muqueuse de l'estomac et des intestins ; il peut être fort ou faible : s'il est faible, il agira sur les mêmes organes ; les symptômes seront ceux de la cholérine ; s'il est intense, les symptômes seront plus forts, ce seront ceux du choléra.

Si le malade de la cholérine se place sous des influences qui peuvent augmenter l'intensité du fluide qui se trouve déjà chez lui, que ce soit par des refroidissements humides ou par des courants d'air, la force du fluide s'augmentera, et la cholérine deviendra le choléra.

Le malade du choléra éprouve un malaise général physique et moral, il ne peut dormir, il éprouve des anxiétés épigastriques, un sentiment de pesanteur, d'ardeur à la gorge, à l'estomac ; il peut être calme, avoir l'esprit présent, l'intelligence saine ; il peut avoir du délire, des hallucinations, etc.

Le pouls est faible, petit, filiforme ; ce type du pouls, comme l'insomnie qui l'accompagne, indique toujours l'affection du cerveau, quel que soit le siége, dans l'encéphale, de la cause de cette affection.

Les fonctions de la vie organique étant entravées par l'état maladif de la pulpe cérébrale, les aliments contenus dans les voies digestives sont alors , pour les intestins , des corps étrangers qui , par leur présence ou leur qualité , irritent la membrane muqueuse ; cette irritation devient assez forte pour opérer la métastase du fluide , et , par ainsi , déterminer la névralgie de la membrane muqueuse des voies digestives.

Le malade a des nausées, des borborygmes ; sa bouche devient sèche, pâteuse ; les urines sont rares et épaisses.

Bientôt commencent les déjections alvines, très-fréquentes, accompagnées de vomissements ; les selles sont quelquefois sanguinolentes, jaunes, verdâtres, brunes, mêlées de mucosités, suivies de selles liquides moins colorées, puis d'un liquide abondant qu'on a comparé à de l'eau de riz ; ces évacuations sont chassées avec force lorsque la membrane musculaire, adhérente à la muqueuse , se trouve compromise passagèrement, parce qu'elle se crispe.

Si les déjections existent depuis quelques jours, il suffit d'une nouvelle accumulation de fluide pour que le choléra se prononce vivement et qu'il soit sans ressources ; c'est pourquoi, dans un temps de choléra, on ne doit pas rester tranquille avec le dévoiement, on doit s'occuper de l'arrêter.

Le corps du malade se refroidit : de 30 degrés, il peut descendre à 14, sa température n'étant plus entretenue par les phénomènes de la respiration, le sang ne se renouvelant plus, sa partie la plus liquide lui étant enlevée, la circulation considérablement diminuée par l'état du cerveau, il s'arrête dans les veines, et colore la peau en bleu dans plusieurs parties.

La face devient cadavéreuse, les yeux caves , affaissés sur eux-mêmes, après avoir été brillants comme le vernis de la porcelaine ; ils sont entourés par un cercle large bleuâtre de la peau.

Les joues deviennent creuses.

Enfin, les crampes douloureuses se font souvent sentir

sur les vaisseaux veineux des membres , parce que le sang gélatineux et épais qu'ils contiennent, devient pour ces veines un corps étranger irritant, et la métastase s'exerce alors du cerveau aux veines.

La langue est froide, la voix cassée ; le malade a une grande oppression, parce que le poumon reçoit le fluide électrique superflu.

Des syncopes fréquentes ont lieu chaque fois que le fluide remonte au cervelet, le pouls est insensible ; le cœur cesse de battre ; le malade est mort. Telle est la marche du choléra abandonné à lui-même. (Voyez son traitement.)

Douzième exemple.

Douleur de tête, tension, gonflement du ventre, soif inextinguible ; selles fréquentes avec épreintes, des tranchées ; déjections muqueuses sanguinolentes, compliquées de difficulté d'uriner par métastase ; ténesme.

Le pouls est dur et plein, souvent petit et profond.

La peau est sèche.

Quelquefois ulcérations dans les intestins.

Tels sont les effets qu'on nomme dyssenterie.

Treizième exemple.

Si l'on pouvait savoir par les rapports des personnes qui entourent les malades, depuis combien de temps le cerveau est affecté, on pourrait facilement établir le pronostic ; mais les affections de la pulpe cérébrale étant sans douleur, les malades peuvent en être atteints depuis longtemps, sans qu'on s'en soit aperçu, car la pulpe cérébrale peut être très-malade, sans qu'on s'en doute.

Dans les fièvres typhoïdes, le pouls est longtemps insidieux, quelquefois petit, mou, lent, souvent dur et changeant, parce que la cause se métastase fréquemment jusqu'à ce que le médecin s'en soit rendu maître. Il est faible lorsque la cause morbifique est dans la pulpe, il est dur, martelant, lorsqu'elle est sur la moelle de l'épine ; fréquent lorsqu'elle pose sur des parties riches en vaisseaux sanguins, et lent, lorsqu'elle pose sur les nerfs du mouvement de la vie organique.

La peau prend une couleur livide, parce que le sang est altéré et qu'il ne parcourt pas les capillaires. Les yeux sont quelquefois douloureux, enfoncés, le regard hébété ou interrogateur, tous les organes des sens plus ou moins sensibles : stupeur, somnolence, vertiges, rêvasseries, délire taciturne, réponses lentes, tardives, indifférence sur son propre état, prostration ; quelquefois tout à coup le malade veut s'habiller et sortir, le malade est affaissé parce que les nerfs du mouvement ont été attaqués ; il peut à peine faire sortir sa langue, devenue molle et couverte d'un enduit blanc, jaune ou verdâtre, brun noirâtre, quelquefois noir, d'abord humide, puis sec et aride, les gencives couenneuses et fuligineuses. Tous ces signes prouvent que la muqueuse a été bien affectée et qu'elle est bien malade. L'haleine est fétide, la soif variée, la déglutition est comme paralysée, parce que le fluide se porte à l'origine des nerfs du mouvement, de l'œsophage. Les vomissements variés, les matières vomies plus ou moins foncées en couleur : les unes peuvent être dues à la présence du fluide sur la membrane musculaire de l'estomac, et les autres ne sont attribuées qu'à l'action toxique que les matières morbides exercent sur l'estomac, qui les rejette comme il rejetterait tous les poisons ; constipation ou diarrhée par des raisons analogues. Il y a constipation si le fluide s'exerce sur la membrane musculaire des intestins ; il y a diarrhée s'il s'exerce sur la muqueuse, ou si l'âcreté, la nature particulière de la matière morbide, agit comme les purgatifs ; déjections involontaires et fétides, parce que le fluide s'exerce sur les matières fécales, et après les avoir fait passer à la fermentation qui produit un dégagement d'hydrosulfure d'ammoniaque, ces matières deviennent irritantes et appellent ou retiennent le fluide qui produit les déjections involontaires. Si ces déjections involontaires sont sans odeur extraordinaire, on en cherchera la cause à l'origine des nerfs du mouvement, c'est-à-dire dans la région du cervelet, il y a paralysie dans la vie organique ; mais s'il y a dégagement de gaz souvent abondant et infect, le fluide est sur les matières fécales elles-mêmes ; souvent le météorisme est considérable. Doit-on s'étonner, que dans un état comme celui-là, les hémorrhagies par le nez, les bronches, l'estomac, les intestins, les organes génitaux se présentent avec des pétéchies visibles, des ecchymoses ? Si le fluide se métastase sur le poumon, alors on reconnaît ou l'on peut reconnaître toutes les affections du poumon ; la respiratien peut être naturelle, accélérée ou ralentie. La chaleur âcre au toucher prouve que le fluide s'exerce dans la région du foie ; la sueur partielle, visqueuse, est la crise d'une affection isolée du tissu cellulaire ; la sueur fétide est la crise de l'affection passée d'une matière morbide. L'urine, retenue ou rendue avec difficulté, tient à l'action du fluide sur le sphincter de la vessie ; l'urine involontaire a son action sur les nerfs du mouvement de ce sphincter et à leur origine. Les dépôts dans l'urine sont des crises qui indiquent une affection qui a cessé.

Les larmes involontaires sont la crise après l'affection des membranes qui tapissent les cavités encéphaliques ; la chassie est la crise d'autres membranes d'enveloppe du cerveau.

En étudiant isolément chacun des symptômes de cette fièvre si grave, parce que, jusqu'à ce jour, on n'a pas su qu'il s'agissait d'une seule cause, on reconnaît l'affection de chaque organe prise séparément ; il suffit de réduire toutes ces métastases, en s'emparant du fluide morbifique et en le dirigeant par un traitement rationnel, de manière à l'empêcher de retourner sur des organes ou des tissus déjà affectés et en le faisant sortir de l'organisation par les moyens indiqués au traitement.

Les matières morbides, excrétées par les malades du typhus, sont souvent contagieuses; il faut que ceux qui les entourent se préservent de ce contact, s'en garantissent, sans exposer néanmoins les malades à des courants d'air; on verra, plus loin, les précautions et les soins à prendre.

IX

CRISES.

Lorsque la cause des maladies s'est exercée longtemps ou vivement sur le même point, elle a produit sur ce point une altération, une matière morbide, toujours en rapport avec le tissu altéré, et encore avec la nature des liquides qui circulent sur ce point ; mais s'il est rare qu'un seul tissu soit attaqué isolément, cependant on en a des exemples. L'affection prolongée ou violente du tissu cellulaire, par exemple, donne pour crise une sueur collante ; mais dans ce tissu même qui sert de support à tant de vaisseaux, qui charrient des liquides si différents, les crises sont en rapport avec la nature des liquides qui circulent dans ces vaisseaux. Or, les uns contiennent du sang veineux, les autres du sang artériel, d'autres de la lymphe, etc. ; il en résulte, selon le degré de force du fluide qui séjourne sur ces liquides, des indurations, des tubercules, etc. Lorsque ces tumeurs se sont ramollies, alors une matière liquide, blanchâtre, inodore, épaisse, se fait jour au travers des téguments qui s'ulcèrent après quelques jours d'une douleur pulsative.

Cette matière morbide est composée de gélatine, produit de l'action du fluide électrique sur le tissu cellulaire; d'albumine, produit d'autres tissus, divisée par la formation d'un peu d'ammoniaque, etc.

La même cause, actuellement présente à la surface de cet ulcère ouvert, l'entretient, et son action sur les matières morbides qui s'y forment donne naissance à des animalcules d'espèces différentes, comme leur terre natale, peu connus autrement que par leur action, par les prurits qu'ils produisent et la nature différente des dépuratifs qu'il faut employer pour réussir à les attirer ou à les détruire.

C'est ainsi qu'on distingue les ulcères vénériens contre lesquels on a besoin de préparations mercurielles;

Les ulcères scrofuleux, qui nécessitent l'emploi de l'iode, et d'autres antiscrofuleux;

Les galeux, pour lesquels on a besoin de soufre, etc.

Les analyses chimiques pourront un jour éclairer la science et faciliter la classification des pus divers; mais nous sommes encore loin de ce moment; quand on réfléchit que les animalcules déjà si peu connus se réunissent quelquefois et produisent des humeurs anormales.

C'est ainsi que la gale peut se trouver combinée avec la variole et donner naissance à des pustules, qu'Alibert a nommées *scabies exquisita.* C'était à ses yeux la gale compliquée d'*ecthyma.*

La difficulté de cette classification est encore augmentée par le défaut d'observations des maladies qui ont précédé les crises. On s'occupe de la crise, parce qu'elle frappe les yeux, et souvent la maladie qui la précède est restée inaperçue, inobservée.

Une jeune personne, ayant été tourmentée par une monomanie de suicide, avala, pour se détruire, un plein étui d'aiguilles. A la suite des picotements que ces aiguilles produisirent, elle fut guérie de cette monomanie.

Quelques mois après, les aiguilles sortaient de son corps par toutes les parties de la peau.

Ces corps étrangers à l'organisme paraissaient, les uns dans les parties les plus élevées, comme les bras ; les autres dans les jambes, et toutes ces aiguilles étaient parties toutes ensemble de l'estomac.

Comment, d'après ce fait, peut-on espérer une classification des crises, établie sur la région qui sert de sortie ! On ne doit attendre qu'un à peu près et se contenter des faits.

Excepté quelques humeurs critiques qui sortent par la bouche ;

Excepté celles qui se présentent dans l'urine et celles qui s'en vont dans les matières fécales, presque toutes les autres sortent par la peau.

Premier fait.

L'ulcère teigneux.

Après des affections du cerveau et du cuir chevelu longtemps prolongées chez des enfants, la tête se couvre d'éminences plus ou moins fortes, qui produisent sur la tête de la chaleur, de la douleur et des démangeaisons plus ou moins douloureuses.

Ces tubercules s'abcèdent et fournissent une matière morbide, liquide, jaunâtre, d'une odeur fétide et particulière à la teigne, avec une démangeaison due à la présence d'animalcules ou de parasites visibles comme (des poux) ; d'autres qu'on ne voit pas, mais dont on vient à bout par les dépuratifs externes.

L'humeur se sèche et présente des croûtes souvent très-épaisses et très larges, d'un gris jaunâtre.

Ces croûtes s'attachent principalement à la tête et au cou, par derrière, quelquefois aux parties génitales.

Alibert a reconnu plusieurs variétés de teignes, qui diffèrent comme les tissus altérés, divers, dont elles sont la crise.

Les organes des sens sont si rapprochés du cerveau avec lequel ils communiquent, que les crises qui sortent par plusieurs de ces organes sont souvent des crises de l'encéphale.

Deuxième fait.

Aphtes.

Les aphtes dans la bouche sont de petites tumeurs inflammatoires qui se changent bientôt en petits ulcères creux, circonscrits, que les aliments irritent.

Les moyens qu'on emploie semblent en attribuer l'origine à la présence de vers infiniment petits.

Ceux qui apparaissent après avoir mangé de la salade sont-ils des infusoirs du vinaigre?

Troisième fait.

Ulcères des paupières.

Après une affection du cerveau, il s'établit au bord des paupières, quelquefois à l'intérieur, une rougeur avec démangeaisons, cuisson, suintement d'une humeur liquide, jaunâtre lorsqu'elle est sèche; les cils sont souvent collés au matin par cette humeur qui a coulé et s'est desséchée pendant la nuit.

C'est la crise après une affection de l'œil ou d'une partie de l'encéphale.

Quatrième fait.

Ulcères de l'oreille.

Evacuation par le conduit auditif externe d'une matière blanchâtre, jaune verdâtre ou jaune, peu odoriférante, avec surdité

Pouls plein et fort lorsque le pus provient d'un ulcère dans le conduit, mais lorsque le pouls provient du cerveau, le pouls est faible.

Lorsque le pus cesse de couler, la cause est dans le cerveau, la surdité existe; et lorsqu'il coule, c'est la crise; mais cette crise ne cessera entièrement que quand l'affection qui lui donne naissance cessera réellement elle-même par un traitement bien suivi.

Cinquième fait.

Besoin irrésistible de boire.

L'homme qui a bu du vin, de l'eau-de-vie, etc., a altéré la gorge et l'estomac au point de donner naissance à des animalcules qui, par leurs mouvements, donnent des besoins de boire; il en résulte que l'homme n'est pas seulement ivrogne par monomanie, mais encore par une titillation particulière qui occasionne la soif.

Il faut entrer dans ces considérations pour traiter un malade qui voudrait se guérir.

Il faudra non-seulement guérir la monomanie, mais dépurer le malade en chassant les hôtes qui l'entraînent à boire.

Sixième fait.

La rage.

Le chien enragé a ordinairement la tête basse, la gueule entourée d'écume, les yeux brillants. La queue serrée entre les jambes, il va assez vite et retourne souvent sur son chemin ; il refuse les aliments, il quitte la maison de son maître, la soif le tourmente, l'aspect de l'eau lui fait peur ; il se jette quelquefois avec fureur sur les animaux qu'il rencontre.

Après avoir été mordu par un chien enragé, il faut que l'homme se considère comme ayant reçu par inoculation le virus de la rage. Ordinairement, elle se manifeste dès le quinzième jour, souvent le trentième, le quarantième et le cinquantième jour ; et, dans plusieurs circonstances, on a vu la rage ne se déclarer, après avoir été mordu, qu'après plusieurs mois, un an même.

L'état du cerveau après la mort prouve que dans le traitement le médecin doit agir, plus qu'on ne l'a fait jusqu'à ce jour, sur le système nerveux encéphalique et faire sortir le virus par des dépuratifs spéciaux.

Septième fait.

Crachats muqueux, épais.

Lorsque la cause de maladie placée dans les poumons sur la membrane muqueuse des voies aériennes en excite la sécrétion, il y a de la toux et une abondance de mucosités liquides. Comme dans tous les catarrhes, cette mucosité n'est pas une humeur critique ; mais lorsque la cause du catarrhe a quitté la membrane muqueuse pour une autre partie du corps, comme l'estomac par exemple, la mucosité est plus épaisse, plus colorée, gluante, c'est la matière morbide de la crise.

Huitième fait.

Crachats purulents.

Après l'affection du tissu propre du poumon, formé de tissu cellulaire recevant des veines, des artères et des nerfs, des vaisseaux lymphatiques comme tous les organes, et recevant en plus tout le sang du corps qui s'y répand pour y être respiré; après l'affection de ce tissu plus composé encore que la peau, chacun des systèmes qui entrent dans sa texture peut se trouver affecté comme aussi plusieurs ensemble, il en résulte des tubercules de différentes natures.

Cette matière infecte dégage de l'ammoniaque, qui dissout en partie ces tubercules et permet l'expectoration de cette matière morbide, sous la forme fluide et l'aspect d'un pus blanc ou blanc grisâtre ou verdâtre.

Pendant le travail de la crise et la présence de l'ammoniaque, il y a dans les poumons une irritation qui rappelle le fluide morbifique sur cet organe; sa présence donne naissance à de la chaleur, de la douleur, et l'expectoration diminue ou s'arrête, parce que la cause de maladie revient dans le poumon; de sorte que ce qui pourrait paraître de bon augure est, au contraire, plus grave. Il faut continuellement tenir éloignée la cause du mal. Dans certain cas, sa présence sur les tubercules peut contribuer à les faire fondre; mais dans un organe aussi délicat que le poumon, on ne doit guère se permettre d'employer un moyen comme le fluide électrique superflu, c'est déjà trop du nécessaire.

Neuvième fait.

Les vers.

Quelle que soit la cause qui produit les vers; qu'ils se trouvent dans les intestins comme effets de crise après certaines maladies, ou qu'ils y séjournent après s'y être développés, issus d'un germe congénial, ou qu'ils aient pénétré l'organisme avec les aliments, peu importe pour l'art de guérir, le malade veut en être débarrassé.

Lorsqu'un malade croit avoir des vers, parce qu'il a senti des pincements dans les intestins, il doit d'abord employer les moyens qui chassent la cause de maladie, parce qu'elle produit des symptômes souvent tels que l'on croit devoir les attribuer à la présence d'entozoaires. Il arrive souvent que ces symptômes disparaissent ; alors le malade rassuré ne prend rien contre les vers.

Mais si, après avoir employé la métastase, les douleurs persistent, selon toute apparence, le malade a des vers. Cependant, il est plus prudent d'attendre qu'ils se soient montrés.

Dixième fait.

Ulcères des intestins.

A la suite de l'inflammation des intestins, les malades rendent des déjections muqueuses peu abondantes, épaisses, quelquefois sanguinolentes, peu douloureuses, souvent avec tension du ventre et avec coliques, surtout après avoir été à la selle.

Si la cause de ces ulcères se porte vers la vessie sur son sphincter, il y a rétention d'urine.

Ces symptômes accompagnent souvent ceux de la fièvre typhoïde.

Onzième fait.

La sueur.

La crise se fait souvent par la sueur, lorsque la matière morbide est liquide ; et, comme on l'a vu ailleurs, c'est le moyen le plus naturel et aussi le plus efficace pour enlever le fluide électrique superflu et le ramener au degré de fluide naturel.

Mais cette sueur, si salutaire aux malades, peut être pour eux très-dangereuse, s'ils ne savent pas en profiter en la respectant.

Lorsque la sueur sort, si le malade l'arrête à la surface du corps par une chemise trop froide, il augmente d'intensité la cause de maladie à la surface de la peau, et par conséquent la sueur continue, s'il se replace dans un lit chaud.

La sueur ne peut sortir que quand le cerveau est libre ; un grand nombre de personnes nerveuses ne transpirent jamais, au moins d'une manière perceptible.

Lorsque la sueur est collante, c'est la crise d'une affection du tissu cellulaire ; elle est quelquefois très-chargée, il faut la soigner comme on le ferait d'une éruption. Elle est quelquefois colorée.

Quelquefois elle a une odeur fétide ammoniacale, d'autres fois une odeur aigre.

On doit toujours éviter le contact de la sueur critique. Elle est dangereuse comme toutes les matières morbides.

On a employé pour exciter la sueur divers moyens, dont la base est toujours un principe ammoniacal, ou un poison assez faible pour ne pas tuer, il vaut mieux ne pas employer les sudorifiques, le retour à la santé parfaite est le meilleur moyen pour rétablir cette fonction essentielle de la peau.

Douzième fait.

Ulcères scrofuleux.

On regarde à tort ou à raison l'engorgement des glandes

du cou comme une affection particulière qu'on nomme scrofuleuse.

Ces glandes du cou, après leur induration et après des élancements fréquents, s'ouvrent et donnent issue à une humeur qui sort lentement.

Les bords gonflés, plus ou moins durs, sont rentrants.

La cicatrice se fait, et à son aspect il est facile de reconnaître la nature du mal qui l'a précédée.

Cette cicatrice est couverte d'une escharre, et tant que cette croûte est là, la cicatrice peut se rouvrir.

On trouve souvent chez les enfants scrofuleux la lèvre supérieure gonflée, ce qui veut dire que la cause de la maladie des glandes s'est exercée sur la lèvre.

Cette affection des glandes donne naissance à des animalcules dont le traitement fera connaître l'existence.

Treizième fait.

La peau.

La peau serait du tissu cellulaire pur sans la présence des vaisseaux sanguins, des nerfs, des vaisseaux absorbants, des exhalants, etc., qui la parcourent.

Par conséquent, lorsque la cause des maladies sévit sur un point de la peau, elle peut attaquer du tissu cellulaire, des vaisseaux sanguins, des vaisseaux lymphatiques, et il en résulte une induration, une inflammation, une phlegmasie, enfin un composé étranger à l'organisme, qui, tout le temps de son séjour, peut se trouver accompagné de douleurs lancinantes jusqu'au moment où il abcédera.

C'est alors que les métastasants généraux sont utiles pour chasser la cause du mal, et que les émollients ont du succès pour protéger le tissu, faciliter la sortie de l'humeur et réparer l'organisme.

Quatorzième fait.

Le charbon.

Tumeur rouge, livide, noirâtre, dure et douloureuse sur la peau, peu élevée, passant vite à l'état de gangrène ; les bords de l'ulcère sont d'un rouge livide, quelquefois comme dans la peste ils sont renversés.

L'humeur ou la matière morbide de ce charbon est très-contagieuse.

Le pouls est petit, concentré, inégal, rare ; le malade a des frissons, du malaise, de l'anxiété.

Abattements des forces, lassitude.

Le charbon est le résultat de l'action désorganisante du fluide électrique intense sur un ou plusieurs points de la peau. La peau, arrivée à cet état, est morte, et l'absorption de cette matière morte a les mêmes résultats qu'a la variole qui se trouve arrêtée dans sa marche par le transport du fluide morbifique au cerveau.

Ou l'inoculation d'un liquide retiré d'une chair morte.

Quinzième fait.

Phlegmon ou furoncle.

Tumeur circonscrite, douloureuse, rouge, chaude et dure dans la peau.

Agitation, insomnie.

Pouls plein, accéléré, souvent frissons, diminution des forces, tête pesante.

Seizième fait.

Panaris ulcéré.

Tension de la peau du doigt.

Chaleur, douleur pulsative, insomnie. Souvent le panaris

est ulcéré; on l'a ouvert, le pus ne sort pas, la douleur est toujours la même, et le panaris ne guérit pas, quoi qu'on ait fait et quoi qu'on fasse.

Dix-septième fait.

Engelures.

Les personnes qui pendant l'hiver se lavent les mains sans avoir la précaution de les sécher avant de les exposer à l'air;

Celles qui ont des chaussures humides et se refroidissent les pieds en conservant ces chaussures, auront des engelures, c'est-à-dire de la rougeur, de l'enflure avec chaleur et des démangeaisons, particulièrement le soir, et enfin des ulcères avec suppuration.

Celles qui sortent avec le nez mouillé pendant l'hiver, que cette humidité vienne de la pluie, de la sueur ou de la paresse de se moucher, auront une engelure au bout du nez, des phlegmons, etc.

Dix-huitième fait.

Erysipèle.

Tumeur molle, étendue, douloureuse, avec chaleur âcre, rougeur, démangeaisons, cuisson, battements ou élancements, se terminant par abcès, et, le plus ordinairement, couverte par des vésicules remplies de sérosité.

Dix-neuvième fait.

La variole.

Petits boutons inflammatoires paraissant le deuxième, le

troisième ou le quatrième jour après un état de fièvre encore mal défini, suppurant le septième, le huitième, le neuvième et le dixième, devenant croûtes le onzième, le douzième et le treizième, tombant le quatorzième, le quinzième, le seizième et le dix-septième jour.

Cette éruption est toujours précédée de douleur de tête, de délire, de lassitude, d'envies de vomir, de vomissements, quelquefois d'inquiétude , d'assoupissement ; le pouls à peine accéléré, la chaleur médiocre.

Vers le deuxième ou le troisième jour, les petits boutons prennent de l'accroissement, le pouls prend du développement, il n'y a plus d'appétit.

Le septième jour, les boutons commencent à suppurer, gonflement considérable du visage et du cou, puis des mains et des pieds. La dessiccation commence le onzième jour et se termine le quatorzième.

Il y a démangeaison et chute de croûtes.

Tels sont les symptômes et la marche de la variole discrète, bénigne.

Si à ces symptômes se joignent les suivants, on dit, la variole est discrète, maligne.

Il y a vive douleur à la tête, abattement de forces, pouls accéléré, délire, plaintes, respiration gênée, difficulté d'avaler, apparition de petites taches noirâtres ou pourprées, quelquefois convulsions.

Le septième jour, les boutons blanchissent sans se remplir de pus, jaunissent ou noircissent.

La respiration plus difficile, déjections involontaires, soubresauts des tendons, abattement des forces.

Le pouls est petit, inégal, accéléré.

L'état de malignité tient évidemment à la présence du fluide électrique dans l'encéphale.

Suivant l'abondance des pustules, cette crise est bénigne ou confluente. Cette seconde ne diffère de celle que je viens de décrire, que parce que les boutons sont très-rapprochés et souvent confondus, réunis et formant de grandes plaques.

Lorsque l'affection cérébrale vient compliquer la variole confluente, on comprend la gravité de la situation.

L'humeur qu'on retire des pustules au septième jour peuvent donner la variole par inoculation.

Vingtième fait.

La rougeole.

Éruption de petits boutons pointus, inégaux, rouges.

Frissons légers, chaleur, douleur de tête et des yeux, pouls concentré, petit, fréquent, quelquefois accéléré et développé.

Larmoiement, toux sèche, dégoût, soif, respiration gênée. Souvent vomissement ou diarrhée.

Le troisième jour, l'éruption est à son plus haut degré. Tous les symptômes se calment, et la peau se rétablit sous une poussière écailleuse qui tombe.

Si le cerveau se trouve affecté, si les frissons sont considérables, s'il y a de l'anxiété, de l'abattement des forces, une forte douleur dans les lombes et à la tête, assoupissement, éternument fréquent, une toux sèche, la voix embarrassée, la respiration difficile, comme aussi une difficulté d'avaler, il faut agir vivement.

Des vomissements opiniâtres, un flux de ventre verdâtre avec coliques accompagnent encore les symptômes précédents.

La rougeole est évidemment la crise d'une fièvre qui dure encore. Elle est bénigne lorsque la cause a quitté le cerveau; elle est maligne lorsqu'elle se porte à cet organe, parce que, lorsqu'il est le siége de la cause de maladie, les fonctions ne peuvent plus se faire.

La matière morbide de la rougeole est contagieuse.

Aux dépens de quel tissu, de quel organe, de quel fluide s'est-elle formée? On ne peut encore le dire.

Lorsqu'elle paraît, il faut l'accepter et faciliter sa sortie.

Vingt et unième fait.

Fièvre miliaire.

Éruption de petites tumeurs inflammatoires, qu'on a comparées à des graines de millet.

Sueurs fétides d'une odeur aigre.

Le troisième jour, l'éruption paraît sur la poitrine, le ventre et le dos.

Ces petites vésicules sont remplies d'une sérosité transparente, un peu blanchâtre; il y a quelquefois délire pendant le redoublement.

Le pouls est petit, accéléré; il y a diminution considérable des forces musculaires.

La respiration est difficile, l'épigastre sensible. Le 6 et le 7 dessiccation.

Si la tête se trouve compromise, il y a douleur de tête, une chaleur âcre de la peau, de l'agitation, sensibilité extrême de l'épigastre, difficulté de respirer; le pouls est accéléré.

Sueur abondante et fétide; déjections involontaires.

Urines abondantes, colorées et sédimenteuses.

Terminaison le vingtième jour.

Vingt-deuxième fait.

La fièvre scarlatine.

Le pouls est fréquent et dur, avec redoublement le soir.

Mal de gorge, avec difficulté d'avaler.

Taches d'un rouge vif à la peau , à peine élevées, larges, répandues sur tout le corps , avec quelques petites pustules blanches comme celles de la miliaire.

Le septième jour environ, dessiccation ; formation de croûtes minces , farineuses , qni tombent le lendemain.

Quelquefois la maladie est plus compliquée ; le cerveau , le cervelet, les nerfs de l'épine du dos sont compromis.

Le sommeil est inquiet ; il y a douleur de tête, anxiété , vertige , insomnie, délire.

Les amygdales sont ulcérées ou couvertes d'aphtes.

Chaleur âcre et brûlante,

Toux ,

Vomissement,

Diarrhée.

La fièvre scarlatine diffère de la fièvre pourprée, parce que dans celle-ci le fluide s'exerce sur les veines.

Elle diffère de la fièvre pétéchiale hémorrhagique, parce que dans celle-ci le sang se fait jour en dehors, par le nez , les joues , l'anus , etc.

Vingt-troisième fait.

Fièvre érysipélateuse.

Lorsqu'une tumeur inflammatoire plus ou moins élevée se présente sur une partie quelconque de l'enveloppe du corps en même temps qu'un état de fièvre , on nomme cette situation fièvre érysipélateuse.

Lorsque le système nerveux se trouve compromis, si l'on ne sait ou si l'on ne peut en éloigner la cause, on court les risques de voir l'érysipèle disparaître et la cause se porte au cerveau , et si la cause revient sur l'érysipèle lui-même, il peut passer à l'état de gangrène.

Vingt-quatrième fait.

La peste.

Les influences qui donnent introduction à la cause des maladies sont les mêmes qui produisent la peste : elles ne diffèrent que par leur intensité. Ainsi, l'on pourrait dire que la peste est produite par les influences les plus fortes qui donnent introduction au fluide électrique. Lorsque, par exemple, les hommes fatigués par une chaleur sèche, excessive, et un vent chaud, soufflant du désert toute une journée, s'exposent le soir au vent frais et humide de la mer, et surtout au vent du nord, nord-est, traversant la mer, une rivière, des marais, des lacs, de l'eau enfin, l'intensité du fluide entré, se mesurant sur la distance que présente l'échelle entre le plus haut degré de chaleur et celui du refroidissement de la sueur du corps, et le fluide, dans la vapeur, se portant sur les parties les plus chauffées, ce doit être à la peau et aux glandes dans les plis de la peau, comme aussi au cerveau, dans la névralgie compliquée, dont nous parlons, et qu'on nomme la peste endémique.

La disposition du pays, du territoire, peut être plus favorable dans certaines parties du globe que dans d'autres. Les lois, il est vrai, en Afrique et en Asie, défendent de s'exposer à ces refroidissements si rapides, parce qu'on en a remarqué les conséquences; de sorte que, quoique la peste ne se présente pas toujours aussi générale, il s'en trouve cependant souvent des exemples de cas isolés plus ou moins intenses, comme on en trouve au printemps, à Paris même; et si les conséquences n'en sont pas graves comme elles pourraient l'être, c'est que jusqu'à présent ces influences se sont trouvées trop faibles, et que la peste s'est trouvée avortée, comme les fruits qui ne peuvent mûrir sous notre climat et auxquels il manque quelques degrés de plus pour se développer.

Dans la peste, le pouls indique la rapidité de la métastase : il est tantôt très-faible, tantôt développé, souvent fort, insidieux, comme s'il était dans l'état normal, fréquent, inégal, intermittent, mais en général c'est le pouls faible qui domine.

Évidemment, l'affection qui domine est celle de la pulpe cérébrale, et lorsque le fluide quitte la pulpe, il se porte sur le système sanguin, dans l'estomac, sur le cœur, etc. ; enfin, les symptômes pouvant varier, on reconnaît sa place aux symptômes. Le frisson vif et court indique le passage seulement du fluide sur la moelle de l'épine; s'il y a chaleur interne, c'est sa présence sur les viscères ; altération profonde des traits, le visage plombé, cadavéreux, rougeur des yeux, quelquefois ternes, quelquefois étincelants, tantôt pâleur de la face ou teinte érysipélateuse, parce que le fluide s'exerce du cerveau à l'estomac, de l'estomac sur les téguments du visage ; regard fixe, comme interrogateur ou féroce. Tous les organes des sens sont affaiblis; douleur gravative dans la tête d'avant en arrière, souvent le long de la colonne vertébrale, terreur, délire, insomnie, ou coma, syncope ; langue sèche, jaune, rarement noire, haleine fétide, soif parfois très-vive, douleurs à l'épigastre, nausées, vomissements, diarrhée avec ou sans fétidité de matières bilieuses, urine infecte, variable.

Douleurs sourdes, puis gravatives, puis pongitives aux oreilles, au cou, aux aines, annonçant l'apparition de tâches livides, de pétéchies, de bubons, de parotides, de charbons, de pustules, d'hémorrhagies, occasionnées par le passage du fluide aux oreilles, au cou, aux aines, sur plusieurs points de la peau et aussi sur les glandes et sur les vaisseaux sanguins.

On ne peut méconnaître ici un grand nombre de symptômes communs aux fièvres typhoïdes, et si la fièvre typhoïde se présentait un jour épidémique, avec des bubons, des charbons, on ne manquerait pas de la regarder comme une peste et l'on aurait grandement raison. — D'ailleurs les évacuations excrémentielles, infectes dans ces deux maladies comme les charbons, produisent, dans une disposition atmosphérique favorable et chez des sujets prédisposés, et le typhus et la peste par inoculation.

Si les médecins qui traitent les pestiférés n'ont point en eux la cause de maladie, et si le pouls est bien développé et toujours bien développé chez eux, parce que cette cause ne se porte pas dans la pulpe cérébrale, ils pourront avoir un bubon, un charbon, en pansant les malades; ils se guériront encore facilement, comme on se guérit de toutes les maladies par inoculation, lorsque le système nerveux est sain. — Si, au contraire, la cause de maladie est chez eux dans la pulpe cérébrale, la matière de l'inoculation sera absorbée, parce que l'organisme, lorsque le système nerveux est malade, n'a plus la force de mettre dehors cette matière morbide, les médecins mourront de la peste par contagion.

La peste de Marseille et les circonstances qui l'ont accompagnée.

Elle débute au commencement de juillet. — Par contagion.

Le premier malade n'a qu'un simple charbon ; peu de jours après, des voisins meurent avec des pustules gangréneuses; le mal augmente et s'étend dans la même rue. La mortalité est très-grande le 20 juillet; peu à peu les rues voisines sont infectées et la maladie s'empare de tous les quartiers avant la mi-août. Jusqu'au mois de septembre, elle est violente; elle devient moins cruelle vers le mois d'octobre et est presque éteinte en décembre et janvier.

Les symptômes sont ceux-ci :

Frisson au début, douleur à l'épigastre, nausées, vomissements, mal de tête, vertiges; les autres symptômes étaient analogues à ceux des fièvres malignes, mais portés dès le début au plus haut degré de violence. Abattement jusqu'au désespoir, agitation, nausées, vomissements, douleur à l'épigastre , syncopes , oppression de la poitrine , délire taciturne, frénésie, fièvre qui se termine en cinq ou six jours par une sueur ou des déjections alvines, mais sans bubons.

Dans d'autres cas, les bubons paraissent, ou dès le premier temps de la maladie, diarrhée, hémorrhagie , affection soporeuse, ou dans le cours de quinze ou vingt jours et même plus tard , ils parvenaient à une heureuse suppuration, ce qui terminait la maladie ; ou bien ils se dissipaient par une résolution insensible , ce qui était rare.

D'autres pestiférés mouraient subitement sans aucun signe précurseur, d'autres après six ou huit mois de maladie ; le plus grand nombre survivaient à peine deux ou trois jours. Si l'on était maître de la maladie au troisième jour, on avait de l'espoir, surtout avec les éruptions.

Vingt-cinquième fait.

Les dartres.

Les dartres sont des crises après l'affection d'un organe des cavités, ou après l'affection d'une partie de la peau elle-même.

Elles se guérissent lorsque le système nerveux est guéri et lorsque les tissus qui leur ont donné naissance sont aussi guéris. Si l'on ne s'occupe que de la dartre, sans prendre ces précautions, on la fera disparaître à la surface de la peau pour quelque temps, mais on la verra reparaître plus tard.

Vingt-sixième fait.

Ulcères chroniques des jambes.

Ces ulcères ont commencé par une enflure qui s'est durcie et s'est ouverte, puis enfin la suppuration s'est établie avec démangeaisons, et les malades jouissant d'ailleurs d'une bonne santé, on a cherché à guérir ces ulcères; mais la crainte d'en répercuter l'humeur, ou l'ignorance des moyens de guérison, les malades d'ulcères chroniques des jambes n'ont pas été guéris, quoique cela fût possible.

Vingt-septième fait.

Crises après les affections des organes de la génération.

Lorsque ces organes ont été affectés par la cause de maladie, il se développe, à l'extérieur comme à l'intérieur, chez les enfants comme chez les adultes, un prurit qu'il faut attribuer à la présence d'animalcules qui forcent à gratter.

Lorsque, par l'affection du lobe médian du cervelet, l'homme est porté malgré lui à sortir des obligations, des règles de la chasteté, il y est entraîné par les titillations occasionnées par ces animalcules qu'il faut chasser.

Ces démangeaisons peuvent se présenter à tout âge; il faut, lorsqu'on s'en aperçoit chez les enfants, se hâter de les guérir, afin de leur éviter des découvertes qu'ils ne manqueraient pas de faire.

Vingt-huitième fait.

Ulcères de la matrice.

Lorsque la femme éprouve des élancements au bas-ventre, à l'intérieur, à la hauteur du doigt index, elle doit requérir les soins de l'art de guérir.

Les élancements indiquent une affection de la matrice, comme les pesanteurs dans la même région indiquent l'affection du vagin.

Lorsque les élancements ont cessé, s'ils ont duré un certain temps, alors commence un écoulement verdâtre; si cet écoulement est peu abondant, il y a ulcère à la matrice.

Si cet ulcère appelle de nouveau comme irritant la cause qui le produit, l'écoulement cesse et les élancements recommencent.

Si la malade ne s'occupe pas de sa guérison, parce que ce qu'elle éprouve, loin d'être douloureux, est au contraire très-supportable, il arrivera une époque où la maladie sera chronique, et l'ulcère sera très-grave, augmenté par des affections des tissus et des glandes du voisinage.

Il faut prendre cette maladie à son début, elle est facile à guérir alors, plus tard, elle ne le sera plus.

Vingt-neuvième fait.

Ulcère vénérien.

Les bords sont relevés et durs, les parois garnies de chairs rouges et sensibles. Cet ulcère s'étend rapidement quand on ne s'oppose pas à ses progrès.

Trentième fait.

Fistule à l'anus.

Près de l'anus on aperçoit une ouverture et quelquefois plusieurs qui communiquent dans le rectum, et par où sort une matière liquide, jaunâtre; quelquefois aussi les vents qu'on voudrait retenir sortent par ces ouvertures.

Le séjour de la cause des maladies sur le rectum et ses parties grasses peu sensibles, a produit des matières morbides qui sortent et dont la présence rappelle sans cesse le fluide sur la même place.

Quelquefois la fistule est incomplète et ne communique pas du rectum en dehors, elle peut seulement consister en une ouverture interne qui ne communique pas avec l'extérieur, ou en une ouverture externe qui ne communique pas avec l'intérieur. Dans le premier cas, la fistule est borgne et interne; dans le deuxième cas, elle est borgne et externe.

Trente-unième fait

Cancer des mamelles.

Tumeur morbide ou adhérente plus ou moins grosse, située sous la peau et dans le sein, sujette à des douleurs lancinantes. Adhérence quelquefois à la peau, et l'attirant en dedans en la faisant rider; adhérence souvent au fond sur les côtes; après de fortes et longues douleurs lancinantes, si l'on n'éloigne pas la cause des élancements, cette tumeur, qu'on doit nommer cancer occulte, s'ouvre et présente bientôt les bords relevés de l'ulcère qui augmente, s'agrandit, s'entoure de fongus et devient plus profonde. Sa marche est d'autant plus rapide que la malade est arrivée à l'époque de la cessation des règles; alors il se fait une sortie abondante de pus âcre, séreux, d'une odeur fétide; l'hémorrhagie, et surtout la sortie très-abondante d'un liquide lymphatique provenant des vaisseaux qui circulent dans les seins, viennent rendre la situation des plus tristes.

Le pouls est petit, faible et inégal, et, depuis longues années, la cause qui a donné naissance à cette affreuse maladie était encore dans le cerveau.

Le cancer ne paraît pas être contagieux.

Je me demande encore comment se fait-il que cette maladie, la plus affreuse, n'afflige justement que la femme? Je puis parler ainsi; car, sur trente-deux cancers de femmes que j'ai eu à soigner de 1831 à 1833, je n'avais en dehors de ce nombre et dans le même temps qu'un cancer douteux du sein chez un jeune homme.

Il faut reconnaître que cela tient à des habitudes à re-trancher.

Il faut éviter l'introduction du fluide morbifique en se couvrant la moitié du corps, en bas, avec une étoffe de laine légère pendant l'été, et une étoffe de laine plus épaisse pour l'hiver, afin d'éviter, en sortant à pied, la vapeur qui s'élève du sol mouillé.

Puis, lorsqu'on aura fait prendre cette habitude aux jeunes filles, pour éviter que le fluide électrique, quoique moins fort, se porte aux seins, il faudra surveiller les corsets.

La femme qui aura su préserver son cerveau de l'intro-duction du fluide morbifique, aura aussi conservé une cir-culation parfaite de tous ses liquides, et sauf quelques ex-ceptions qui sont de vraies maladies, au moins de grandes infirmités à cause de leur masse, les seins toujours modé-rément remplis, n'auront plus besoin de ces appareils qu'on nomme corsets. Et celle qui veut devenir mère de famille et nourrir elle-même ses enfants, sera bien rassurée sur leur première nourriture, et n'aura pas à envier le sort d'une étrangère.

DEUXIÈME PARTIE.

MOYENS DE GUÉRISON.

TRAITEMENT.

DEUXIÈME PARTIE.

MOYENS DE GUÉRISON.

TRAITEMENT.

PRÉCAUTIONS.

Il existe deux conditions pour être en bonne santé :

La première de ces deux conditions se trouve dans la première partie de cet ouvrage. Lorsqu'on sait comment on devient malade, on observe les précautions hygiéniques pour ne pas le devenir ; la deuxième condition comprend ce qu'il faut faire pour chasser la cause morbifique, lorsqu'on se trouve malade malgré les précautions qu'on a prises.

C'est ce traitement qui va faire le sujet de cette seconde partie.

Malgré les soins qu'on prend et l'hygiène qu'on voudrait suivre, on se trouve, à chaque instant dans la journée, exposé aux influences qui rendent malade : ces influences se trouvent dans la mauvaise disposition de nos maisons, de nos appartements, de nos vêtements, dans nos habitudes, dans les obligations reçues de par le monde civilisé au milieu duquel nous vivons ; de sorte qu'on a toujours en soi la cause des maladies, forte ou faible, sentie ou non sentie, disparaissant de temps à autre, par addition à son intensité, parce qu'elle peut se porter sur des points insensibles, se] dissipant par l'exercice, par la sueur, pour revenir sur d'autres points, sous de nouvelles influences. On se guérit par hasard, on redevient malade sans savoir pourquoi; on n'appelle le médecin que quand la souffrance est intolérable, ou que le mal force le malade à se mettre au lit.

Enfin, l'on se guérit souvent par des imprudences qu'on a commises; on devient malade par des soins mal entendus.

Au milieu de ce chaos, je crois rendre service aux personnes qui, comprenant les obligations de l'âme à l'égard du corps, voudront éviter les maladies chroniques, en apprenant à se débarrasser à volonté des maladies aiguës.

I

MOYENS DE GUÉRISON.

On a vu , dans la première partie de cet ouvrage , qu'on devait entendre par maladie la présence et l'action du fluide électrique superflu sur les tissus, les organes , etc.

La guérison d'une affection, d'une maladie, consiste : 1° à chasser ce fluide ; 2° à réparer les effets qu'il a produits par son action sur nos organes.

Les moyens de guérison se divisent donc naturellement en deux classes :

La première classe comprend les moyens qu'il faut employer pour chasser la cause du mal, ce sont les métastasants ; ils agissent contre le fluide électrique superflu.

La deuxième classe renferme ceux qui sont nécessaires pour aider la nature à la réparation des tissus ou des organes altérés par cette cause : ce sont les dépuratifs.

Les maladies aiguës , ou celles qui se font sentir pour la

première fois, si douloureuses qu'elles soient, peuvent aujourd'hui cesser à la volonté du médecin, en quelques heures, si le fluide électrique superflu ne pose que depuis peu, s'il n'a eu ni le temps ni la force d'altérer l'organisme.

Les maladies chroniques sont celles des organes peu sensibles; les malades affectés de ces maladies les gardent longtemps avant de se plaindre, et à cause de ce long temps on les nomme chroniques.

Par son long séjour sur les mêmes organes, ou son retour fréquent, ou par son intensité, le fluide électrique superflu les a altérés, souvent au point de les rendre irréparables; quand on appelle le médecin, il n'y a pas toujours guérison possible.

Ces maladies présentent ordinairement, avec des lésions organiques plus ou moins graves, la cause morbifique elle-même; la chasser, faire taire les douleurs que sa présence produit, c'est facile; mais après son départ la crise s'opère, et développe souvent encore l'état d'ailleurs presque toujours irréparable de la place malade.

Cette crise devient à son tour une irritation continuelle, qui rappelle et retient le fluide électrique superflu, ou la cause morbifique, et rend inutiles les efforts de la métastase. C'est alors qu'on doit se borner à l'emploi des adoucissants, des calmants, des émollients physiques et moraux, ou, si l'on veut, à l'action des moyens doux qui, concurremment avec la force réparatrice placée dans l'organisme dès l'origine, conservent encore quelque temps un corps que détruiraient promptement des remèdes trop actifs.

C'est pour éviter ces affreuses conséquences qu'il faut penser à faire taire la maladie à son début, c'est-à-dire lorsqu'elle est nouvelle ou aiguë.

PREMIÈRE CLASSE.

Les métastasants, ou les moyens à employer dans les affections aiguës, pour en chasser la cause ou le fluide électrique superflu.

Cette classe se divise en trois ordres.

Premier ordre. — Moyens directs qui absorbent le fluide électrique superflu.

Deuxième ordre. — Moyens indirects qui déplacent ce fluide, guérissent par métastase, en ajoutant encore à son intensité, qui parlera plus tard si la sueur ne le met dehors.

Troisième ordre. — Moyens ordinaires qui déplacent le fluide électrique superflu et le réduisent, par la sueur qui le met dehors, à la proportion du fluide nécessaire ou de force vitale.

PREMIER ORDRE.

Moyens directs qui absorbent le fluide électrique superflu.

La température de l'air au-dessus de celle du corps arrive en première ligne. La cause de maladie se portant toujours sur le point le plus chaud, elle tend à sortir de l'organisme pour rentrer dans l'air ; si, à ce degré et au dessus, le malade ne cherche pas comme toujours les refroidissants humides et les courants d'air, il souffrira de la chaleur, il est vrai, mais il perdra le fluide électrique superflu, c'est-à-dire qu'il se guérira.

L'exercice à pied vient ensuite. En augmentant le mouvement du sang, il facilite la moiteur de la peau et la sortie du fluide que cette vapeur enlève; les pieds s'échauffent plus que le reste du corps, et la cause de maladie est appelée en bas; dans le chemin qu'elle parcourt, elle perd de son intensité par la sueur. On comprend qu'après s'être échauffé à la marche, il ne faut pas que le malade se refroidisse en s'arrêtant ou en rentrant, car il aurait mieux valu ne pas employer l'exercice à pied, puisqu'on devient malade lorsqu'on sent la sueur se refroidir.

Il faut reprendre l'exercice à pied plusieurs jours de suite; il est entendu que puisqu'on veut appeler le fluide vers la plante des pieds qu'on échauffe par la marche, il ne faut pas que la promenade se fasse au soleil, ou bien on doit s'en garantir tout en marchant.

Je n'ai pas besoin de dire qu'il faut que le malade évite soigneusement l'humidité aux pieds; car il peut, après la marche se trouver obligé de poser ses pieds sur la pierre froide. Si le temps est humide et froid, il s'abstiendra de la promenade, surtout si le vent est du nord, de l'est ou du nord-est; le temps chaud et humide, au contraire, avec le vent chaud du midi, est favorable; les malades doivent en rentrant se mettre au sec, ne pas se presser de se rafraîchir en se découvrant, en ouvrant les fenêtres ou autrement; mieux vaut se couvrir, afin de se refroidir le plus lentement possible.

Après la promenade, si las que soit le malade, il devra revenir à pied, plutôt que de s'exposer, étant en sueur, en montant dans une voiture publique, à recevoir un courant d'air dans ces voitures, dans lesquelles les dispositions des fenêtres et des gens sont telles qu'on ne peut l'éviter facilement.

Si les hommes diffèrent des végétaux par le mouvement, il y a de bonnes raisons pour cela : l'homme, exposé aux intempéries des saisons comme un arbre, mourrait bientôt, si le mouvement et l'exercice ne rétablissaient l'équilibre en lui faisant rendre à l'air, par la vapeur du sang, par la sueur, le fluide électrique superflu introduit chez lui par l'air, sa peau étant humide.

Le fluide électrique sort du végétal dans la vapeur que le soleil attire à sa cime, après s'être introduit par ses racines au moyen de l'eau de pluie chargée encore des sucs de la terre.

Le calorique attirant le fluide électrique, l'homme ne pourrait rester impunément au soleil comme un végétal, parce que le fluide électrique, attiré par le calorique, se porterait à son cerveau. Cependant l'homme malade du cerveau, ayant la tête mouillée d'eau ou de sueur, se guérit en ôtant son chapeau, parce que le soleil faisant entrer en vapeur l'humidité qui couvre sa tête, cette vapeur en enlève le fluide électrique superflu ; ce qui explique pourquoi les fous s'exposent instinctivement la tête nue au soleil ardent ; il ne leur manque alors que de l'humidité sur la tête pour calmer chez eux le paroxysme.

Les malades qui ne peuvent marcher trouvent des moyens sudorifiques dans d'autres médications.

Les bains de vapeur sont avantageux comme une sueur abondante ; mais puisque le refroidissement humide est à redouter, les bains de vapeur ont des inconvénients ; il faut, pour les éviter en sortant d'un bain de vapeur, entrer immédiatement dans une étuve plus chaude que le corps, afin de dessécher la peau sans refroidissement.

Les meilleurs bains de vapeur sont ceux que la nature nous offre en été. Lorsqu'on transpire abondamment sous la couverture de laine, la température étant chaude et l'air calme, il faudrait savoir en profiter ; mais, loin de là, la plupart des hommes se plaignent de la chaleur pendant l'été, et dans l'hiver ils se plaignent du froid, comme si ces deux saisons n'étaient pas faites pour leur santé !

Les bains en baignoire. L'eau , appliquée à la surface du corps, lorsque le fluide morbifique est près de la peau, a des résultats très-différents, selon la température de l'eau ; car l'eau froide augmente d'intensité le fluide électrique et le déplace, l'eau chaude, plus chaude que le corps, l'absorbe ; mais dans un bain aussi chaud on ne peut y rester que peu de temps, et après ce peu d'instants il faut se retirer ; autrement la masse du sang s'échauffant, les résultats seraient différents.

L'eau très-froide agit comme l'eau très-chaude. Si, en sortant d'un bain chaud dans lequel on a fait provision de calorique, on va se rouler dans la neige, ce qui donne sur-le-champ introduction de fluide électrique nouveau, on est frictionné pour l'appeler à la peau, celle-ci devient rouge ; par la friction, le fluide morbifique est à sa surface, et par sa propriété de volatiliser les liquides il produit une sueur abondante qu'il faut bien recevoir et qui met dehors le fluide électrique superflu déjà à la peau, et le réduit dans l'organisme aux proportions nécessaires : tels sont les résultats des bains russes.

Les bains froids simples ont, en général, les résultats suivants : le corps se refroidit dans l'eau de la circonférence au centre ; et parce que le centre est plus chaud relativement au reste, il y a introduction du fluide électrique de l'air et de l'eau, par refroidissement, d'autant plus abondant qu'il a été fort et rapide, comme lorsqu'on entre dans un bain froid étant en sueur, et pénétration des organes du centre ou de la tête qui ne plongent pas dans cette eau froide.

Si le malade qui prend un bain froid est malade du cerveau, le fluide nouveau s'y portera ; si, par addition, il se déplace, il pourra survenir de la sueur qui débarrassera le malade.

Si un malade des organes encéphaliques étant dans un bain chaud on refroidit sa tête sans employer d'humidité et après l'avoir couverte de graisse, il y aura métastase sans augmentation de fluide, mais il faut qu'il quitte le bain promptement et sans se refroidir. Si on lui rafraîchit la tête avec de l'eau froide, il y aura métastase, mais pas addition au fluide morbifique.

Lorsque la température est assez chaude pour permettre les bains en rivière, le malade ne court pas de danger en sortant de l'eau, si l'air est plus chaud que son corps ; mais si le vent est fort, du nord, de l'est ou du nord-est, le malade aura eu tort de prendre son bain, il sera bientôt plus malade qu'auparavant.

La flamme, comme on sait, absorbe le fluide électrique en sa qualité de vapeur naissante ; c'est pourquoi, à distance même, la flamme calme la douleur excessive d'une brûlure, parce qu'elle absorbe le fluide qui se trouvait à la surface : que ce soit la flamme d'une bougie, de la paille, du bois, de l'alcool, de l'éther, de l'huile ou de tout autre corps qui contient de l'hydrogène, c'est toujours de la vapeur d'eau qui se forme lorsque l'hydrogène brûle dans l'air, c'est-à-dire en se combinant à l'oxygène de l'air.

Le fer chauffé à blanc produit aussi le même effet à 16 centimètres de distance du point douloureux. Il attire, il absorbe le fluide électrique, il l'extrait de l'organisme.

Bien moins chaud, et placé à la plante des pieds, enveloppé d'une serviette, ce fer attire le fluide en accumulant le calorique sur ce point et lui présentant un conducteur dans la vapeur de la serviette qui l'enveloppe.

Les cataplasmes ne conviennent que quand les malades sont dans le lit, parce que là le refroidissement humide n'est plus à craindre.

Les cataplasmes émollients sont des bains locaux ; ils sont faits avec des substances qui retiennent l'eau comme des éponges ; ils agissent comme les bains, et leur action diffère comme leur température.

L'acupuncture, employée depuis longtemps par les Chinois, qui s'en servent dans le plus grand nombre des maladies. Ce moyen, très-rationnel, consiste à soustraire le fluide électrique superflu pour le ramener à l'état nécessaire au moyen de pointes qui, comme on sait, ont la propriété de soustraire ce fluide.

Le *perkinisme* diffère peu de l'acupuncture. Le médecin promène dans l'endroit le plus rapproché des points douloureux deux aiguilles, l'une de laiton qui se termine par une extrémité pointue, l'autre de ferblanc, dont la pointe est mousse.

Ce moyen a été employé, non sans succès, en Amérique, en Danemarck, en Allemagne ; mais l'ignorance de la cause sur laquelle le médecin agissait, et le mépris avec lequel le traitèrent d'autres médecins écrivains qui n'en savaient pas davantage, ont fait rejeter un fait qui, comme l'acupuncture, pouvait conduire à la découverte de la nature de la cause des maladies. Évidemment les pointes de Perkins agissaient comme agissent les pointes à l'égard du fluide électrique, elles le soutiraient.

Le *mesmérisme*. Les anciens admettaient un fluide magnétique, universel, qui animait toute la nature ; ils disaient que ce fluide avait une grande analogie avec le principe vital ; ils se vantaient de posséder les moyens de saisir cet agent universel, libre dans l'atmosphère, et de pouvoir par son influence augmenter son action (l'action du principe vital) ; ils pensaient être parvenus au point de simplifier l'art de guérir, en réduisant toutes les maladies à un seul principe ;

ils donnèrent à ce principe le nom de magnétique, à raison de sa ressemblance avec les propriétés de l'aimant et encore avec celles du fluide électrique, c'est ce dont on peut se convaincre en lisant les écrits que nous ont laissés Paracelse, Van-Helmont, Goclenius, Burgravius, Libavius, Wirding, Maxwel, Sautalini, Tenzelius, le père Kircher, Borel, le jésuite Roberti, Nicolas de Locques, Mesmer, etc.

Mesmer, qui trouvait que le fluide magnétique et le fluide électrique étaient presque le même à une époque où le galvanisme était encore inconnu, et par conséquent dans un temps où l'on ignorait que les fluides électrique magnétique et galvanique étaient différents modes de se présenter du même fluide ; Mesmer, qui le nommait fluide universel, avait imaginé, pour agir sur ce fluide dans l'homme malade, un appareil composé de tiges de fer recourbées en pointe par un bout qui pouvait être dirigé sur l'endroit malade et douloureux, l'autre extrémité plongeant dans un grand baquet rempli d'eau et de bouteilles de verre, etc. Dans ce baquet se passait une opération chimique lente.

Les succès que Mesmer obtint lui firent beaucoup de prosélytes, mais aussi un grand nombre d'ennemis, et surtout de jaloux parmi les médecins du temps les plus éloquents, et par conséquent les plus redoutables. Ils écrivirent contre lui sur un point de fait dont l'explication ne pouvait être acquise ni à l'un ni aux autres ; toutefois est-il arrivé que Mesmer se retira sans avoir donné l'explication de ses moyens curatifs qu'il n'avait pas lui-même.

Il est vrai que les crises dans lesquelles tombaient les malades les plus faibles en communication avec d'autres plus fortement constitués fixèrent davantage l'attention des hommes du temps ; c'étaient les femmes particulièrement qui tombaient dans ces états qu'on nommait improprement crises.

Dans cet état que peut déterminer plus ou moins facile-

ment une personne forte sur une autre faible, et particulièrement sur une femme nerveuse ; en présentant ses doigts
et les promenant à la surface de son corps, elle produit des
phénomènes électriques qu'on peut considérer comme une
soustraction de fluide par des pointes ; ce qui est certain,
c'est que la personne soumise à l'expérience entre dans un
état comme de sommeil dans lequel elle peut parler et agir :
c'est cet état qu'on nomme somnambulisme.

Qu'est-ce que le somnambulisme ? Qui nous le dira ; nous
n'en pouvons parler que par hypothèse ? Dans cet état, dans
lequel le corps paraît avoir perdu même une partie du fluide
électrique dont les proportions nécessaires constituaient le
fluide vital, l'âme ne pouvant plus se servir de son instrument incomplet, celui-ci se trouve sous l'influence de l'instinct que le Créateur n'a pas refusé à l'homme et qu'il a
donné aux animaux privés d'âme pour la conservation de
l'individu et de l'espèce. C'est au moyen de cet instinct que
les animaux voient dans la prairie les plantes qui conviennent à leurs maladies, et qu'ils voient peut-être encore au
travers des corps qui sont opaques pour nous dans l'état de
veille. Si c'est l'instinct qui préside chez le somnambule,
nous avons sur les animaux l'avantage de pouvoir le faire
parler ; mais vraisemblablement l'instinct n'est et ne sera
jamais chez l'homme, qui doit se servir de son âme, aussi
parfait que chez les animaux.

Comme moyen de guérison, il est vraisemblable que l'instinct a rendu tous les services qu'il pouvait rendre ; car il
n'a fait aucun progrès depuis qu'on s'en occupe, seulement
il s'est fait connaître dans toute son extension possible.

Loin de s'occuper sérieusement et sagement des faits ap-
portés par Mesmer et de rechercher leur explication, on lui
disputa jusqu'à son invention en l'attribuant à Maxwel, quoiqu'on pût la faire remonter beaucoup plus haut ; car ne de-
vons-nous pas toujours à ceux qui nous ont précédés la plus

grande partie de notre science et aussi de nos découvertes ?

Ce qui nous est resté de Mesmer, ce qui nous reste de plus remarquable, c'est moins le somnambulisme que son appareil qui, perfectionné, pourra devenir encore un instrument de guérison.

En voici la description :

Prenez une cuve de deux mètres de diamètre, d'un demi-mètre de hauteur; dans l'intérieur placez un double fond sur lequel vous mettez des éclats de bouteilles cassées, du sable, des pierres, du soufre concassé, de la limaille de fer, le tout rempli d'eau, puis recouvert d'une planche clouée à la cuve. On aura pratiqué sur la superficie du couvercle, à seize centimètres de distance des bords, différents trous pour laisser passer des tiges de fer disposées de manière qu'une de leurs extrémités puisse pénétrer jusqu'au fond de la cuve, et que l'autre, pointue, puisse être dirigée au moyen d'une courbure sur telle ou telle partie affectée de maladie.

C'est ici, comme dans l'acupuncture, comme dans le perkinisme, une pointe pour soutirer le fluide électrique superflu et le conduire vers un point sur lequel il est appelé par une opération chimique.

Tels sont les moyens directs, plus riches encore d'espérance que de faits, que la physique nous offre.

On verra plus loin d'autres applications de la physique à l'art de guérir, et les raisons qui font qu'elles n'ont pas leur place ici.

DEUXIÈME ORDRE.

Métastasants par augmentation du fluide électrique.

Les influences qui rendent malades comme la pluie froide, le courant d'air humide et surtout le vent étant froid, fort et du nord, de l'est ou du nord-est, le rafraîchissement du corps couvert de sueur ou d'humidité, les douches froides, les bains froids, l'augmentation du fluide électrique par l'usage des machines de physique, le corps étant humide, en donnant introduction dans l'organisme à la cause des maladies, en ajoutant par conséquent à celle qui s'y trouve déjà, ces influences, dis-je, ont pour effet de déplacer le fluide augmenté; il en résulte toutes ces guérisons prétendues telles, et celles qui se font par hasard ou par imprudence.

Ces moyens de métastase sont dangereux, si la métastase n'est pas dirigée; les intermitences sont suivies de récidives plus fortes, plus douloureuses, et souvent plus graves.

Lorsque la cause de maladie a été chassée d'un point douloureux par une métastase de ce genre, la douleur, pendant son absence, disparaît petit à petit, la sueur se développant; mais si rien ne la met dehors, si elle revient sur le même point, le malade peut reconnaître son augmentation à l'intensité de sa douleur nouvelle, plus forte que la première.

Mais si la cause de maladie additionnée ne quittait pas sa place, ses effets augmentant son action pourraient devenir funestes.

Les émissions sanguines, les hémorrhagies, les saignées, les sangsues, ont une action plus ou moins irritante sur le cerveau d'un grand nombre de malades qui en ont peur; il en résulte qu'en augmentant l'irritation du système nerveux encéphalique, tout en diminuant celle du système sanguin ou les ressources de la réaction, on opère la métastase ordinairement sur le cerveau, et si cette métastase devait se terminer par une crise comme une éruption, le sang ayant perdu de sa quantité et de sa force, le système nerveux encéphalique étant malade, ne vient plus en aide.

Cependant, après une émission sanguine, il arrive quelquefois que la cause des maladies étant métastasée d'un point douloureux sur un autre qui ne l'est pas, le malade se croit guéri parce qu'il ne souffre plus ; de là le triomphe de la saignée et des sangsues.

Mais en employant tous ces métastasants par addition, on ne peut en calculer les conséquences ; si l'on ne dirige pas la cause des maladies, son déplacement peut en avoir de fort graves.

La diminution des moyens de réaction par l'émission sanguine rend la crise douteuse, et toujours la convalescence trop longue.

Enfin, on pourrait réunir dans ce troisième ordre toutes les influences qui donnent introduction à la cause de maladie, et dont j'ai déjà parlé plus haut.

TROISIÈME ORDRE.

Moyens ordinaires qui déplacent le fluide électrique superflu et le ramènent par la sueur qui le met dehors, à la proportion de force vitale.

Les métastasants de cette classe, ayant pour effet de déplacer la cause des maladies, des douleurs par conséquent, et de la chasser en favorisant sa sortie par la sueur, peuvent servir dans la main du médecin instruit comme les réactifs dans celle du chimiste, de sorte qu'il peut prédire à coup sûr, annoncer d'avance la guérison d'une affection aigüe, et par conséquent éviter qu'elle devienne chronique.

Ces métastasants agissent concurremment et bien différemment.

Les uns ont la propriété d'augmenter le calorique sur un point quelconque de l'organisme, mais il faut toujours les appliquer le plus loin possible de la région malade. L'irritation qu'ils produisent ou l'accumulation de calorique qu'ils apportent sur ce point attire le fluide électrique superflu, ce sont des *échauffants*, que l'on nomme encore des irritants ou des dérivatifs.

Les autres ont des propriétés et des effets contraires, ce sont les *refroidissants* ou, si mieux l'on aime, des répercussifs, des révulsifs, etc.; ils repoussent le fluide électrique, ils le repoussent même à distance, ou ne le retiennent plus.

Ainsi, pour métastaser la cause de maladie, pour faire taire une douleur, on n'a besoin que d'un dérivatif et d'un répercussif, c'est-à-dire d'un échauffant et d'un refroidissant; le fluide quitte sa place d'abord, puis, par l'exercice, la sueur lui fait quitter l'organisme.

La métastase ou le déplacement de la cause du mal, comme on le verra, doit s'opérer de la tête aux pieds, parce que les soins du médecin doivent toujours tendre à éloigner du cerveau la cause des maladies qui pourrait devenir celle de la mort, en se portant à la naissance des nerfs des mouvements du cœur ou de ceux des poumons.

Chez les femmes grosses, ou chez les malades qui ont eu antérieurement une affection d'un point placé vers le centre du corps, il faut poser un dérivatif latéral et protéger la région du bas-ventre, ou celle qui a été malade, par la présence d'un répercussif sur cette région. Ces métastasants opèrent du dedans au dehors ou du dehors au dedans, comme on veut.

CHAPITRE Ier.

Échauffants, irritants ou dérivatifs.

On nomme irritation l'effet que produisent sur un point quelconque de l'organisme tous les corps qu'on nomme échauffants et qui diffèrent beaucoup entre eux, quoiqu'ils produisent le même résultat.

Tous les points de l'organisme étant différents, les symptômes de l'irritation sont aussi très-différents, et une irritation peut exister sur plus d'une place sans que le malade s'en doute.

Tous les corps, tous les moyens qui ont la propriété d'apporter ou de développer du calorique sur une partie quelconque du corps sont des échauffants : l'eau bouillante est un échauffant par son action à l'extérieur du corps, et à plus forte raison pour l'intérieur, parce que cette eau contient une quantité de calorique plus que suffisante pour déterminer une chaleur considérable, ce n'est pas l'eau qui est l'échauffant, c'est le calorique qu'elle contient.

Le mercure gelé est aussi un échauffant, parce que, placé dans la main, il produit le même effet que l'eau bouillante; ce n'est pas par le calorique qu'il contient, mais par celui qu'il appelle rapidement du dedans à la peau pour revenir à son état normal. La glace, la neige sont aussi des échauffants par la même raison.

Le calorique est donc le principe de l'échauffement comme le fluide électrique superflu qu'il attire est le principe de l'inflammation.

L'inflammation commence sur un point dans l'organisation, lorsque le calorique, plus accumulé sur ce point que sur d'autres, y a attiré le fluide électrique superflu, principe de l'inflammation.

Si le point enflammé est riche en vaisseaux sanguins, le sang circule plus rapidement sur ce point; il en résulte un dégagement de calorique provenant du sang, ce qui a valu à l'inflammation le nom qu'elle porte.

Mais, lorsque le fluide repose sur les nerfs de la vie organique ou dans la moelle de l'épine, il y a frisson, la circulation est lente, le malade éprouve du froid; la cause de l'inflammation, dans ce cas, produit un refroidissement quelquefois très-intense, ce qui fait qu'on lui donne aussi le nom impropre de fraîcheur.

Ainsi, la cause de maladie dans l'organisme peut produire de la chaleur ou du froid, selon le système qu'elle occupe, et cependant appelée par l'accumulation du calorique.

Parmi les moyens qui servent à accumuler le calorique sur une place, les uns lui servent de véhicule et permettent de l'appliquer, ce sont les *échauffants calorifères.*

Les autres, par leur application, produisent un mouvement plus rapide dans la circulation du sang sur le point sur lequel on les pose. Il en résulte accumulation du calorique sur ce point, ce sont des *échauffants calorigènes.*

Echauffants calorifères. On applique le calorique à la peau en chauffant la partie qu'on veut irriter, en la plaçant au soleil, au feu, sur le charbon d'un fourneau allumé ; au moyen d'un fer chaud, au moyen d'eau chaude, ou d'autres corps dans lesquels on accumule du calorique pour le porter sur le malade, ou l'introduire dans le corps du malade.

Tout ce qui peut être chauffé, puis appliqué au malade, extérieurement ou intérieurement, est un moyen échauffant, dérivatif calorifère.

Echauffants calorigènes. Ils sont de nature différente, quoique le résultat soit le même. Ils ont pour effet d'accumuler le calorique dans l'organisme par un mouvement du sang plus rapide. Il y a des échauffants calorigènes moraux, il y en a de mécaniques, etc.

1° Les *échauffants moraux.* Tout ce qui produit une forte impression sur les organes encéphaliques, comme un grand plaisir, une grande peine, un travail trop exigé de ces organes, produit de la chaleur dans le cerveau ; je n'en parle pas comme des moyens de guérison, mais pour faire comprendre comment des affections morales insensibles ont souvent fait taire des douleurs atroces.

2° Les *échauffants mécaniques.* Les frictions sèches, faites sur la peau avec des linges rudes, des brosses de crin, des gants de crin, des brosses dites de racine de buis, sont des échauffants calorigènes. On détermine encore le même effet par des pincements, l'urtication, la flagellation, le massage, les bracelets serrés, les ventouses de toutes espèces.

3° Les échauffants naturels végétaux, minéraux, animaux, et ceux qu'on trouve dans la pharmacie, sont très-nombreux : les uns ne sont échauffants qu'à l'intérieur, les autres le sont à l'extérieur et par conséquent aussi à l'intérieur.

Ce sont encore des échauffants calorigènes ceux dont la

médecine fait usage depuis longtemps, ce sont les meilleurs. Ce sont les moyens ordinaires avec connaissance de cause.

Les échauffants que je réunis ici ne sont pas irritants au même titre, mais ils servent très-utilement pour arriver au même but.

Les uns sont irritants-aromatiques, les autres amers-astringents ne sont irritants que pour l'intérieur, parce qu'ils sont unis à un principe astringent; il y en a de purgatifs-âcres ; les autres sont vésicants ; et enfin les autres sont cau-térisants, etc.

Les uns se trouvent dans la nature, les autres sont des produits de l'art pharmaceutique.

PREMIÈRE DIVISION.

Echauffants-aromatiques portant leur action sur la peau comme rubéfiants
et sur la membrane musculaire de l'estomac et des intestins.

Pour comprendre le rôle des échauffants aromatiques dont l'usage, en petites doses, a pour effet de resserrer les intestins et de constiper les personnes qui en font usage dans leurs aliments, il faut savoir que la propriété irritante existe dans le principe aromatique ; que celui-ci, traversant la membrane muqueuse des intestins, porte son action sur la membrane musculaire qui, par toute irritation, se contracte.

Lorsque l'appareil de la digestion est paresseux ou disposé à la paralysie, c'est alors que les aromatiques irritants sont d'un grand secours. On dit alors avec raison qu'ils sont stomachiques, qu'ils redonnent du ton à l'estomac.

L'action échauffante des aromatiques irritants n'est que passagère ; car lorsque la digestion d'aliments épicés est faite, le principe irritant n'est plus qu'aromatique et son rôle a changé, car il est répercussif.

Les doses s'établissent par un essai sur la langue. Pour l'usage externe on les emploie à toutes doses.

Exemples.

Le poivre noir,
La poudre,
La teinture.

La moutarde,
La poudre des semences,
Cataplasmes.

Le poivre long,
La poudre,
La teinture.

Le cochléaria vert,
L'alcoolat,
Le sirop.

Le poivre cubèbe,
La poudre,
La teinture.

Le laurier,
Les feuilles,
Les fruits,
L'huile concrète,
L'huile volatile,
L'onguent.

L'ail,
Le suc.

L'oignon,
L'oignon cuit sous la cendre,
L'oignon brûlé,
Le suc d'oignon.

Les semences d'ammomées,
Les poudres,
Les teintures.

Les choux,
Les feuilles,
Les semences.

Le gingembre,
La poudre,
La teinture.

Le raifort vert,
Les racines,
L'eau distillée,
L'alcoolat.

La zédoaire,
La poudre,
La teinture.

Le galanga,
La poudre,
La teinture.

Le girofle,
La poudre,
L'eau distillée,
La teinture,
L'huile volatile.

Le cresson vert,
L'extrait,
Le suc.

La cannelle de Ceylan,
La poudre,
L'huile volatile,
L'eau distillée,
La teinture,
Les pastilles.

Le cassier,
La poudre,
L'huile volatile,
L'eau distillée,
La teinture.

La cannelle de Chine,
La poudre,
L'huile volatile,

L'eau distillée,
La teinture.

La cannelle blanche,
Les mêmes préparations.

Le sassafras,
Les copeaux,
L'infusion,
L'huile volatile,
L'eau distillée,
La teinture.

La muscade,
La poudre,
L'huile concrète,
L'huile volatile.

Le bois de Rhodes,
La poudre,
L'eau distillée.

L'acorus calamus,
La poudre d'acorus calamus,
Son eau distillée,
Son huile essentielle,
Les pastilles ou tablettes,
La teinture,
L'extrait.

Etc. , etc.

DEUXIÈME DIVISION.

Echauffants-amers et astringents.

Les amers-astringents se prennent à l'intérieur, ils resserrent les vaisseaux chylifères par leur astringence, leur action irritante-amère se développe sur le canal digestif ; leur amertume désagréable agit comme vermifuge , et sous ce rapport ils trouvent encore place dans les dépuratifs ; mais ils ont bien une autre importance comme fébrifuges. Pour que les fébrifuges agissent efficacement , il faut profiter du moment où l'appareil digestif est en bon état , car le principe amer est irritant ; il l'est au moins passagèrement, il appelle sur l'appareil de la digestion la cause de la fièvre lorsqu'elle est logée dans les viscères du voisinage.

Tous ces amers , comme on le verra , sont employés avec succès comme dérivatifs fébrifuges et remplacent le quinquina, ainsi que j'ai pu souvent en acquérir la preuve et comme je le démontrerai , lorsqu'ils sont administrés en lavement.

Leur amertume ne semble-t-elle pas dire que ces excellents médicaments ne sont pas destinés à être pris par la bouche ?

Les doses s'établissent par un essai sur la langue.

Exemples.

Les quinquinas vrais,	Les pastilles,
La poudre,	Le sulfate de quinine,
La teinture,	L'extrait sec,
Le vin,	L'extrait mou,
Le sirop à l'eau,	Les pilules de sulf. de quinine.
Le sirop au vin,	Le tannate de quinine.

L'écorce de saule,
La poudre,
Le sulfate de salicine
et les autres préparations analogues à celles de l'écorce du quinquina.

Le marron d'Inde,
La poudre,
La fécule,
L'extrait,
L'écorce de l'arbre,
Sa poudre.

L'artichaut ,
La décoction,
Le réceptacle charnu.

La ronce,
Les feuilles de ronce,
L'infusion,
Le fruit.

La germandrée,
L'infusion.

Le chardon-bénit,
L'infusion,
L'eau distillée.

Etc., etc.

TROISIÈME DIVISION.

Les échauffants-acides.

Il faut se garder de donner à l'estomac malade des irritants acides trop forts. Ces irritants affaiblis, lorsque les muqueuses de l'estomac et des intestins sont en bon état , agissent très-à-propos comme dérivatifs, en portant leur action sur cette membrane muqueuse, ils appellent le fluide électrique superflu sur ce tissu insensible et produisent des déjections plus abondantes, parce qu'ils augmentent la sécrétion muqueuse de cette membrane en l'irritant; on les nomme rafraîchissants et, comme on le voit, c'est une expression très-impropre dont on abuse dans le monde et même en médecine.

Ces acides naturels sont rubéfiants pour l'extérieur comme pour l'intérieur. Ils sont par conséquent échauffants, calorigènes, parce qu'ils augmentent les mouvements du sang sur la place sur laquelle on les pose.

Tous ces acides, qui sont fixes, agissent sur place; il n'en est pas de même des acides volatils comme ceux qu'on retire des baumes, de la fève tonka, de la vanille, du mélilot, du vinaigre; ces acides sont irritants pour l'estomac et pour la muqueuse du poumon. On peut les employer avec succès dans l'inflammation du poumon, dont on veut rappeler la cause sur la muqueuse de cet organe; mais il faudrait bien s'en garder dans le traitement de l'asthme, dont il faut repousser au contraire la cause.

Lorsque les acides sont étendus d'eau, comme le sirop de groseilles, le sirop de cerises, ils n'agissent plus comme irritants; l'effet du sirop de groseilles, fait comme on le trouve dans toutes les pharmacies, est certain dans les fièvres inflammatoires, dans les affections de l'estomac. On peut en dire autant du sirop d'oranges douces, de verjus, et autres peu acides et peu aromatiques.

Les doses s'établissent par un essai sur la langue.

Exemples.

L'oseille,	Les confitures,
Les feuilles et les tiges,	Le sirop.
Le sirop,	
L'acide oxalique.	*Le verjus,*
	Les confitures,
Les groseilles,	L'acide tartrique,
Les fruits,	Le tartrate acidule de potasse.

Les tamarins,
La pulpe.

L'épine-vinette,
La confiture.

Les citrons ,
Le jus,
La limonade,
L'acide citrique,

L'alléluia,
Le sel d'oseille.

Le vinaigre,
Framboisé,
Surare,
A l'estragon,
Sirop de vinaigre.

Etc. , etc.

QUATRIÈME DIVISION.

Echauffants-purgatifs.

Les uns, à cause de leur énergie, ne peuvent servir à toute dose qu'à l'extérieur ;

Les autres sont pour l'usage interne, mais à dose certaine.

Ceux qui ne servent qu'à l'extérieur peuvent bien être donnés à l'intérieur, mais à très-faible dose.

Ceux qui peuvent être donnés à l'intérieur n'agissent que faiblement à l'extérieur, à la même dose.

Mais, autant que possible, il faut éviter d'appeler la cause de maladie sur l'appareil de la digestion, il faut réserver ces organes pour le but pour lequel ils sont créés.

Médicaments purgatifs aux doses indiquées.

La plus petite dose est pour un enfant, la plus forte pour l'âge viril. De petites doses sont toujours préférables à des doses plus fortes, parce que l'effet de la médecine ne peut être jugée par la quantité de matière rendues, mais par celui qu'elle a opéré dans la métastase.

Ainsi, un purgatif qui n'agit pas comme purgatif agit toujours d'une manière salutaire, car il est alors sudorifique. Et la cause des maladies a fait un mouvement de la tête à l'estomac.

Exemples.

La manne, (dose : 32 à 96 gram.),
La mannite,
Les pastilles de manne,
Le sirop.

La rhubarbe, 1 gram., 3 gr. à 7 gram.
La racine,
Sa poudre,
L'infusion,
Les pastilles,
L'extrait.

L'huile de ricin, 16 gram. à 48 gram.,
Dans du bouillon,
En lavement.

Le Jalap,
La résine,
En poudre, 50 centigr., 1 gram. à 2 gram.,
La teinture,
La résine, 20 centigr. , 30 à 75 centigr.,
Le sirop,
L'eau-de-vie allemande.

Le méchoacan,
La racine,
La poudre, 2 gram., 3 gram., 7 gram.,
La teinture ,
La résine ,
L'infusion.
La décoction.

La scammonée d'Alep.
Le suc,
La poudre, 25 centigr., 50 centigr., 1 gr.
La teinture.

La scammonée de Smyrne,
La poudre, 25, 50, 75 centigr.
La teinture.

La racine de turbith,
La poudre.
La résine , depuis 35 centigr., 1 gram. jusqu'à 2 gr.,
La teinture.
L'infusion.

Le séné, les feuilles, 4 gram., 8 gram., 12 gram.
Les follicules.

La mercuriale verte,
La plante entière, une pincée, une demi-poignée et une
　　poignée.

La bryone,
La racine verte en infusion, 5 gram. , 32 gram. à
　　64 gram.
Le suc,
La poudre, 1 gram., 2 gram., 3 gram.

Le concombre cultivé ,

La teinture ,

La pommade ,

L'extrait ,

Le suc , 500 gram. jusqu'à 1,000 gram. par jour, avec
  petit-lait.

Les amandes décortiquées, 16 gram. jusqu'à 32 gram.
  dans 750 gram. d'eau, à prendre par petits verres.

L'aloès ,

Le suc propre , 10 centigr. jusqu'à 40 centigr.

La poudre.

Les sels purgatifs.

Sulfates de potasse, 4 gram., 7 gram. jusqu'à 16 gram.
  —   de soude, 8 gram. jusqu'à 32 gram.
  —   de magnésie, 4 gram. jusqu'à 16 gram.

Phosphate de soude, 4 gram., 16 gr., 32 gram.

Citrate de magnésie en solution dans un demi-litre d'eau
  gazeuse, 16-32 gram, 45 gram.

La magnésie carbonatée ou calcinée purge lorsqu'elle
forme avec les acides qui peuvent se trouver dans l'estomac
des sels purgatifs. Le carbonate de soude, les pastilles de
Vichy, l'eau de Vichy sont dans le même cas.

Tartrates :

Tartrate accidule de potasse, 4 gram., 8 gram., 16 gram.

Tartrates de potasse et de soude, 4 gram., 8 gram., 16 gram.

— Antimonié de potasse en lavage, 5 centigram. pour une potion de 192 gram.

Les eaux minérales acidules salines.

De Vichy.
De Seltz.
De Sedlitz.
De Balaruc.
De Bourbonnes-les-Bains.
De Baden.
De Carlsbaden.
De Plombières,
Du Mont-d'Or,
Etc., etc.

CINQUIÈME DIVISION.

Echauffants, vésicantsou cautérisants, pour l'extérieur.

Les vésicatoires opèrent à l'extérieur en enlevant l'épiderme. On ne peut les employer comme échauffants dérivatifs qu'une fois sur la même place.

Lorsque la douleur est passée, ils sont inutiles. Il en est de même des cautères; le temps est passé où l'on supposait que l'humeur qui sortait du vésicatoire et du cautère débarrassait d'autant l'organisme.

Les rubéfiants, comme les cataplames faits avec la farine de moutarde mitigée, sont, à mes yeux, préférables, parce qu'ils produisent le même effet dans la métastase et qu'on peut y revenir autant qu'il est nécessaire.

Les cantharides,
La poudre de cantharides,
L'huile de cantharides,
La teinture,
L'extrait,
L'emplâtre,
L'onguent,
Le taffetas épispastique,
La cantharidine.

L'ammoniaque,
La pommade du docteur Gondret,
Le liniment volatil.

Huile de croton tiglium.

L'huile essentielle de moutarde.

La pierre à cautère.

La pierre infernale.

Tous les acides concentrés.

Etc., etc.

CHAPITRE II.

Les refroidissants.

Pour apprécier l'action des refroidissants à leur juste va-
leur, il faut examiner soigneusement la place malade.

On y trouve :

1° Le calorique surabondant qui retient le fluide électrique.

2° Le fluide électrique superflu lui-même , qui, par sa
présence et son action sur les mouvements des fluides dans
les vaisseaux capillaires sanguins, les accélère et détermine
un dégagement continu de calorique qui le retient sur cette
place.

3° L'effet irritant, agaçant de sa présence sur les fibres
musculaires qui se trouvent sur la place malade, ce qui
peut s'exprimer encore par *éréthisme.*

Les refroidissants doivent comprendre nécessairement :

1° Les refroidissants sans humidité.

2° Les aromatiques qui repoussent le fluide électrique.

3° Les narcotiques qui font taire l'éréthisme en diminuant la vitalité du point malade, la crispation des fibres musculaires du même point et du voisinage.

4° Et enfin les astringents qui diminuent l'afflux du sang sur un point à l'intérieur, comme à l'extérieur en resserrant les vaisseaux capillaires.

PREMIÈRE DIVISION.

Refroidissants sans humidité.

Le calorique ayant pour effet d'attirer le fluide électrique sur le point ou vers le point sur lequel on l'accumule, on comprend que tous les corps qui auront la propriété contraire de refroidir la place malade, seront directement ou indirectement refroidissants. Le point le plus chaud, celui qui est actuellement le siége du fluide électrique, devenant le plus froid par leur présence ou par leur action, ce fluide quittera ce point enflammé pour se porter vers celui qui sera plus chaud ou sur lequel on aura accumulé le calorique.

Ainsi, tous les corps qui ont la propriété de refroidir la place malade sans la mouiller, sont répercussifs, passifs ou indirects, ils aident au départ du fluide en ne le retenant plus.

Les échauffants ou irritants dérivatifs ayant pour effet d'accumuler le calorique en les plaçant sur un point éloigné du point malade, ils concourent au refroidissement de celui-ci en en éloignant le sang; c'est pour cette raison que, dans tout traitement, il faut commencer par une application de moyens échauffants le plus loin possible du point malade.

Dans les affections cérébrales, par exemple, après avoir pris ce soin, on prend encore la précaution de couvrir l'oreille du malade avec un drap de toile en plusieurs doubles, et l'on peut employer le même moyen pour préserver les autres parties du corps qu'on veut garantir des conséquences de l'accumulation du calorique ; ce qui a toujours lieu lorsque la tête du malade pose sur un oreiller rempli de plume et lorsque la partie souffrante de son corps pose sur un matelas de laine.

C'est pour des motifs semblables qu'on a des oreillers en paille d'avoine, en fougère, en crin végétal, etc., etc.

On rafraîchit encore avec des mains froides, si la tête n'est pas mouillée par la sueur.

On peut le faire avec des serviettes de toile qu'on fait refroidir sur un marbre, à mesure qu'elles s'échauffent avec les plaques métalliques, des onguents qui retiennent des métaux, comme l'onguent mercuriel, et tous les moyens qui peuvent se prêter à la forme de la surface du corps sur laquelle il faut les appliquer.

On ne doit employer l'eau froide que dans les cas urgents, parce que les refroidissements humides déplacent le fluide électrique en l'augmentant d'intensité.

Les aromatiques végétaux et ceux qui sont le produit de l'art, contiennent presque tous un principe qui a la propriété de repousser le fluide électrique ; mais par la propriété dont ils jouissent encore d'être volatils, ils sont rafraîchissants à deux titres.

Tous les aromatiques n'ont pas le même avantage, les aromatiques échauffants agissent en sens contraire.

Le principe aromatique pur est encore inconnu. Tous les aromatiques les plus rapprochés de l'état de pureté ont la propriété de repousser le fluide électrique renfermé dans l'organisme, de sorte que tandis que le calorique l'attire vers un point éloigné, si l'on place sur celui qui est malade un aromatique volatil, on sera sûr de chasser la cause du mal et de la diriger ; ce fait est bien établi depuis longues années, mais faute d'explication, lorsque par ces moyens le médecin n'arrivait pas à son but, il se croyait en défaut et recourait à d'autres , il en résultait que le patient se trouvait soumis à des expériences qui ne pouvaient lui profiter.

Les aromatiques sont nombreux, il s'en trouve dans les trois règnes de la nature ; mais les aromatiques ne plaisent pas tous aux personnes qui en ont le plus grand besoin ; je veux parler de celles qui ont le cerveau malade. Ce qu'il y a de remarquable, c'est que ces malades qui sont dans l'opposition trouvent agréables les odeurs infectes, de sorte qu'il y a des aromatiques pour tout le monde.

Chose remarquable encore : le principe aromatique n'agit pas, comme on pourrait le croire , par absorption.

Ainsi, lorsque pendant deux jours on a fait application du calorique sur les jambes et sans succès apparent, l'aromatique placé alors sur le point malade fait partir aussitôt la cause morbifique ;

Et ce n'est pas par une application immédiate sur la peau, c'est même à distance. Ainsi pour agir sur la pulpe cérébrale, il suffit de le mettre sur la tête et de l'en couvrir.

L'aromatique, considéré comme un moyen de repousser le fluide électrique, devient irritant lorsqu'il est respiré trop longtemps. Les dames qui restent dans les comptoirs de parfumeurs ou dans les officines des pharmaciens en ont depuis longtemps fait l'expérience.

DEUXIÈME DIVISION.

Les aromatiques.

§ 1er.

Aromatiques refroidissants.

Exemples.

L'éther sulfurique bien pur.

L'éther hydrochlorique.

L'éther nitrique.

L'éther acétique.

L'application de ces aromatiques refroidissants serait très-dangereuse sur la peau mouillée.

§ 2.

Aromatiques doux.

Exemples.

Le camphre,
La poudre de camphre,
L'eau camphrée,
L'eau-de-vie camphrée,
L'huile camphrée.

Le musc,
La teinture de musc,
Pilules de musc.

L'ambre gris,
La teinture d'ambre.

Le castoréum,
Poudre de castoréum,
Teinture de castoréum,

La civette,
Teinture de civette.

L'huile de cajeput.

Le styrax,
L'onguent.

Le vétiver,
En sachets.

L'origan,
La poudre.

La sauge,
La poudre,
L'huile essentielle,
L'eau distillée.

Le romarin,
La poudre,
L'huile essentielle,
La teinture.
L'eau distillée.

La germandrée,
La poudre,
La teinture.

La menthe poivrée,
L'eau distillée,
L'huile volatile,
La teinture,

Les pastilles à la goutte, les tablettes, le sirop.

L'hysope,
La poudre,
L'eau distillée,
La teinture,
L'infusion.

La sariette,
La poudre,
L'eau distillée,
L'huile volatile,
L'infusion.

La lavande,
La poudre,
L'huile volatile,
L'eau distillée,
L'infusion.

Le marrube,
Le sirop,
L'infusion.

Le thym,
L'huile volatile,
L'eau distillée,
L'infusion.

Le serpolet,
L'infusion,
La poudre, etc.

§ 3.

Aromatiques astringents.

Exemples.

Le sureau,	La fleur et la feuille,
La fleur,	L'eau distillée,
La teinture,	L'huile essentielle.
La poudre.	
	Le géranium à odeur de rose,
Le piment de la Jamaïque.	L'huile volatile.
La poudre,	
La teinture.	*La rose,*
	L'eau distillée,
L'oranger,	L'huile essentielle.

§ 4.

Aromatiques acides.

Exemples.

Le beaume de la Mecque,	La teinture,
Les dragées.	Le sirop.
Le mélilot,	*Le baume de Tolu et celui du*
La fleur.	*Pérou,*
L'eau distillée,	Les tablettes,
La poudre.	Le sirop.
La fève tonka,	*Le baume de Gayac,*
La poudre.	La teinture.
La vanille,	*La myrrhe,*
La poudre.	La teinture.
Le benjoin,	*Les bourgeons de peuplier,*
	Etc., etc.

§ 5.

Aromatiques désagréables.

Exemples.

Les amandes amères,
La poudre,
L'huile essentielle,
L'huile grasse.

Le laurier-cerise,
L'eau distillée.

Le lierre terrestre,
Le sirop,
L'eau distillée.

L'erysimum,
Le sirop.

La mélisse,
L'eau distillée,
La teinture,
L'eau de mélisse composée.
Alcoolat de mélisse simple.

Le patchouli,
Les sachets,
La pommade.

L'aulnée (racine),
La racine,
L'extrait,
L'eau distillée.

La valériane,
La poudre,
La teinture,
L'eau distillée.

Le succin,
La teinture,
L'acide succinique,
Les produits de sa distillation.

Le labdanum,
La teinture.

Le goudron,
L'eau de goudron,
Fumigations.

Les huiles pyrogénées.

Le pétrole.

Les eaux minérales sulfu-
reuses :
— d'Aix,
— de Bagnères,
— de Barèges,
— de Bonnes,
— d'Enghien.

Etc., etc.

TROISIÈME DIVISION.

Les narcotiques.

§ 1er.

Narcotiques pour l'usage externe.

Exemples.

La belladone,
La poudre,
La teinture,
L'huile,
L'extrait.

La jusquiame,
La poudre,
L'huile,
La teinture,
L'extrait.

Le stramoniu
La poudre,
La teinture,
L'huile,
L'extrait.

Les pavots,
Les pétales,

Les feuilles,
Les têtes,
Le sirop Diacode,
La poudre de feuilles,
La poudre de la tête du pavot blanc.

L'opium,
La poudre,
La teinture,
L'extrait,
Le sirop d'opium,
La morphine,
Le chlorhydrate de morphine,
La narcotine,
Le laudanum de Sydenham,
Le laudanum de l'abbé Rousseau.

§ 2.

Narcotiques pour l'usage interne.

Exemples.

La laitue vireuse,
Le lactucarium,
Le suc à faible dose,
L'extrait.

La molène,
L'infusion.

La morelle.

La dent de lion,
L'extrait,
Le suc.

Le coquelicot,
L'extrait,
L'infusion.

La scorzonère.
Etc., etc.

QUATRIÈME DIVISION.

Astringents.

Ce sont des médicaments dont l'action sur la langue est telle qu'on croirait que cet organe se rapproche sur lui-même, parce que les astringents ont pour effet de resserrer le tissu cellulaire.

Il y a des astringents dans la nature, il y en a dans les arts qui n'ont pas d'autre propriété que l'astringence ; ils sont hémostatiques, ils servent à arrêter le sang dans une hémorrhagie parce qu'ils sont astringents, ils resserrent l'ouverture des vaisseaux sanguins et, se combinant avec le sang à leur ouverture, ils forment un obturateur qui sert de bouchon.

Ils agissent à l'intérieur en resserrant les glandes de la membrane muqueuse, en empêchant ses sécrétions trop abondantes ; en resserrant les orifices des vaisseaux chylifères, ils permettent d'introduire dans l'estomac et dans les intestins des substances actives dont on ne veut pas que l'action s'étende au fluide nourricier par le chyle, et au contraire on a bien soin de n'en pas faire usage lorsqu'on veut que le médicament introduit dans la bouche passe par toutes les voies de la digestion.

PREMIÈRE DIVISION.

Astringents pour l'intérieur.

On consulte l'action, sur la langue, du médicament astringent pour le doser.

L'amidon,
Cuit,
Non cuit.

Le riz,
L'eau de riz,
Le riz cuit.

Le châtaignier,
Le fruit,
L'amande.

Le bouleau,
L'écorce,
La décoction,
Les feuilles en cataplasme.

L'aulne,
L'écorce,
Les feuilles.

La racine de bistorte,
La poudre,
La décoction.

La consoude,
La racine.

L'olivier,
Le fruit vert.

L'argentine,
La plante,
L'eau distillée.

La quinte feuille.

La tormentille.

La bénoite.

La ronce.
Les feuilles.

L'aigremoine.

La filipendule.

L'alchemille.

La pimprenelle.

Le cognassier,
Le coing,
Les semences,

Le sirop,
Les confitures.

Le néflier,
Les nèfles.

La plantain,
La semence du psyllium.

Le cachou,
La poudre,
Les tablettes,
Les grains.

La racine de ratanhia,
La poudre,
Le sirop,
La teinture.

Le kino.

Les roses rouges,
La poudre,
La conserve,
Les tablettes,
Onguent rosat.

Les cynorrhodons,
La conserve.

Le thé noir.

Etc., etc.

DEUXIÈME DIVISION.

Astringents pour l'extérieur.

Exemples.

L'eau de chaux.
L'eau de chaux chlorurée
à toutes doses.

Le fer,
L'oxyde de fer noir.

Le zinc,
Le sulfate,

Le chlorhydrate.

Le plomb,
Le sous-acétate,
Le cérat de Saturne.
Le cuivre,
Le sulfate.

L'eau ordinaire, 1 litre et **20**
gouttes d'acide sulfurique.

L'alun.

L'eau gazeuse simple.

L'agaric des chirurgiens.

La toile d'araignée.

La colophane.

Le chêne,
Le fruit,
La noix de galle,
Le tan,
L'acide tannique.

Etc., etc.

TROISIÈME DIVISION.

Astringents acides pour l'intérieur.

Le grenadier,
Les grenades bien mûres,
Le sirop.
L'acide sulf., 15 gout. par lit.

L'eau de Rabel, 20 gout. par lit.

Le pommier,
Le fruit peu mûr.

Le verjus,
Les confitures.

L'épine-vinette.

Le suc d'acacia.

Le fruit du sumac roure.

Le framboisier,
Le sirop du fruit,
La conserve.

Tous les fruits verts.

Etc., etc.

QUATRIÈME DIVISION.

Eaux minérales astringentes.

Les eaux minérales ferrugineuses :
De Spa ,
De Pyrmont,
De Provins,
De Pougues,
De Passy,
De Contrexevilles,
Etc., etc.

NARCOTICO-AROMATIQUES.

Exemples.

Le médecin peut à volonté conseiller le narcotico-aromatique qui lui conviendra le mieux, en choisissant dans les
aromatiques doux et dans les narcotiques; il peut de même
prescrire des gargarismes contre les maux de gorge et des
tisanes, en unissant des astringents avec des narcotiques.

J'en donne ici quelques exemples.

J'ai remarqué que la réunion de plusieurs narcotiques
avaient un meilleur effet qu'un seul narcotique. Que plusieurs
aromatiques valaient mieux dans la composition d'un narcotico-aromatique qu'un aromatique seul.

Je donne ici des recettes de narcotico-aromatiques que j'ai beaucoup employés.

Pr. Populéum,   32 grammes.
     Essence de lavande fine,   10 gouttes.
     —   de roses,   1 goutte.
Mêlez.

Gouttes blondes.

Pr. Opium choisi,   4 grammes.
     Contusez, broyez avec es-
         sence de lavande fine,   12 grammes.
Faites chauffer au bain-marie et filtrez chaud.

Gouttes vertes.

Pr. Belladone,
     Jusquiame,
     Stramoine,
de chaque, 4 grammes, en poudre.

Broyez avec essence de lavande fine, 16 gr. en poudre.
Exprimez fortement.

Le résidu de ces deux derniers médicaments peut faire partie d'une pommade narcotico-aromatique qui pourra être donnée à bas prix.

NARCOTICO-ASTRINGENTS.

Exemples.

Pr. Feuilles de ronce,   une poignée.
     Fleurs de roses rouges,   une pincée.
Faites infuser dans un litre d'eau bouillante.
Tirez à clair et laissez refroidir.

Ajoutez :

    Sirop diacode,   64 grammes.
    Eau de Rabel,   18 gouttes.
Pour gargarisme.

Pr. Sirop de ratanhia,
    «   diacode,   } de chaque,   32 grammes.
Eau de Rabel,   20 gouttes.
Mêlez.

De cette mixture une cuillerée pour un verre d'eau.
A prendre tiède.

Pr. Fleurs de coquelicot,
    Feuilles d'oranger, de chaque,   une poignée.
Faites infuser dans un demi-litre d'eau, tirez à clair et sucrez. A boire en une fois à jeun.

Cette tisane réunit tous les principes émollients, narcotiques, échauffants, aromatiques, amers ; c'est la composition la plus simple, la plus naturelle et la meilleure pour calmer le dévoiement, la dyssenterie même.

Pr. Poivre de la Jamaïque concassé,   64 grammes.
    Eau-de-vie,   une pinte.
Faites infuser à froid pendant deux jours et passez, puis renfermez pour l'usage.

NOTA. Le poivre de la Jamaïque, ou celui de Tabago, est de la famille des myrthes. — On pourrait le remplacer par le poivre couronné, mais pas par d'autres. Il faut le choisir aussi nouveau que possible, car, se conservant longtemps avec sa forme et sa couleur, n'étant pas sujet à être piqué, on le trouve dans le commerce souvent très-vieux ; on s'en aperçoit à la saveur.

Pr. De cette teinture ,   500 grammes.
     Acide sulfurique,   100 grammes.
Mêlez avec précaution.

Laissez déposer et filtrez ; puis, conservez dans une bouteille pour l'usage.

La dose est depuis 10 gouttes jusqu'à 40 dans un verre d'eau, une demi-heure avant toute nourriture.

Cette eau , à l'époque du choléra, eut beaucoup de succès. Elle a fait la fortune d'un fabricant de potions de la rue de la Roquette à Paris, qui la donnait gratuitement et généreusement aux pauvres.

La recette s'en trouve dans la médecine domestique de Buchan (5 volumes).

NARCOTICO-AROMATIQUE.

SACHETS.

Quel beau champ d'amélioration et de progrès pour le médecin qui voudrait supprimer ces odeurs désagréables de la plupart des préparations de la pharmacie, et les remplacer par des compositions délicieuses qui ne manquent pas, en choisissant cependant des essences qui ne soient pas irritantes !

Il n'est pas nécessaire de prendre des essences du commerce qui, la plupart du temps, sont vieilles et sophistiquées, aujourd'hui qu'on sait que les aromatiques et les narcotiques agissent à distance et qu'on sait pourquoi ; il suffit de composer des sachets avec des plantes aromatiques, et auxquelles on ajoutera des narcotiques, des astringents, selon l'in--dication.

Il n'est pas nécessaire que le sachet dans lequel on les

renfermera soit épais, il faut qu'il ne laisse pas tamiser les narcotiques.

On place ces sachets sur la tête en cucuphe, autour du front en bandeau.

Sur l'estomac en ceinture, etc.; sur les yeux on les fait très-légers et fixés seulement d'en haut : ceux-ci peuvent renfermer des astringents aromatiques.

DEUXIEME CLASSE.

DÉPURATIFS.

Tous les moyens qui ont servi et ceux qui peuvent servir à débarrasser l'organisme de la matière morbide qui s'est formée par l'action du fluide morbifique sur les tissus, sur les organes, sur le fluide nourricier, etc., ont reçu le nom de dépuratifs.

Les forces naturelles suffisent quelquefois à la réaction qu'on nomme encore la crise, mais souvent aussi il faut, comme on dit, aider à la nature et faire usage des dépuratifs.

Les premiers moyens à employer sont ceux qui guérissent l'encéphale, car si cette partie du corps qui préside à toutes les fonctions se trouve malade, aucune fonction ne peut se faire, et la crise est une fonction; il faut donc placer au nombre des dépuratifs les moyens qui servent à chasser la cause de maladie du système nerveux encéphalique.

Non-seulement il faut éloigner la cause de maladie du cerveau et du cervelet, par l'usage des métastasants, mais il faut le faire avec constance et même ne pas en attendre la nécessité; tout le monde sait que dans la crise qu'on nomme la variole: si l'éruption, parcourant ses périodes, la cause morbifique remontait au cerveau, la maladie prendrait un caractère grave et menaçant, les pustules cesseraient de progresser, elles s'affaisseraient, noirciraient, et le pus, rentrant dans le torrent de la circulation, le malade mourrait empoisonné par la matière morbide.

Si l'on doit craindre le retour du fluide morbifique sur l'encéphale, on doit encore le craindre sur l'organe en crise.

Le retour du fluide électrique sur la matière morbide elle-même donne naissance à des animalcules qui causent des démangeaisons insupportables, qui forcent à gratter. Or, la friction peut déterminer une irritation suffisante pour rappeler sur ce point la cause de maladie.

Il faut aider le malade, et pour arriver à ce but, il y a des moyens qui tuent les animalcules, d'autres qui les font sortir de la peau et d'autres qui leur font quitter la place.

Les animalcules qu'il faut combattre ne sont pas tous connus, il en est qu'il faut supposer, et pour les détruire on agit comme si on les voyait; les démangeaisons annoncent leur présence, sauf les démangeaisons qui sont occasionnées par la desquammation de l'épiderme.

Ainsi, en consultant l'effet qu'on veut obtenir, les dépuratifs se partagent naturellement en deux classes : 1° les dépuratifs à prendre à l'intérieur, ceux-ci chassent les animalcules et les vers du dedans au dehors ; 2° et les dépuratifs pour l'usage externe ; ce sont ceux qui attirent les animalcules ou les éloignent, ou les font périr sur place, ce qui nous donne des dépuratifs internes et des dépuratifs externes.

Les dépuratifs internes peuvent se prendre par la bouche ou en injections, en lavement.

Les uns, ceux de la première division, facilitent les crises de la bouche à l'estomac, comme les vomitifs.

Les autres, ceux de la deuxième division, facilitent les

crises de l'appareil de la digestion en expulsant les vers et les animalcules qui par leur présence occasionnent le prurit interne ou la soif, ce sont les amers astringents.

Les autres, ceux de la troisième division, dépurent le sang lui-même, en parcourant avec lui tout l'organisme, et en facilitant ses fonctions, tels sont les amers sans astringence.

Ceux de la quatrième division facilitent les crises par les urines ; ils sont nitrés, émollients et astringents comme les borraginées.

Enfin, les derniers de la cinquième division, ou les dépuratifs externes, nettoient la peau en la débarrassant de toutes ces impuretés étrangères qu'on nomme les dartres, celles qui sont en dehors , celles qui sont disposées à sortir et un grand nombre qu'on ne voit pas et qui sortiront plus ou moins abondamment par l'usage d'un dépuratif que j'indiquerai.

J'éloignerai de l'usage actuel un grand nombre de médicaments, employés jusqu'à ce jour empiriquement, parce qu'en effet ils font disparaître les dartres, mais ils font rentrer l'animalcule dont elles sont l'ouvrage. Celui-ci a, comme tous les animaux, l'instinct de conservation, il ne reparaîtra qu'après s'être assuré qu'il peut sortir sans danger ; mais il reparaîtra, et quelquefois en plus grand nombre , parce qu'il a produit des êtres semblables à lui.

PREMIÈRE DIVISION.

Dépuratifs facilitant les crises par la bouche.

Les animaux nous montrent plus d'un exemple ; il ne faut pas en être surpris, ils ont été nos premiers maîtres dans la connaissance de la matière médicale. Nous savons par eux que pour vomir il suffit d'introduire dans la gorge un corps étranger qui chatouille , aussi les hommes en ont profité : on fait vomir en introduisant le doigt dans la bouche et encore aussi au moyen de la barbe d'une plume ; quelquefois il faut s'aider par d'autres moyens plus actifs, ce sont ceux qui se trouvent ici, ce sont les plus usités.

Racine d'ipécacuanha,
La poudre, à la dose de 40 à 120 centigram.,
Sirop d'ipécacuanha, par décoction de la racine dans l'eau, à prendre par gouttes.
Extrait d'ipécacuanha alcoolique,
Pastilles d'ipécacuanha,
L'émétine.
L'émétique de 5 à 15 centigrammes dans un demi-verre d'eau,
L'émétique, 15 centigrammes.

Fondants des tubercules facilitant les crises du poumon par la bouche.

Les tubercules qui se sont formées par l'arrêt et l'épaississement des liquides albumineux ou sanguins dans les conduits dans lesquels ils circulaient dans les poumons, ont besoin de moyens qui en facilitent le ramollissement.

Il faut avouer que la médecine est pauvre de ces moyens, malgré les recherches et les efforts tentés jusqu'à ce jour.

Ceux qui nous servent sont les médicaments naturels qui contiennent de l'iode, de l'ammoniaque, ou les éléments ou les combinaisons.

Lorsqu'après le départ de la cause de l'affection du poumon le malade rend des crachats verts et épais, ce sont ceux de la crise; si par un traitement on facilite la sortie de ces crachats et la fonte des tubercules, on verra sortir jusqu'au dernier.

Mais si le malade n'y fait pas assez d'attention, la suppuration et la fonte de ces tubercules s'arrêteront, et la maladie fera des progrès.

Lorsque des tubercules sont à l'extérieur, la guérison est plus facile au moyen des cataplasmes et des soins nécessaires pour empêcher la cause des maladies de retourner à sa place.

C'est parce que la crise de l'affection du poumon a lieu par la bouche qu'elle se place ici.

La plupart de ces médicaments ne sont pas agréables à boire, mais on n'a pas besoin de les boire; les médicaments qui agissent sur le poumon sont ceux qu'on aspire par la bouche. Il suffirait donc de mouiller la bouche avec le médicament et de respirer après par la même voie, on en ferait entrer davantage dans le poumon qu'en le faisant boire au malade.

Dépuratifs considérés comme fondants les glandes internes.

Exemples.

Les algues.	*Scrophulaire noueuse,* La racine.
La mousse de Corse.	*L'aneth odorant.*
Les huîtres.	*Le cumin.*
L'huile de foie de morue.	
L'huile de foie de raie.	*La coriandre.*

Le cerfeuil.

Le galbanum.

*La gomme résineuse am-
moniaque.*

Le panais.

Le persil.

Le céleri.

Etc., etc.

DEUXIÈME DIVISION.

Crises dans les voies digestives sortant avec les excrétions. Amers astringents
vermifuges.

Exemples.

Les fougères,
Les racines.

L'armoise.
La poudre,
L'extrait,
L'huile volatile,
Le sirop composé.

Le chardon-bénit,
Son extrait,
L'eau distillée.

*La barbotine ou le semen-
contra.*

La chicorée.

Le chamædrys.

L'aurone.

La santoline.

La semence de tanaisie.

Le galbanum.
Etc., etc.

Le sirop antiscorbutique et toutes les préparations qui se
font avec les crucifères et les astringents, autrement les crucifères seuls rentreraient dans les vrais antiscorbutiques,
ils seraient de mauvais vermifuges et de bons dépuratifs du
sang.

L'écorce de racine de grenadier;

Et tous les autres astringents qui se trouvent dans les échauffants (deuxième division).

On verra aux fièvres que les amers sans odeur, unis aux astringents, peuvent très-bien remplacer le quinquina et ses préparations dans le traitement des fièvres intermittentes.

TROISIÈME DIVISION.

Les amers dépuratifs du sang. Crises du sang.

Les amers, pris en infusion par la bouche lorsqu'ils ne sont pas unis à des astringents, passent par toutes les voies par lesquelles passe le chyle, et se rendent par conséquent dans le sang. Ils chassent du sang les animalcules étrangers qui pourraient s'y trouver; ils augmentent le mouvement du sang, et par cette raison, ils sont emménagogues.

Les teintures amères agissent comme les astringents amers jusqu'à un certain point.

Exemples.

Le trèfle d'eau.	L'écorce de toutes les auran-
Son extrait,	tiacées.
Le sirop.	
	L'écorce de citrons,
La petite centaurée.	La teinture,
Son extrait.	
La douce-amère.	*Le simarouba.*
Les pensées sauvages.	
La chicorée sauvage.	*Le safran.*
Les écorces d'oranges amères,	*La rue.*
La teinture.	

En composant un fébrifuge, le médecin doit choisir et préférer un astringent qui verdisse avec le sulfate de fer, et un amer qui ne soit pas aromatique.

La camomille romaine,
L'infusion.
L'huile volatile,
L'huile préparée.

La camomille puante,
L'infusion.

La chicorée sauvage,
Les feuilles,
L'infusion.

Les nénuphars,
La poudre,
La décoction.

Le houblon,
La lupuline.

La gentiane,
La racine sèche,
La poudre,
La teinture,
Le vin,
L'extrait,
L'élixir.

L'absinthe,
L'huile essentielle,
L'eau distillée,
La poudre,
La teinture,
Le vin,
L'extrait,
Le sirop.

Etc., etc.

QUATRIÈME DIVISION.

Dépuratifs internes facilitant les crises par les voies urinaires.

Exemples.

La bourrache,
Le suc,
L'eau distillée.

La buglosse,
L'eau distillée.

La pulmonaire.

La pariétaire.

Le genévrier,
Ses fruits,
L'extrait de genièvre.

L'asperge,
Le sirop de pointes d'as-
perges.

La salsepareille,
La racine,
Le sirop,
Le sirop composé.

Le muguet,
La racine.

La squine,
La racine.

Le petit houx,
La racine.

La térébenthine,
L'huile essentielle.

Les bourgeons de sapin.

Le baume de copahu.

Le baume du Canada,

Liqueur de van Swiéten, par cuillerées.

La poudre diurétique du Codex.

Le sel de nitre.
Etc., etc.

DÉPURATIFS EXTERNES.

Les dépuratifs externes sont ceux qui, placés à l'extérieur, sont utiles pour faciliter la sortie des matières morbides :

Les premiers sont ceux qui éloignent du cerveau la cause de maladie qui empêche les fonctions, par conséquent la sueur.

Les seconds sont les fondants externes, les cataplasmes.

Les troisièmes, ceux qui attirent les animalcules à l'extérieur.

Les quatrièmes, ceux qui les tuent.

PREMIÈRE DIVISION.

Les moyens de la première division consistent dans les moyens qui éloignent du cerveau la cause de maladie, c'est-à-dire : les cataplasmes sinapisés sur les jambes et un narcotico-aromatique sur la tête, jusqu'à ce que le pouls soit bien développé.

DEUXIÈME DIVISION.

Les médicaments de cette division servent à faciliter la fonte d'une tumeur à l'extérieur, et à chasser du dedans au dehors les animalcules qui se sont réfugiés dans le tissu cellulaire.

Pour faire les cataplasmes, on trouvera aux véhicules tout ce qui sera nécessaire, on n'aura plus qu'à ajouter les substances qui suivent et qui ont déjà été employées dans des cas semblables.

Exemples.

Les ciguës,
La poudre,
L'extrait avec fécule,
— de ciguë sans fécule,
L'emplâtre.

La fleur de sureau.

L'anis,
L'eau distillée,
L'huile volatile.

Les carottes,
Le suc,
Le cataplasme.

L'opoponax.

L'assa-fœtida.

L'angélique , *Emplâtre de savon.*
L'eau distillée,
La racine. *Emplâtre de Vigo c. m.*

L'emplâtre diachylon gommé. *Emplâtre des quatre fondants.*

Dépuratifs considérés comme fondant les glandes engorgées externes.

Le carvi, *Le sel marin.*
L'eau distillée.

L'œnanthe safranée. *Le carbonate d'ammoniaque.*

Le phellandrium.

 Le savon.

Le méum.

Le fenouil, *Le mercure ,*
L'eau distillée , Les onguents mercuriels,
L'huile volatile. L'emplâtre de Vigo.

On a quelquefois ajouté à des cataplasmes de saindoux de l'oseille hachée, des feuilles de rhubarbe ou d'autres rumex, ou encore des oignons.

En employant les irritants comme ceux-ci on rappelle la cause des maladies, et la fonte du tubercule s'opère.

C'est un moyen douloureux et prompt.

TROISIÈME DIVISION.

Moyens qui attirent en dehors de la peau les animalcules qu'elle renferme et qui s'y cachent.

Le lard très-frais étant appliqué sur les ulcères scrofuleux, on voit leurs bords se relever, la suppuration s'établir comme celle d'une plaie ordinaire ; la cicatrice se fait, elle est unie et ne laisse pas d'apparences de scrofules. Je l'ai employé très-souvent et toujours avec succès.

Le lard jouit en outre de propriétés très-remarquables ; il attire les animalcules d'un grand nombre de dartres, et la peau, après peu de jours, s'en trouve entièrement débarrassée.

QUATRIÈME DIVISION.

Les dépuratifs qui suivent ne servent qu'à l'extérieur. On en fait une préparation commode pour faire taire les démangeaisons insupportables qui fatiguent les malades, soit en se lavant avec des infusions ou des décoctions de ces dépuratifs, soit en les incorporant dans des véhicules appropriés.

Exemples.

La coloquinte,
La décoction

Les amandes amères,
L'huile d'amandes amères.

L'huile vol. d'armoise,
Pommade.

La pervenche,
L'infusion.

Le buis,
L'infusion.

La noix vomique,
La teinture,
La décoction.

La strychnine,
La solution,
La pommade.

Le bois de couleuvre,
L'infusion.

La gratiole,
L'infusion.

La tanaisie,	*Proto-acétate de mercure.*
L'infusion.	
	Deuto-acétate de mercure.
La cévadille,	
L'infusion,	*Proto-iodure de mercure,*
La poudre,	4 gram. dans 12 gram. d'eau
La pommade.	distillée.
La vératrine.	
	Oxyde rouge de mercure,
Mercure,	Pommade.
Mercure doux,	*Oxyde noir d'Hannemann,*
A la vapeur,	Pommade.
Calomel,	
Pommade.	*Le sublimé corrosif,*
	Liqueur de van Swiéten,
Sulfure rouge de mercure.	Solution de Mettemberg,
	8 grammes pour un litre.
Sulfure noir.	
	Pommade mercurielle double.
Nitrate de mercure,	*Idem* simple.
Onguent citrin.	Etc., etc.

Soufre, tablettes de soufre, onguent de soufre.

Le soufre a toujours été considéré comme l'antidote de la gale ; mais la manière d'en faire usage est plus ou moins facile.

Le procédé le meilleur consiste à se frotter la paume de la main au moyen du pouce de l'autre main, de manière à introduire environ gros comme un pois de pommade de soufre le matin et le soir, pendant un quart d'heure, dans chaque main. Cette pommade entre par le pouce.

On fait un emprunt aux mercuriaux qui ont la même propriété à l'égard de la gale ; au lieu de pommade soufrée, on prend l'onguent mercuriel citrin qu'on emploie de même.

Pendant les huit premiers jours, la gale sort ; elle ne disparaît que huit jours après.

Les bains sulfureux sont aussi très--recommandés contre les dartres, qu'ils font disparaître pendant un certain temps, parce que les animalcules dont les dartres sont l'ouvrage sont doués de l'instinct de conservation, ils rentrent pour reparaître plus tard.

Sulfures :

Sulfure de potasse,
    — de soude,
    — de chaux,
Kermès,
Soufre doré,
Eaux sulfureuses de Bonnes,
    — d'Aix-la-Chapelle,
    — de Naples,

Etc., etc.

CINQUIÈME DIVISION.

Fumigations contre les miasmes.

Le chlore liquide,
Toutes les préparations qui peuvent servir à le dégager petit à petit.

LES VÉHICULES.

C'est le nom qu'on donne aux substances inertes dont la propriété consiste à se charger des principes actifs, pour qu'on puisse les appliquer, soit à l'extérieur, soit à l'intérieur, afin de prolonger leur action en les maintenant le plus long-temps possible sur la même place.

Les uns, ce sont les mucilagineux, sont en général destinés pour l'intérieur.

Les autres, ce sont les adoucissants des anciens, des corps gras, qui non-seulement servent de véhicule, mais aussi par leur imperméabilité ils empêchent encore la sueur de se refroidir et de donner introduction à un nouveau fluide électrique ; ils servent principalement pour l'extérieur.

Les véhicules inertes peuvent servir en cette qualité pour retenir des échauffants ou des refroidissants,

Exemples.

Gomme adragante,
Sa poudre,
Son mucilage,
Le looch blanc ou le sirop de gomme adragante aux amandes.

Pâte à la guimauve et aux œufs,
Pâte de gomme arabique aux jujubes,
Pâte de gomme arabique à l'extrait de réglisse.

Gomme arabique,
La poudre,
Sirop de gomme arabique,
Pâte de gomme aux dattes,

Racine de guimauve sèche,
La poudre,
Le sirop,
Les tablettes.

Colle de poisson,
Sparadrap,
Taffetas agglutinatif.

Là mauve,
La plante entière.

Le tilleul,
Les fleurs,
La décoction,
L'eau distillée.

La graine de lin,
La poudre,
Le mucilage,
L'huile.

Les escargots,
La décoction,
Le bouillon.

La gélatine,
Blanche,
La colle forte.

L'œuf,
Le jaune d'œuf,
L'huile d'œuf,
Le blanc d'œuf ou l'albu-
mine.

Le blanc de baleine.

La cire vierge,
Le cérat,
La toile de mai.

La stéarine.

La graisse de blaireau.

La graisse de porc ou le sain-
doux.

La graisse de veau.

L'huile d'amandes douces.

L'huile de noisettes.

Les pistaches,
L'huile.

Les quatre semences froides.
L'huile,

Le behen.
L'huile,

Les semences de pavot.
L'huile,

Le sucre blanc,
Le sirop simple,
Le sucre en poudre.

Le miel,
Le sirop de miel,

La glucose.

Les figues.

Les mûres.
Etc., etc.

Véhicules pour cataplasmes.

Toutes les farines :

De blé (froment),

De seigle,

D'avoine,

D'orge,

De pois,

De fèves,

De haricots,

De lentilles,

De maïs,

De pommes de terre,

De figues,

L'alumine,

La craie,

La terre franche,

La terre végétale.

Les cataplasmes faits avec les farines des semences ci-dessus citées, dans l'intention de retenir l'eau comme un bain local, finissent par tourner à l'aigre; ils sont alors maturatifs. — L'alumine, la terre franche servent comme légèrement astringents ou resserrants.

II

LA CHAMBRE DU MALADE.

—

Le traitement en général.

La chambre du malade doit être disposée de manière à ce qu'on puisse la chauffer en hiver, à telle température qu'il sera nécessaire.

Le lit doit être dans le fond d'une chambre ou dans un coin, bien éclairé, enveloppé de rideaux qui ferment bien, de manière qu'on puisse renouveler l'air de la chambre par un courant d'air, même rapide, sans que le malade s'en aperçoive, parce que pendant ce temps, qui ne sera pas long, on fermera les rideaux.

A côté de cette chambre doit se trouver une autre pièce à cheminée, dans laquelle on préparera tout ce qui sera nécessaire pour le malade.

La couleur de la tenture de la chambre n'est pas indifférente : il faut que le papier présente des objets qui ne fatiguent ni la vue, ni l'imagination du malade qui brode toujours sur cette tapisserie.

Il ne doit y avoir dans la chambre du malade que les objets indispensables, et dans la chambre à côté tout ce dont on pourrait avoir besoin.

Il faut avoir cette chambre loin du bruit, avoir soin que les cheminées ne fument pas, éviter la trop grande lumière, au moyen de rideaux épais aux fenêtres.

Le malade doit porter sur la peau un gilet de flanelle à manches longues et larges, qu'on relève et qu'on abaisse à volonté. Ce gilet doit boutonner jusqu'au cou ; une chemise de toile par-dessus le gilet, une cravate très-légère.

Le bonnet doit être fait d'une calotte de flanelle, recouverte en dedans et en dehors d'un bonnet en toile fine.

Le lit est composé d'une paillasse, un sommier de crin et deux matelas de laine, deux couvertures de laine, dont une au moins sera neuve, un édredon, des serviettes et des draps à volonté.

Un oreiller de plume, qu'on couvrira d'un drap plié très-épais, en seize par exemple.

Les pieds du malade, garnis de chaussettes de laine, poseront contre une couverture de laine pliée en quatre ; cette couverture servira à isoler ses pieds du bois de lit.

La maladie étant dans la tête : il faut que le malade jouisse du plus grand calme, il ne faut jamais le perdre de vue ; on ne doit rien laisser à sa portée dont il pourrait faire un mauvais usage contre lui ou contre sa garde.

La température de la chambre doit être, en général, de 12 à 15 degrés (Réaumur).

Traitement.

On verra souvent et presque toujours, dans le courant de cette deuxième partie qui contient le traitement, combien il est nécessaire d'employer les moyens de la métastase. C'est au surplus ce que la médecine a toujours fait ou voulu faire, parce que c'est d'expérience.

Plus instruit aujourd'hui sur la cause des maladies, sa nature, ses propriétés, sur le mode d'action des médicaments, on peut agir avec certitude et à cette condition que les personnes intelligentes, intéressées à bien soigner les malades, feront exactement ce que le médecin prescrit; on peut être certain d'avance que le malade guérira, parce que l'art de guérir est aujourd'hui une science positive.

Il faut se tenir pour bien averti que la métastase du fluide morbifique a lieu par les moyens que j'indique, qu'il faut quelquefois avoir un peu de patience mais ne jamais désespérer, et surtout ne pas chercher en dehors du chemin droit d'autres moyens, faute de confiance dans ceux que je donne; je le sais par expérience. Je me suis souvent trouvé dans cette position de doute : les auteurs les plus fameux, les conseils des uns et des autres m'ont séduit quelquefois, au commencement surtout de mon exercice; mais, rentrant dans mes principes, après m'être assuré que mon cerveau était sain, j'agissais d'après les principes que je fais connaître, et les résultats satisfaisants et prompts m'en récompensaient.

Pourquoi, malgré la monotonie de la métastase, ne l'indiquerais-je pas? La mère de famille aimera ces moyens simples et les malades veulent être guéris !

Traitement des affections simples.

Lorsque la cause de maladie reste à demeure sur un tissu ou sur un organe sans le quitter pour se porter ailleurs, c'est une affection, ce n'est pas une maladie; on a réservé ce dernier mot pour un état dans lequel on peut reconnaître l'existence de deux affections au moins et souvent d'un très-grand nombre.

Lorsqu'un malade appelle un médecin pour une affection, c'est qu'il souffre sur un point ou sur plusieurs. Le médecin opère une métastase favorable, le malade ne souffre plus, la sueur achève sa guérison. Si cette sueur n'est pas venue tandis qu'il était au lit, elle viendra par l'exercice; c'est au malade à la bien recevoir.

La grande métastase et la petite métastase latérale.

Je nomme grande métastase celle qui sert à éloigner du cerveau la cause des maladies;

Et métastase latérale, celle qu'on est obligé d'employer pour les organes profonds.

Ainsi, la grande métastase consiste à appliquer des irritants, comme les cataplasmes sinapisés au mollet, au genou, à la cuisse d'une jambe le premier jour, puis aux mêmes places, à l'autre jambe le lendemain ou quelques heures après.

Enfin à placer sur toute la tête un liniment composé de principes aromatiques et narcotiques.

La petite métastase ou la métastase latérale consiste à placer le sinapisme sur un point peu important, le plus loin possible du point malade, un répercussif approprié à la localité.

Le résultat ou la guérison sera obtenu d'autant plutôt, que le malade est malade depuis peu de temps. Si, au contraire, la maladie est ancienne, le traitement sera plus long.

Souvent les malades, voyant que le mal ne change pas, désirent essayer d'autres moyens; cela se peut faire en consultant toujours ceux qui agissent dans le même sens. Il faut que le médecin soit plus opiniâtre que le fluide électrique, qui tend toujours à se porter dans l'organisme sur les points déjà affectés.

III

TRAITEMENT DES AFFECTIONS DU TISSU MÉDULLAIRE.

—

PREMIÈRE DIVISION.

Traitement des névroses dé l'intelligence.

Les symptômes de cette maladie sont souvent peu apparents, surtout chez les enfants. On reconnaîtra bien le défaut
d'ordre, de mémoire, de jugement, de calcul, la difficulté
à s'exprimer, l'impossibilité d'imiter ; mais la justesse du
coup d'œil, l'harmonie des couleurs, des sons, la localisa-
tion et la forme des corps, la finesse d'esprit, et enfin bien
d'autres facultés de l'intelligence, on ne s'apercevra pas de
leur défaut. On pourra le reconnaître très-tard, et lorsque
le mal sera si ancien, si chronique, qu'on ne pourra plus le
guérir. Ce n'est donc pas tant à l'observation des facultés
seulement de l'enfant qu'il faut s'arrêter, mais à la connaissance journalière de l'état de son pouls.

Les hommes sages doivent se méfier de leur jugement et de leurs autres facultés, lorsque le pouls est faible sur les deux poignets. Lorsqu'il n'est dans cet état que depuis peu de temps, un bain de pieds peut suffire, et s'il ne suffit pas, il faut agir comme dans toutes les affections de la substance médullaire. Jusqu'à ce que le pouls ait repris son type normal aux deux poignets, le traitement consiste à appeler la cause de l'affection par les échauffants sur les jambes et les refroidissants sur la tête.

1re OBSERVATION. — Défaut de mémoire, dégoût pour s'instruire.
Le pouls est faible sur les deux poignets.

Une jeune fille de 8 ans était incapable de retenir et même d'apprendre ses leçons ; on la traitait très-durement, parce qu'elle n'avait pas toujours été, disait-on, aussi paresseuse ; on lui supposait de la méchanceté, et tout au moins de la mauvaise volonté ; elle était pâle, taciturne, les yeux continuellement sur un livre dans lequel se trouvait la leçon qu'elle devait apprendre et qu'elle étudiait avec dégoût du matin au soir, usant et salissant son livre, mais n'apprenant rien.

La mère était malade et pauvre ; elle se désolait en pensant à l'avenir de son enfant.

Ce n'était pas tout, on supposait que l'enfant avait d'autres défauts, car dans trois maisons dont elle avait été en quelque sorte chassée, on l'avait surprise en flagrant délit ; elle était accusée d'avoir contracté des habitudes antipathiques avec la pureté, la chasteté, etc.

Quelques questions me mirent bientôt au fait. Je lui demandai si elle avait des démangeaisons ; — elle répondit affirmativement. — Or, il n'est pas défendu de se gratter, et quelle est la personne qui, souffrant de démangeaisons au genou, ne se frotterait le genou ! Je fis observer à la mère que ces démangeaisons étaient la crise d'une affection passée, qu'il fallait débarrasser l'enfant de ses démangeaisons et ne plus attirer son attention sur des actions très-innocentes, dont on parlait avec mystère et dont on lui faisait un crime. Il était évident, pour moi, que la cause des maladies s'était exercée névralgiquement sur ses organes en crise, puis avait quitté cette place pour la section de l'intelligence qu'elle occupait.

Témoin de la brusquerie de la mère à l'égard de sa jeune fille, je témoignai le désir de tâter le pouls de l'enfant. Je le trouvai faible aux deux poignets.

J'offris à la mère de traiter son enfant, ce qu'elle accepta avec grand plaisir.

Pendant un mois, je lui fis appliquer, d'abord deux jours de suite, les cataplasmes sinapisés, à trois places chaque jour, sur une jambe, en laissant deux jours d'intervalle pour recommencer encore deux jours de suite, en même temps la mère lui couvrait la tête entière d'un narcotico-aromatique. Il n'y avait pas encore un mois que cette jeune fille faisait son traitement, que déjà elle apprenait ses leçons avec plaisir, elle retenait parfaitement tout ce qu'on lui donnait à apprendre, elle trouvait autant de bonheur à s'instruire et à parler qu'elle avait été taciturne et triste ; enfin, elle devint autant aimée qu'elle avait été repoussée. Le bonheur de ce nouvel état aidait à sa guérison, qui se trouva si bien confirmée à la fin du mois, que sa mère disait en plaisantant : « Je me plai- « gnais de ce que ma fille était trop silencieuse, je serai « obligée, si cela continue, de demander au docteur un « moyen pour la faire taire. »

Cette jeune personne est aujourd'hui maîtresse d'études dans une maison d'une haute réputation, justement méritée.

2e OBSERVATION. — Hallucinations.

Madame X... avait 36 ans et habituellement une bonne santé. Je la connaissais dans l'été de 1835 ; elle fit un blanchissage de dentelles, les étendit dans sa chambre à coucher et en laissa la fenêtre ouverte toute la nuit.

Le lendemain, elle avait des battements, elle parlait avec un de ses parents qu'elle croyait voir dans la chambre.

Son mari, très-inquiet, me fit demander. Après avoir constaté l'état du pouls faible sur les deux poignets, je recommandai les cataplasmes sinapisés, deux jours de suite, et je fis appliquer un liniment composé de parties égales de laudanum de Sydenham et de baume tranquille sur toute la tête.

Vingt-quatre heures après, l'hallucination avait cessé; la malade eut encore pendant deux nuits des rêves fatigants, mais en dormant et sans parler; on ne continua le traitement que pour s'assurer, par quelques jours de plus, que l'affection ne reviendrait plus.

3e OBSERVATION. — Hallucinations.

Un homme, qui depuis quelque temps avait pris l'habitude de faire sa digestion, après le dîner, auprès d'un poêle allumé, sa tête appuyée contre le tuyau de faïence, éprouva les hallucinations suivantes : Il voyait surtout un chat qui courait se cacher sous sa commode, lorsqu'il entrait dans sa chambre à coucher. Il prenait alors le sabre qui lui servait lorsqu'il montait la garde, et pourchassait le prétendu chat. Sa femme, qui n'avait rien vu, bien certaine qu'il n'y avait pas de chat dans la chambre, me fit appeler.

Je reconnus que le pouls était faible aux deux poignets, et il ne me fut pas difficile de reconnaître aux rides du front une affection de la pulpe cérébrale; d'ailleurs l'état insouciant du malade corroborait mon diagnostic. Ordinairement, me dit sa femme, c'est un homme très-actif, mais lorsqu'il a pris un verre ou deux de vin blanc le matin, ce qu'il nomme canonner, il n'est plus bon à rien qu'à fumer, après cela, toute la journée.

Je lui fis faire usage d'un traitement dérivatif : les cataplasmes sinapisés, deux jours de suite, sur les jambes, et un narcotico-aromatique sur la tête.

Le troisième jour, le malade se plaignait d'être plus souffrant ; il n'avait plus d'hallucinations, mais un grand mal de tête qui n'était pas fixe ni constant ; il n'avait plus d'appétit ; son pouls était développé et fréquent. Évidemment il avait une migraine qui succédait à son hallucination. Je fis le traitement nécessaire dans ce cas, et le malade fut guéri sans retour.

4ᵉ OBSERVATION. — Hallucinations et somnambulisme.

Un homme de la campagne, à huit lieues de Paris (Fontenay-sous-Louvres), avait des hallucinations qu'il attribuait à un sort que lui avait jeté une sorcière de son endroit. Il croyait voir un groupe de quelques personnes qui voulaient attenter à ses jours et qui le poursuivaient dans le jour, mais aussi la nuit, particulièrement dans son premier sommeil. « Je les vois, disait-il, qui posent une colonne sur moi, « vous pouvez croire qu'elle est lourde ; ils s'occupent à re- « passer sur cette colonne de grands rasoirs, et comme je « vois bien ce qu'ils en veulent faire, je me sauve par la « ruelle de mon lit. Mais ils viennent à ma rencontre, et « dans le milieu de la chambre je me trouve face à face avec « leurs figures, plus hideuses les unes que les autres, riant « de ma peur, me soufflant au visage, me secouant à la figure « un panier couvert de poussière qui est depuis longtemps « accroché à un clou dans ma chambre. »

Je lui fis les questions suivantes, auxquelles il répondit comme on va le voir.

D. Votre chambre ferme bien?

R. Parfaitement bien ; j'ai une excellente serrure et deux verroux.

D. Personne ne peut venir par la cheminée?

R. C'est impossible , il y a une grille de fer bien scellée qui empêche de passer.

D. Le panier est toujours couvert de poussière?

R. Toujours ; il y a plusieurs années que je ne m'en suis servi.

D. Lorsque vous allez vous coucher, vous cherchez partout pour vous assurer qu'il n'y a personne ?

R. Je m'en assure toujours.

D. Par conséquent vous pouvez être bien persuadé que ces personnages sont des êtres de votre imagination.

R. Oui , si vous voulez; mais ils sont bien vrais, car je les vois, je les touche et je les entends.

D. Lorsque vous venez à Paris à pied , vous suivent-ils?

R. Non , ils ne savent pas où je vais.

L'exercice à pied, comme on le voit, était indiqué; ce fut aussi le premier article de l'ordonnance.

Le second fut de souper de meilleure heure, afin que la digestion fût faite avant de se coucher.

Un oreiller rempli de paille d'avoine, un fer à repasser bien chaud aux pieds du lit, garder des bas de laine étant au lit.

Employer deux jours par semaine les cataplasmes sinapisés, y revenir le quatrième et le cinquième.

Puis le sixième et le septième jour , trois pilules d'aloès le soir en se couchant.

Enfin, couvrir la tête avec un bonnet piqué mince, rempli d'une poudre narcotico-aromatique.

Et comme moyen de médecine morale , ne pas oublier de

coucher avec un bon fouet de poste , afin de chasser cette canaille en cas de besoin.

L'ordonnance fut exécutée ponctuellement; et , après quinze jours, il revenait à Paris pour me dire qu'il était bien portant et qu'il ne voyait plus qu'un petit doigt. Comme cette hallucination était à mes yeux aussi importante que la première, je lui fis continuer son traitement encore quinze jours, après lesquels seulement il eut des jours et des nuits toujours très-calmes.

5e Observation. — Insomnie.

Une jeune personne qui se trouvait bien portante vint me consulter ; elle avait des insomnies, ses règles étaient très-peu abondantes , le pouls faible sur les deux poignets , la peau du front était ridée.

Je conseillai les cataplasmes sinapisés deux jours de suite. Le premier jour au mollet, au genou et à la cuisse d'une jambe.

Le lendemain, même application sur l'autre jambe.

Sur la tête je fis étendre quelques gouttes d'un liniment narcotico-aromatique : c'était de l'eau vulnéraire, 32 gr., dans laquelle on avait fait fondre 25 centigr. d'extrait d'opium.

Elle continua ce traitement pendant un mois. Les règles reparurent sagement, suffisamment , le pouls se développa, les rides du front, à son grand contentement, disparurent et le sommeil revint.

Traitement ridicule.

Madame X... avait un enfant charmant ; on le remarquait dans les promenades publiques à cause de sa jolie figure et de ses grands cheveux blonds flottants sur ses épaules.

Il avait de 5 à 6 ans.

Madame X... avait lu les ouvrages de J.-J. ; elle en était éprise ; son fils s'appelait Émile, et, persuadée, comme J.-J. le lui avait écrit, que son Emile ne serait jamais malade, elle comptait là-dessus.

Le pauvre enfant était peigné à fond le soir, on lui arrachait sans pitié les cheveux, on irritait le cuir chevelu, on lui mettait des papillottes, et le lendemain, après avoir passé une nuit agitée, on les lui ôtait, on lui parfumait la tête avec des pommades irritantes et on le livrait à ses maîtres, auxquels il désobéissait comme à sa mère.

Il ne pouvait rien apprendre ; on riait de ses malices et de ses méchancetés ; on le mettait en pénitence, il était incorrigible.

Le père, moins tolérant, exigeait que l'enfant apprît par cœur une petite leçon que d'autres enfants de son âge apprenaient fort bien. Placé dans un haut rang de la société, il rougissait d'avoir un enfant si peu avancé ; il lui supposait un mauvais vouloir, et pour cette raison il le punissait avec les verges, et il obtenait par ce moyen ce que d'autres moyens n'avaient pu obtenir.

Que faisait-il ? ce que des cataplasmes sinapisés ou des dérivatifs, placés sur les jambes, produisent.

Alors, en peu d'instants il savait la leçon ; et le père se réjouissait d'avoir trouvé, disait-il, le bon moyen.

Souvent la menace du fouet suffisait à ce petit idiot, qui, par instinct de conservation, redoublait ses efforts. Il fallait revenir si souvent au bon moyen, que l'exécuteur perdit patience ; d'ailleurs la mode était arrivée de faire jouer les enfants au soleil, la tête bien couverte et les jambes nues.

Son instruction, comme on voit, ne fut pas brillante, car au collége, il était toujours un des derniers. Son médecin, de qui je tiens cette histoire, m'a assuré l'avoir guéri ; mais son médecin n'a jamais été payé, quoiqu'il soit devenu très-riche.

Faut-il en conclure que la maladie de la première section de l'encéphale s'était réduite à l'affection d'un organe de la deuxième section, la reconnaissance ?

§ 1er.

Le traitement de l'héminévrose ou passion de la première division est le même que celui de la névrose complète.

Les cataplasmes sinapisés sur les jambes et le narcotico-aromatique sur toute la tête.

On laisse un intervalle d'un jour ou deux, puis on revient à ce traitement et on le continue autant que besoin est.

DEUXIÈME DIVISION.

Traitement des névroses. — Organes de la moralité.

Ne cherchez pas à moraliser ces malades par de bons conseils ; la section, étant malade, ne peut recevoir ce qui habituellement lui sert d'aliment, vous n'arriverez qu'à donner au malade une indigestion de morale si vous ne commencez par guérir ces organes, tout en les mettant à la diète pendant le traitement.

Mais lorsque ces malades seront guéris, c'est alors que l'appétit reviendra dans cette section, et que le bonheur qu'ils trouveront à entendre parler morale ira peut-être jusqu'à en faire des hommes vraiment vertueux.

N'attendez pas que le malade enfant soit devenu jeune homme ; plus il approchera de l'âge qu'on nomme dans le monde l'âge des passions, plus les difficultés s'accumuleront. Comment lui persuader qu'il est malade d'une maladie dont il ne souffre pas et dont le plus grand nombre des médecins ignorent encore la cause ? Comment l'arrêter dans ses désordres qui lui plaisent tant, lorsque le monde impur lui présente tant d'occasions et qu'il entend dire partout : Il faut que jeunesse se passe !...

Il ne suffit pas de lui montrer le bon exemple, qui lui est insupportable, de lui donner de bons principes qui n'entrent pas chez lui ; guérissez-le d'abord, lorsqu'il est enfant, plus tard il n'en sera plus temps.

Dans les affections des organes de cette section, le pouls n'est pas toujours petit, le voisinage de parties riches en vaisseaux sanguins lui donne souvent un autre type qu'on peut nommer insidieux, car on dirait presque le pouls normal.

1re OBSERVATION. — Traitement de la maladie de la conscienciosité.

On m'amena un jour un enfant de 10 ans, qui depuis quelque temps avait pris l'habitude de voler. Ses père et mère étaient effrayés du chemin que leur enfant prenait et des progrès que le mal faisait. L'enfant, qui aimait ses parents, souffrait de la peine qu'il leur causait ; mais le pouls était faible des deux côtés ; c'était plus fort que lui, disait-il, et quand quelque chose lui convenait, il le prenait.

L'enfant fut mis au traitement propre à toutes les affections du cerveau.

La cause de maladie quitta la pulpe cérébrale, et l'enfant cessa de voler. Cette habitude était nouvelle. Ce traitement dura un mois.

2ᵉ Observation. — Traitement du caractère indomptable.

Un enfant de 9 ans, d'un caractère indomptable, désobéissant sans cesse, me fut amené par sa mère, conduit par les oreilles.

Je le traitais par la métastase; quinze jours après il venait seul et me disait que sa mère l'avait chargé de me faire part de son contentement, que dorénavant il viendrait tout seul. Il tint parole, et fut guéri.

Les enfants qui désobéissent reçoivent quelquefois, dans les moments de vivacité et d'impatience, de la part de leurs parents, des claques sur la tête ou sur les joues. C'est un très-mauvais moyen qui retient le mal en place, parce que c'est un irritant trop près du point malade.

Je ne conseillerai pas non plus la flagellation; il y a trop d'inconvénients et d'abus à craindre; il faut avoir pitié de l'enfant malade du cerveau ; il faut lui parler avec douceur, et employer les sinapismes pendant son sommeil.

Dans certains pays, lorsque ces enfants courent les rues pendant les heures destinées au travail, une escouade de chasseurs, armées de baguettes de baleine, les poursuivent pour les faire rentrer à l'école. A Paris, des chasseurs semblables trouveraient de l'occupation, et les coups bien dirigés sur les extrémités inférieures seraient d'un grand succès pour les affections du cerveau chez ces enfants exposés aux intempéries des saisons, le soleil sur la tête et les pieds dans la boue. Les baleines ici jouent le rôle de refroidissants dérivatifs. Nous devons au maréchal Lobau plus que des victoires, nous lui devons la connaissance de l'usage en grand d'un métastasant à employer dans les émeutes contre ces enfants devenus grands. L'histoire le dit, ce sont des douches administrées avec des pompes à incendie. Il est d'expérience généralement reconnue que ce moyen produit des effets merveilleux dans les moments pressants. Mais je l'ai dit ailleurs, les refroidissements humides sont des moyens de déplacer le fluide électrique superflu ou la cause des maladies dans l'organisme, en l'augmentant d'intensité, de sorte que ses effets, plus tard, sont plus intenses.

3e OBSERVATION. — Traitement de la méchanceté.

Une petite fille de 10 ans était méchante sans cause, très-méchante, et se plaisait à imaginer et à exécuter tout ce qu'elle pouvait pour déplaire aux personnes dont elle était entourée. On ne comprenait pas cette situation qui existait déjà depuis quelque temps, lorsqu'on m'appela. Le pouls était faible aux deux poignets.

Je fis faire usage des cataplasmes sinapisés aux deux jambes, l'une après l'autre, et de narcotico-aromatiques sur toute la tête.

Il fallut revenir souvent et assez longtemps à ce traitement ; mais l'enfant fut complétement guérie.

On lui donna pour compagne, pendant quelque temps, une jeune fille du même âge et d'un excellent caractère, ce qui contribua beaucoup, avec le traitement, à la maintenir dans son bon état.

Cette maladie, comme les autres affections du cerveau, peut exister seule, comme elle peut se trouver compliquée ; mais peu importe, puisque plusieurs organes se guérissent en même temps par le même moyen.

Chez un homme dont les facultés de l'intelligence sont saines et l'organe de la bonté malade, on peut trouver des malices et des méchancetés qui prouvent que l'organe de l'intelligence est entraîné et fournit des armes à la méchanceté. Si la cause de la méchanceté à des intermittences et se porte sur l'organe de l'intelligence, ce malade n'est plus un être fin et malin, c'est, comme on dit, une méchante bête.

4e Observation. — Traitement de la méchanceté habituelle ou de l'affection chronique de la bonté.

Madame D***, âgée d'environ 45 à 50 ans, d'une grande famille et parfaitement élevée, avait beaucoup d'esprit ; elle avait un caractère très-méchant, surtout à l'égard de ses inférieurs Cependant, de temps à autre, elle avait des moments de calme, et dans ces courts instants elle versait des larmes abondantes, elle s'affligeait en pensant à son malheureux caractère ; elle confia sa peine à une amie, et cette personne lui conseilla de venir me consulter. Elle vint en effet sans se faire connaître, me fit part de sa situation, me demanda une consultation qu'elle pût suivre à la campagne. Ce qu'elle avait à faire était simple : elle devait employer les bains de pieds sinapisés deux jours de suite, les cataplasmes sinapisés les deux jours suivants, trois pilules d'aloès le second de ces deux jours, au soir, en se couchant, et trois autres le jour suivant ; enfin, les deux jours plus tard et de suite, un quart de lavement avec l'eau de savon légère.

Sur la tête, chaque jour, du populéum aromatisé avec de l'huile essentielle de lavande fine, 10 gouttes et 2 gouttes d'essence de roses pour 32 grammes. Enfin elle dut suspendre l'action des irritants pendant huit jours, pour les reprendre les huit jours suivants ; continuer néanmoins, tous les jours, le populéum aromatisé en liniment sur la tête entière.

Lorsque cette dame revint de la campagne à Paris, c'est-à-dire au retour de l'hiver, elle était parfaitement guérie ; elle vint me témoigner sa reconnaissance et me remercia, en m'assurant que depuis son traitement elle jouissait de la vie au milieu de sa famille, qui elle-même était heureuse auprès d'elle, son caractère étant entièrement changé et si différent de ce qu'il avait été depuis longues années.

5e Observation. — Traitement du mensonge.

Un enfant de 12 ans, qui mentait continuellement, me fut amené par sa mère qui en était dans la désolation, et comme les organes de l'intelligence étaient sains, l'enfant assaisonnait souvent ses mensonges de détails tels, qu'il était impossible de ne pas croire qu'il disait la vérité ; ce n'était pas toujours par besoin ou par intérêt qu'il mentait. Le mensonge, pour lui, était la vérité.

Je le traitai en chassant par les métastasants la cause de maladie du cerveau, et, après un mois de traitement, il ne mentait plus.

6e Observation. — Guérison fortuite de l'affection de la conscienciosité.

Un homme qui, dans son enfance, avait reçu des principes religieux, se trouva, par l'effet de la démence de la section de la moralité, dans un état tellement contraire aux principes qu'il avait reçus, qu'une nuit il pénétra par la fenêtre dans une église pour y voler. Son escalade lui valut à la jambe une plaie considérable dont le traitement dura longtemps. Cette blessure devint enflammée, douloureuse, et la cause de sa démence se dissipa ; le plus grand regret succéda à sa démence par l'effet de son mal de jambe qui servit de dérivatif.

On aurait pu crier au miracle, c'en était un ; mais cette circonstance ne fut connue que du médecin et du malade, qui répara largemen par la suite un crime dont il n'avait pas eu la conscience lorsqu'il était allé pour le commettre.

7e Observation. — Traitement du désespoir.

Un jeune homme qui se destinait à l'état ecclésiastique fut malade du cerveau sur l'organe de l'espérance ; il lui semblait entendre une voix qui lui conseillait de se tuer.

Ce jeune homme était traité depuis plusieurs mois dans une maison de santé. On lui dit un jour qu'on ne pouvait pas le guérir davantage, qu'on avait besoin de sa chambre et qu'il pensât à prendre un parti.

Ce jeune homme me fut adressé et me fit part de sa situation mentale.

Le pouls était faible aux deux poignets; je lui conseillai de demander à rester dans la maison encore pendant un mois et de venir me voir tous les jours, afin de faire concourir l'exercice à pied avec le reste du traitement.

J'employai d'ailleurs les cataplasmes sinapisés aux extrémités inférieures et un narcotico-aromatique sur la tête.

A la fin du mois, ce jeune homme était guéri. Il avait un examen à passer, il le fit avec le plus heureux succès. Il ne s'est plus depuis trouvé tenté par des idées semblables à celles qui faisaient son tourment.

§ 1er.

Traitement de l'amour.

L'état normal chez l'homme, chez la femme, c'est la chasteté; l'état maladif, c'est l'état contraire. Le siége de cette maladie, qu'on nomme folie pour un autre sexe, c'est probablement le lobe médian du cervelet.

Dans cet état, l'homme voudrait se retirer dans un désert qu'il ne serait pas exempt de tourments; deux hommes dans la même situation seraient en danger, un homme et une femme succomberaient, quel que soit le rang.

Il y a des monomanies seulement occasionnées par l'affection des organes qui président à telle ou telle fonction, il y a des folies des organes de la génération, le prolapsus de la matrice ou d'amour, quoique sans objet.

Il faut bien plaindre les personnes qui sont dans cet état, car cette maladie peut se rencontrer chez des personnes qui voudraient rester chastes, chez celles même qui en ont fait le vœu.

Il ne faut pas croire que de succomber guérira de cette monomanie, elle durera encore lorsque le malade épuisé en restera comme paralysé. Il faut veiller surtout aux enfants qui veulent se marier, il faut leur faire faire un traitement afin qu'ils s'occupent de leur mariage de sang-froid, et souvent après la guérison ils ne s'en occupent plus, parce que la névrose est passée.

Les personnes affectées du lobe médian du cerveau ont en général le cou, au bas de la tête, très-épais ; lorsqu'elles s'exposent aux influences qui rendent malade, comme de dormir les fenêtres ouvertes comme le faisait Luther, elles sont loin de pouvoir se guérir ; si ces malades ont fait vœu de chasteté, s'ils appartiennent à un ordre religieux, ils chercheront dans leur esprit des moyens de justification ; aux yeux du monde, il n'en faut pas davantage pour faire de ces hommes des protestants ; ils sont, comme tous les malades du cerveau, dans l'opposition. Je ne parle pas de leurs descendants, on n'hérite pas toujours de la névrose du premier qui, dans la famille, se mit en opposition avec son père ; il ne faut pas oublier ce que j'ai fait connaître aux névroses, c'est que l'esprit est d'autant plus brillant et entraînant que la division de la moralité est malade.

§ 2.

Traitement de l'héminévrose ou d'une passion sur un objet quelconque.

La passion diffère de la monomanie, en ce que celle-ci affecte les organes pairs d'une même faculté, tandis que la passion n'affecte qu'un de ces organes.

On combat une passion avec les principes de l'éducation, et par conséquent les hommes n'étant pas également répartis sous ce rapport, la combattent avec des armes différentes; ce qui fait que celui qui a le moins d'éducation est plus communément exposé à succomber que celui qui a été bien élevé, et ce qui explique pourquoi l'homme de la classe inférieure figure plus souvent dans les tribunaux que celui qui a des armes contre ses passions.

Son traitement est le même que celui de la monomanie et de toutes les affections de la pulpe cérébrale. Il faut se guérir de ses passions, on n'est pas toujours vainqueur en se bornant à les combattre.

Lorsqu'on est tourmenté par une passion, il faut en craindre la monomanie; la passion cesse, et le patient guéri comprend quel avantage il a tiré du traitement. Puisqu'il n'est plus tourmenté comme auparavant, il faut revenir au traitement tant que revient la passion, elle s'éloigne toujours davantage et finit par ne plus reparaître.

TROISIÈME DIVISION.

Traitement des névroses des organes des sens.

Je ne parle ici que de l'affection ou la paralysie de la pulpe nerveuse qui se rend de ces organes au cerveau. Les maladies de ces organes, compliquées de celles de la substance cérébrale, sont des névralgies.

Le traitement, comme on va le voir, consiste à chasser la cause morbifique du nerf qui se rend de l'organe d'un sens au cerveau.

Les moyens sont l'application des dérivatifs irritants ou échauffants vers les extrémités inférieures, et en même temps, ou peu après, l'application des refroidissants répercussifs sur la tête ; comme on va le voir dans les différentes observations qui suivent, les résultats sont toujours satisfaisants. La pulpe cérébrale, une fois débarrassée, les accessoires le sont bientôt ; car, à moins qu'une cause morale, réelle et grave, rappelle toujours et incessamment au cerveau la cause des maladies, celui-ci sera promptement débarrassé.

Le médecin et la mère de famille, bien pénétrés de cette vérité, qu'il suffit de chasser la cause morbifique pour faire cesser et disparaître ses effets et ses symptômes, ne s'occuperont que de la chasser.

Les moyens dans le traitement des affections des nerfs des organes des sens sont absolument les mêmes que ceux de la pulpe cérébrale.

Il faut être prévenu que parmi les refroidissants, quelques-uns ont la propriété, comme le populéum aromatisé, de donner issue par la peau en général à des matières morbides qui peuvent être restées dans le tissu cellulaire de la peau de la tête en particulier ; il en résulte que par l'emploi de ce moyen, on peut obtenir un résultat inattendu qui pourrait inquiéter, mais ce résultat est salutaire ; s'il était trop fort, il serait irritant, on suspendrait l'application de la pommade pendant quatre jours pour y revenir ensuite, et si l'exanthème se représentait encore, il serait moindre. Cet effet du populéum aromatisé par l'huile essentielle de lavande fine n'a pas lieu sur une peau saine.

Cet effet, nul chez quatre-vingt-dix personnes sur cent, m'a paru être si fort chez quelques-unes que j'ai pu plusieurs fois employer ce remède comme échauffant en le mettant sur les jambes, tandis que j'appliquais à la tête des moyens narcotico-aromatiques-amers qui ne permettaient pas la sortie des animalcules de la matière morbide et chassaient cependant la cause des maladies, c'étaient ordinairement des

narcotiques aromatisés par les essences de sauge et de romarin, ou celle de menthe poivrée ; en un mot, par des essences amères.

1re OBSERVATION. — Affection de la pulpe médullaire du nerf optique
des deux yeux. (Névrose oculaire.)

Je fus appelé auprès d'une malade âgée de 30 ans, entièrement aveugle depuis trois jours. Elle n'avait aucune douleur dans les yeux, mais des élancements rares. Le pouls
était faible aux deux poignets.

Je fis placer, le premier jour, des ca'aplasmes sinapisés
au mollet, puis au genou, puis à la cuisse d'une jambe.

Sur toute la tête on étendit la pommade suivante :

Pr. Populéum,   64 grammes.
     Huile ess. de lavande fine,   20 gouttes.
     —   de roses,   1 goutte.
Mêlez.

Aliments très-légers. La malade dans son lit ; sur l'oreiller un drap en seize doubles, de manière que la tête ne fût
pas trop chaudement sur la plume.

Le deuxième jour déjà, la malade commençait à voir les
objets comme à la silhouette.

Le pouls se faisait sentir, la cause de l'affection avait évidemment quitté sa place.

Je continuai le traitement. — Sueur abondante.

Le troisième jour, la malade distingue un peu les couleurs.

Le quatrième jour, la malade commence à voir assez bien
tout ce qui l'entoure.

Elle continua son traitement encore quelques jours.

Le neuvième et le onzième jour, une potion purgative acheva la guérison.

Depuis cette époque, c'est-à-dire depuis plus de huit ans, la malade n'a plus rien éprouvé de semblable. Sa vue est excellente, et les fonctions des organes encéphaliques s'exécutent parfaitement.

Pendant tout le traitement, la malade resta dans son lit.

Un fait dont je fus témoin et que j'ai bien observé, quoiqu'il soit étranger à mon sujet, mérite d'être rapporté.

Une colombe, que la malade soignait avant de se mettre au lit, était continuellement placée au sommet de ce lit, le bec et les yeux tournés vers la tête et le point d'entre-croisement des nerfs oculaires de la malade, c'est-à-dire au point affecté chez elle. Elle ne quittait pas cette position ; on aurait dit qu'elle voyait, au travers d'une masse opaque pour nos yeux, le point affecté chez la jeune femme. J'en fis part à la malade qui me dit : « Cette pauvre bête, depuis que je ne vois plus clair, ne mange plus, quoique sa nourriture soit là au bas de la cheminée. » Et, chose touchante, à mesure que la malade se guérissait, que la vue lui revenait, que la cause de maladie quittait sa place, la colombe quittait la sienne pour prendre sa nourriture.

Doit-on en tirer cette conséquence que l'instinct des animaux leur permet de voir au travers des corps opaques? Dans ce cas, en étendant cette faculté aux hommes somnambules, on comprendrait beaucoup de faits jusqu'à présent inexpliqués.

2° OBSERVATION. — Un œil pour deux personnes, gravement compromis.

Je fus appelé pour porter les secours de l'art de guérir à madame H... de L..., qui n'avait plus qu'un œil, l'autre étant entièrement perdu à la suite d'affections cérébrales chroniques qui duraient encore.

Son mari était entièrement aveugle, à la suite d'une affection nerveuse très-ancienne. Ces deux personnes, aussi intéressantes par leur esprit que par leur malheureuse situation, passaient une partie de leur temps, l'une à lire et l'autre à écouter. Malheureusement l'œil, le seul qui restait au ménage, ne tarda pas à devenir malade, et madame H... y ressentait des douleurs lancinantes qui, d'abord intermittentes, étaient depuis deux jours devenues continuelles. Le pouls était faible aux deux poignets.

Je fis faire une application de cataplasmes sinapisés sur une jambe, à trois places, l'une après l'autre, le matin. Je laissais un intervalle de cinq heures, et je fis de nouveau appliquer un cataplasme sinapisé sur l'autre jambe.

L'état maladif bien établi de la pulpe cérébrale me forçait à agir activement.

Le liniment narcotico-aromatique fait avec le populéum, très-légèrement aromatisé, fut placé sur toute la tête.

Une potion calmante fut administrée. L'oreiller fut couvert d'un drap de toile en seize.

Le lendemain, les élancements étaient devenus rares, la malade avait des mouvements nerveux; elle lança sa tabatière comme avec l'intention de m'atteindre. Je ferai remarquer ici que la cause de maladie était sur l'organe de la patience, elle entraînait les muscles du bras. J'eus l'air de ne pas m'en être aperçu.

Le traitement de la veille fut continué. Le troisième jour, la crise avait lieu, il n'y avait plus de douleurs dans l'œil; seulement la malade se plaignait de ne pouvoir l'ouvrir le matin, parce que l'humeur qui sortait faisait adhérer les cils des paupières. Je conseillai à la malade un très-petit cataplasme de pulpe de pommes de terre cuites, une demi-heure avant de penser à ouvrir les yeux, par ce moyen elle put facilement les ouvrir sans arracher les cils.

La cause des maladies, en descendant, s'était portée au cœur et elle y occasionnait des palpitations. Après un traitement d'une affection organique importante, il ne faut pas se hâter de guérir celle qui lui succède; ce qu'on doit surveiller, c'est surtout le retour du fluide sur l'organe guéri, et particulièrement lorsqu'il est en crise.

Néanmoins, je fis disparaître facilement, par métastase descendante, et au grand contentement de la malade, ces palpitations qui l'inquiétaient beaucoup.

Pendant que je traitais madame H..., son mari, déjà âgé comme on peut le penser n'était pas impassible, et son inquiétude agissait sur son cerveau sans qu'il en parlât à personne. Un jour qu'il était debout près de moi, il s'affaissa tout à coup sur lui-même et se trouva par terre sans connaissance; je le fis porter dans son lit.

Le pouls étant faible aux deux artères radiales, je reconnus une affection de la pulpe, et lui appliquai les mêmes moyens que j'avais employés chez sa femme, quoique les symptômes fussent différents, mais parce que, dans la paralysie, la cause de maladie pose dans le cervelet à l'origine des nerfs du mouvement.

Le lendemain, le malade était guéri, le pouls rétabli; je le soignais cependant encore pendant quelques jours, mais par précaution; cette précaution n'était pas inutile, puisqu'une nouvelle chute, en tout semblable à la première, eut encore lieu quelques jours plus tard. J'insistai, et depuis, le malade s'est trouvé très-solide sur ses jambes.

En employant, dans l'intérêt du malade, un médicament dont je connaissais l'excellence, j'avais tort cependant, car si la guérison ne m'avait pas donné raison, je courais de grands risques, et ma réputation aurait eu honteusement à souffrir dans l'esprit de la famille des malades, qui pouvait apprendre, par le médecin de chacun de ses membres, que le populéum est bon pour les hémorroïdes. Car ce médicament, une des excellentes compositions pharmaceutiques, n'a pas d'autres propriétés, dans l'esprit des empiriques, que de pouvoir soulager des hémorroïdes trop douloureuses, comme si une composition narcotico-aromatique n'avait pas la même propriété que le laudanum, le baume tranquille, et tous les narcotico-aromatiques du monde !

La grande difficulté pour le médecin instruit n'est pas de guérir, c'est de guérir quand même.

3e Observation. — Cécité chronique et frénésie.

3e OBSERVATION. — Cécité chronique et frénésie.

La malade a 20 ans, depuis dix ans elle est aveugle, ses yeux ne paraissent aucunement altérés.

Le jour où je fus appelé, elle se plaignait d'insomnie et de douleurs atroces dans le globe des yeux et dans la tête.

Le pouls était faible des deux côtés, cependant très-perceptible.

Je fis placer un cataplasme sinapisé sur le mollet, puis ensuite au genou et enfin à la cuisse, en dehors d'un côté.

Puis je recommandai de bien oindre la peau de la tête de la pommade suivante :

> Pr. Populéum,   32 gram.
>   Huile ess. de romarin , 10 gouttes.
> Mêlez.

Le lendemain, la malade se trouvait moins souffrante de la tête et des yeux, elle avait pu dormir deux heures.

Je conseillai de continuer le même traitement, c'est-à-dire les cataplasmes sinapisés sur trois places à choisir, sur

l'autre jambe , et le renouvellement de l'application du liniment.

La malade , étant agitée , j'ajoutai la potion suivante, à
prendre par cuillerée toutes les heures :

Pr. Eau distillée de laitue,   96 grammes.
    —   de tilleul ,   96   «
    —   de menthe poivrée, 16   «
    Sirop de coquelicot,   32   «
Mêlez.

Une nourriture liquide, du bouillon , des pruneaux, des
pommes cuites, etc.

Le quatrième jour, toutes les douleurs avaient cessé. La
malade se trouvait heureuse, elle pouvait se livrer à ses oc-
cupations ordinaires , c'est-à-dire à son piano ; le sommeil
était entièrement rétabli.

Je continuai cependant le traitement, quoique sans espoir de pouvoir rétablir la vision, mais, hélas ! sans succès.

La cause de maladie a bien quitté le cerveau , elle y posait depuis peu de temps , mais les nerfs optiques étaient
perdus. La malade n'a plus de douleur, elle continue à donner des leçons de piano.

4ᵉ Observation. — Affection du nerf auditif. Névrose de l'audition.

Un malade, devenu sourd depuis deux jours , vint réclamer mes soins.

Je lui conseillai le traitement de l'affection cérébrale , et
dans les oreilles je lui fis placer du coton, imbibé d'huile
d'amandes douces camphrée.

La surdité disparut ; elle fut remplacée par un bourdonnement qui disparut lui-même après quelques jours. Ce bourdonnement se fait remarquer quand la cause de la névrose de l'ouïe a quitté la pulpe nerveuse ; alors le pouls, qui était faible sur les poignets, se développe ; souvent à la suite du bourdonnement, après des affections anciennes, il sort du pus par l'oreille, c'est la crise dont la source est profonde.

Si la cause de la surdité revient à sa première place, le bourdonnement et l'écoulement cessent, et le malade devient sourd encore une fois ; de sorte qu'il ne suffit pas d'éloigner la cause et de cesser tout traitement, lorsque le malade dit qu'il entend mieux, il faut le continuer encore tant que le bourdonnement et l'écoulement durent, ce qui peut se prolonger, mais ce n'est plus qu'une question de temps ; la guérison est assurée.

On a obtenu quelques succès d'un vésicatoire derrière les oreilles ; mais le vésicatoire est un irritant et l'on ne doit pas placer les irritants aussi près du point malade ; d'ailleurs le vésicatoire, lorsqu'il a produit son effet, n'a rien fait de plus que le rubéfiant, il a enlevé l'épiderme, et, s'il est douloureux de temps en temps, c'est par névralgie, c'est un mal de plus.

Avant de traiter une névrose de l'ouïe, quoique le pouls soit faible, même aux deux poignets, il faut s'assurer que les oreilles ne sont pas obstruées par le cérumen ou par l'épaississement des parois internes de l'oreille. Dans le premier cas il suffit de nettoyer l'oreille, et dans le second il faut traiter l'épaississement du tissu cellulaire.

Avant de traiter une affection quelconque de l'oreille, il faut toujours employer au préalable les cataplasmes sinapisés aux jambes ; autrement, en plaçant dans l'oreille le répercussif, on pourrait chasser la cause morbifique dans le cerveau, il en résulterait une métastase plus ou moins grave.

5ᵉ **Observation**. — Affection des nerfs olfactifs. Perte de l'odorat.

Une personne avait, depuis quelques jours seulement, perdu la faculté de sentir les odeurs, elle attribuait cette perte à l'usage du vinaigre radical qu'elle avait flairé avec plaisir depuis plusieurs jours, et souvent le pouls était faible des deux côtés.

Je conseillai l'usage d'une pommade aromatico-narcotique sur toute la tête et sur le front, y compris la base du nez, et en même temps l'usage des bains de pieds sinapisés. Ce traitement réussit parfaitement.

Les personnes qui ont perdu l'odorat ne s'en aperçoivent pas toujours de suite, ce qui fait qu'ordinairement le mal est déjà ancien lorsqu'on consulte le médecin.

6ᵉ **Observation**. — Perte de l'odorat.

Une dame, qui déjà depuis longtemps avait perdu l'odorat, se trouva guérie par un traitement que son mari fut obligé de faire pour lui-même, il se couvrait la tête avec une pommade aromatico-narcotique; et comme le mari et la femme couchaient dans le même lit, la femme respirait modérément, cependant, un médicament dont la présence suffit pour éloigner la cause des maladies, et pour que le nerf qui n'avait pas perdu ses facultés complètes pût les retrouver.

7ᵉ **Observation**. — Affection des nerfs du goût. Névrose de ces nerfs.

Lorsqu'un malade ne goûte plus ses aliments et qu'il les compare à de la terre sans saveur, il y a chez lui paralysie ou névrose de ces nerfs, qui sont véritablement des nerfs d'un toucher particulier, très-délicat.

Le pouls est faible des deux côtés, le traitement applicable dans ce cas, qu'il faut considérer comme une paralysie, est celui de la névrose en général.

Je conseillai au malade de promener dans sa bouche un aromatique comme la teinture de pyrèthre, ou celle de cresson de Para.

La faculté des nerfs du goût se rétablit en deux ou trois jours par ces moyens, lorsque l'affection est nouvelle et qu'on a au préalable employé l'application des sinapismes sur les jambes.

8° Observation. — Traitement de l'affection des nerfs du toucher.

L'épanouissement des nerfs qui se portent au cerveau, la connaissance des corps et de leurs propriétés par le toucher, se trouve quelquefois le siége de la cause de maladie.

La paralysie de la sensibilité a son siége à l'origine de ces nerfs au cervelet, comme elle pourrait l'avoir dans un trajet sur un point quelconque, soit par une coupure du nerf, soit par une pression dans une partie de sa longueur; mais, quand il n'y a pas d'autres motifs, c'est toujours à l'origine encéphalique qu'il faut s'adresser.

La paralysie passagère ou spasmodique est dans le même cas. Cette paralysie des nerfs de la sensibilité existe souvent chez des malades qui ne s'en doutent pas.

J'ai vu souvent des cataplasmes sinapisés produire la rubéfaction, quoique les malades ne les sentissent pas ; ce n'était qu'après plusieurs jours que la sensibilité se rétablissait par les moyens propres à chasser le fluide morbifique de l'encéphale.

Les nerfs du toucher sont répandus partout où la cause de maladie ne peut poser sans douleur, on les nomme encore nerfs de la sensibilité ; sur ces mêmes points sensibles, tous les corps étrangers s'y font sentir avec plus ou moins de douleur ; on fait cesser la douleur en les retirant, c'est ainsi qu'on fait cesser une douleur en en retirant la cause.

9e OBSERVATION. —- Névrose du toucher.

Une jeune personne, âgée de 23 ans, était malade sans pouvoir dire ce qu'elle éprouvait, elle avait le pouls faible aux deux poignets.

Les sinapismes placés l'un après l'autre, à trois places sur les deux jambes en deux jours, avaient occasionné une rubéfaction considérable sur les deux jambes et la malade n'en avait rien senti.

Cependant, après avoir placé un liniment narcotico-aromatique sur toute la tête et particulièrement derrière la tête, sur la nuque et le long de l'épine du dos, la malade commença à éprouver des douleurs tout à fait nouvelles pour elle, puisque jusque-là elle était restée réellement apathique.

Je me hâtai de faire cesser ses douleurs par la sueur ménagée.

La malade a depuis conservé la faculté du toucher et la sensibilité.

QUATRIÈME DIVISION.

Traitement des névroses des organes du mouvement. — Paralysies.

Lorsqu'un malade ne peut plus remuer le bras, quoiqu'il le veuille, il y a paralysie du bras. La cause des maladies repose dans la tête à l'origine des nerfs du mouvement du bras.

Si l'affection est nouvelle, le médecin peut rétablir les fonctions du bras en quelques jours et souvent en quelques heures ; si elle est ancienne et que la pulpe ne soit pas altérée, il faudra d'autant plus de temps que l'affection existe depuis plus longtemps.

Si cette affection s'est présentée plusieurs fois et que la dernière ne remonte qu'à deux jours , quoique la première date de plusieurs années, la guérison est certaine.

Le traitement étant le même que celui des autres organes encéphaliques, le médecin n'a pas besoin de s'occuper de rechercher les points malades, les applications narcotico-aromatiques se faisant sur toute la tête dans tous les cas, et dans celui-ci particulièrement en haut et derrière la tête, et aussi à la nuque et le long de l'épine du dos.

Mais d'abord les dérivatifs sur les jambes.

1re OBSERVATION. — Traitement de la paresse.

La paresse est le premier degré de la paralysie, la cause est faible.

Un enfant de 9 ans, habituellement un des premiers de sa classe, devint pour ainsi dire tout à coup paresseux ; il avait perdu le goût du travail et de l'activité, il restait volontiers couché ; cependant il jouait comme les autres, il avait bon appétit, mais il n'apprenait plus rien. Un tel changement éveilla l'attention de sa mère ; elle vint m'en faire part et me consulter à ce sujet. Je conseillai le traitement de l'affection de la substance médullaire, et en peu de jours l'enfant reprit son activité première et son goût pour le travail.

Dérivatifs promenés sur les jambes et répercussif narcotico-aromatique sur toute la tête et le long de l'épine dorsale au moyen d'une flanelle ; tel fut le traitement que je conseillai et qui fut couronné d'un plein succès.

2e Observation. — Apoplexie.

On vint un jour me chercher pour un vieillard qui venait d'avoir une attaque d'apoplexie, il était sans mouvement au milieu de l'atelier de composition dans une imprimerie.

Sur-le-champ, je lui fis appliquer un fer à repasser bien chaud à la plante des pieds, et comme la place ne permettait pas de le coucher convenablement, il fut soutenu sur les épaules de ses camarades pendant qu'on lui chauffait fortement la plante des pieds.

Un liminent narcotico-aromatique lui fut placé sur la tête.

Ce liminent était composé comme il suit :

Pr. suc thébaïque,   4 grammes.
Délayez dans le moins d'eau possible ;

Ajoutez :
Huile essentielle de lavande fine,   4 grammes.
Mêlez.

Le malade, revenant à lui, présentait alternativement des symptômes d'épilepsie, de catalepsie, différents comme les régions que la cause de maladie parcourait en descendant.

Plusieurs de mes confrères, appelés en même temps que moi, témoins de ces symptômes, se demandaient quel nom on pouvait donner à cette maladie, nouvelle pour eux. En une heure, le malade se retrouva parfaitement guéri ; il put retourner à pied chez lui.

Le lendemain, il n'éprouvait plus le moindre symptôme de l'affection de la veille qui d'ailleurs était la seule qu'il eût eue. Cependant, pour en éviter le retour, ce qui n'aurait pas manqué d'avoir lieu, je lui fis appliquer deux jours de suite

des sinapismes sur les jambes et un liminent narcotico-aromatique sur la tête, et lui fis continuer le liniment pendant
huit ou quinze jours. Il y a sept ans que ce malade est guéri,
et, depuis cette époque, il n'a rien éprouvé de semblable.

3e Observation. — Apoplexie.

Après son dîner, un homme de 60 ans eut un vomissement suivi de la perte de tout mouvement, on vint me chercher, disant que son médecin était absent pour trois jours.

Le pouls était faible sur les deux poignets; je fis mettre le
malade dans son lit; un fer à repasser bien chaud, enveloppé
d'une serviette pliée en quatre, fut placé à la plante des
pieds, en attendant que le cataplasme sinapisé fût prêt, et
aussitôt je le lui plaçai au mollet, puis au genou, et à la fin
à la cuisse d'une jambe, puis, peu après, un autre fut placé
au mollet, au genou et à la cuisse de l'autre jambe.

Presqu'en même temps, je fis étendre sur toute la tête du
populéum aromatisé par l'essence de lavande fine.

La dame du malade paraissait avoir un grand intérêt à
savoir le nom de la maladie de son mari, car elle m'en demandait continuellement le nom; je me gardai bien de le
lui dire, de peur d'effrayer le malade qui pouvait m'entendre,
et pour m'en assurer, je le priai de me serrer la main autant qu'il le pourrait. Je pus bientôt distinguer aux efforts
qu'il faisait qu'il m'avait entendu. Je renouvelai le fer à repasser, puis je lui fis aussi placer une goutte de teinture de
pyrèthre sur la langue, engageant le malade à faire des efforts pour parler et pour remuer ses membres. Bientôt je
m'aperçus que la médication faisait des progrès, lorsque la
dame, renouvela ses demandes pour savoir le nom de la
maladie : — Que voulez-vous que je vous dise, madame, dans
peu de moments la maladie que vous voyez aura perdu son

nom; d'ailleurs, une demande aussi souvent réitérée peut contrarier le malade qui nous entend. — Comment! monsieur, s'écrie la dame effrayée, vous croyez qu'il m'entend ? — Eh oui ! reprend aussitôt le mari furieux, je t'entends bien ! — Les efforts et les mouvements du malade que je lui conseillai, se trouvèrent couronnés de succès, car, en même temps que la langue, les jambes et les bras reprenaient leurs mouvements.

Je ne quittai le malade qu'après avoir acquis la certitude que tout était réparé.

Il fallait consolider mon ouvrage, et, à cet effet, je laissai une ordonnance à suivre pendant la nuit, et me retirai certain qu'il était hors de danger.

Le lendemain, à huit heures du matin, j'étais chez lui. Le concierge me demanda si j'étais le médecin venu en premier, car son médecin ordinaire était revenu le soir en sortant du spectacle.

Je ne pus retenir l'expression de mon inquiétude en pensant que conformément aux habitudes empiriques, il avait pu le saigner et métastaser par conséquent vers la tête une cause de maladie qui venait de la quitter par mes soins et par mon traitement.

En effet, étant revenu le lendemain de bonne heure pour savoir des nouvelles du malade, j'appris sans étonnement qu'il était mort, puisque je savais que la saignée métastase la cause des maladies du point qu'elle occupe sur le point le plus irrité après celui-là.

4e OBSERVATION. — Paralysie complète.

Madame B.... me fit demander pour connaître mon avis sur la situation de son mari ; ce jeune homme avait 28 ans. Lorsque j'arrivai, je le trouvai couché sur le dos, on le disait paralysé de tout le corps depuis plusieurs mois, il avait passé l'été dans une maison située sur le bord d'un étang.

Le pouls était faible sur les deux artères radiales.

C'était le soir, on m'avait prié de venir à cette époque de la journée ; j'appris, plus tard, que madame B.... avait déjà cinq médecins qui venaient le matin, mais tous étaient d'accord que le malade n'avait plus que quinze jours à vivre ; en effet, il était à la diète la plus sévère.

Je l'examinai soigneusement et je crus pouvoir promettre son rétablissement avant quinze jours, par le traitement que savais devoir le guérir.

Je laissai une ordonnance et je partis, bien persuadé qu'elle serait exécutée.

Cependant, le lendemain, je revins à la même heure, et je trouvai sa famille profondément attristée, j'en demandai le sujet ; on me répondit que le matin, il était venu un médecin, et pour dire toute la vérité, on me disait un grand médecin amené par un ami. Ce grand médecin avait dit qu'il fallait mettre des cautères tout le long du dos de chaque côté, mais qu'il ne répondait de rien ; que selon toute vraisemblance, le malade n'existerait pas dans quinze jours.

Je représentai à la jeune femme de M. B.... que, dans ce cas, elle n'avait plus à hésiter entre le traitement qu'on lui proposait, après lequel le malade devait probablement mourir, et le mien qui lui promettait la guérison ; elle répondit qu'elle était décidée, et que tout de suite elle allait suivre mon conseil et l'exécuter sans plus tarder.

Les cataplasmes sinapisés à trois places, le soir même.

Le populéum aromatisé sur toute la tête et le long de l'épine du dos, au moyen d'une flanelle.

Le lendemain, on leva le malade en le soutenant de chaque côté, il essaya de faire quelques pas.

Lorsqu'un malade est resté longtemps dans son lit, il faut,

avant de le lever, le tenir quelques instants sur son séant, sans quoi il tomberait en syncope. Aussi avais-je recommandé cette précaution qui fut suivie exactement.

Le soir, le malade pouvait me presser la main tant soit peu dans la sienne, il était déjà plein d'espoir. Il est inutile de dire que tout autre traitement que le mien était interdit.

Le second jour, il se leva encore avec l'aide de deux personnes, il se reconnut plus fort.

Toute la journée dans son lit, il devait employer toute sa volonté à faire des mouvements des bras, des doigts et des jambes : c'était son travail de la journée. On posait sur la langue la teinture de pyrèthre par goutte.

Tous les jours le même traitement, et tous les jours le pouls se développait de plus en plus. Je lui fis prendre, le premier jour, une cuillerée de bouillon toutes les heures ; le deuxième, j'augmentai la dose, il en prit quatre ; puis le troisième jour, il en prit huit ; enfin, le huitième jour, il était à table avec sa famille, la voix lui était revenue, il marchait seul, appuyé sur une canne. On continua le même traitement, les sinapismes ne furent plus appliqués que deux jours de suite sur quatre ; enfin, le quinzième jour, il était guéri.

Il reçut, ce jour-là, la visite de deux de ses médecins, qui ne s'attendaient pas à le trouver en si bon état. Il était à table avec sa famille et mangeait comme tout le monde.

Le plus âgé disait, le menton appuyé sur sa canne : **La médecine est en défaut, il faut l'avouer.**

L'autre, plus jeune, profitant de l'occasion et se frottant les mains, ajoutait : **Moi, j'ai toujours dit que je le ferais marcher.**

5ᵉ OBSERVATION. — Paralysie complète, sauf la langue.

Le général S...., âgé de 63 ans, était couché depuis six mois, ne pouvant faire le moindre mouvement. Il était à la diète, on le saignait de temps en temps, et pour tisane on lui donnait de l'eau chaude, enfin il était littéralement au traitement du docteur Sangrado, et s'en allait grand train dans un autre monde. Il me fit appeler. Le général avait été chirurgien militaire avant d'être officier de troupe ; sa tête paraissait très-saine, il avait toujours l'air de commander, il en imposait. Je lui trouvai le pouls faible aux deux poignets, et lorsque je lui dis que j'allais lui conseiller une pommade sur la tête, il répondit vivement : Mais ma tête est bien saine. Je lui fis observer qu'il ne fallait que lui tâter le pouls pour en douter. Et en effet, par le moyen des cataplasmes sinapisés et d'une pommade aromatico-narcotique sur la tête, le pouls se développa. Je continuai ce traitement tous les jours, en nourrissant le malade avec du bouillon, d'abord à petite dose, et par gradation à plus haute dose.

' Je lui parlai de se lever, alors il me regarda en pitié. Certainement, cela était difficile, mais pas impossible ; aussi lui dis-je : Général, supposez que le feu est au lit, et levez-vous ; en effet, avec un peu d'aide il se leva. Maintenant, général, il faut marquer le pas, ce qu'il essaya. et le petit succès qu'il obtenait chaque jour le fortifiait progressivement et rapidement.

Aussitôt qu'il put se tenir debout, je lui conseillai de descendre et de remonter l'escalier, ce qui lui paraissait de la plus grande difficulté ; cependant, lui dis-je : Général, supposez que vous allez monter à l'assaut, et son vieux courage se rajeunissant venait à son aide ; il descendit en effet et remonta assez bien, à son grand étonnement.

Enfin, au bout du mois, continuant son exercice et son traitement, prenant des aliments toujours plus substantiels, il se trouva au comble de ses vœux, il sortait ses tulipes du tiroir où elles avaient passé l'hiver et les confiait à la terre, ce que, depuis longs jours, il n'avait pas espéré de pouvoir jamais faire. Il resta encore deux ans à Paris et partit pour la province, où il vécut encore quelques années en bonne santé.

Le traitement de toutes les paralysies partielles commence toujours par le déplacement de la cause par la métastase. *Dans la syncope*, par exemple, on commence par appliquer un fer à repasser à la plante des pieds en attendant les sinapismes, qu'on appliquera deux jours de suite, et chaque jour à trois places.

On couvrira ensuite la tête avec un narcotico-aromatique quelconque.

La paralysie du voile du palais ou la chute de la luette se traite de même en commençant; on place à la luette quelques gouttes de teinture de pyrèthre ou de cresson de Para, ou de poivre.

La paralysie des poumons peut avoir lieu instantanément, elle diffère d'intensité comme la cause; le malade ne tousse pas, il est seulement très-oppressé sur un poumon ou sur les deux. On fait le même traitement et l'on fait respirer au malade un peu de camphre ou de l'huile essentielle de menthe poivrée.

On engage le malade à dilater ses poumons.

On peut ajouter au traitement l'usage des purgatifs et quelques lavements irritants.

Dans la paralysie de l'estomac et des intestins, les aliments parcourent le canal de la digestion sans beaucoup d'altération. On opère d'abord par la métastase, puis on fait prendre au malade des aliments épicés ou des boissons faites avec les échauffants aromatiques.

Pour les enfants qui pissent au lit, c'est toujours le même traitement ; éloignez la cause de la paralysie qui est au cervelet en employant les moyens qui agissent comme échauffants sur la peau des jambes, et en même temps ceux qui agissent comme refroidissants sur le derrière de la tête et l'épine du dos, et l'enfant cessera de pisser au lit.

C'est un résultat que j'ai obtenu plus de vingt fois, y compris même des adultes.

Quoique ces malades soient paresseux, il ne faut pas attribuer la paralysie à leur paresse, mais la paresse et la paralysie à la même cause, placée sur des organes nerveux très-rapprochés.

CINQUIÈME DIVISION.

Traitement des névroses des organes de la génération.

L'homme peut penser, parler, écrire amour, quoique les organes ou les instruments de la génération soient sans mouvements, soient paralysés, parce que la pensée s'exerce dans la division encéphalique de l'intelligence, et quand même la division du sentiment y prendrait part, ce ne serait pas une raison pour que celle qui préside à l'exécution puisse être entraînée, si elle est malade.

Elle peut être malade en tout ou en partie, cela suffit pour empêcher le mari d'arriver au but du mariage, qui est d'avoir des enfants.

Cela suffit aussi du côté de la femme.

Le traitement est le même pour l'homme comme pour la femme ; il se trouve dans les trois observations qui suivent.

1re OBSERVATION. — Mari impuissant.

M. X..., appartenant à une des premières classes de la société, occupé habituellement d'affaires sérieuses, épousa une jeune personne qu'il aimait tendrement.

Après quelques jours de mariage, il vint me consulter pour avoir mon avis sur les médicaments aphrodisiaques dont il croyait avoir besoin; car, malgré l'amour extrême qu'il avait pour sa femme, qui était de la plus grande beauté, disait-il, il avait jusque-là passé ses nuits comme Isaac avec Rébecca, sans pouvoir s'en appliquer le mérite.

J'avais affaire à un homme instruit qui avait toujours vécu dans la plus grande retenue, et qui s'était marié pour avoir des enfants.

Je lui expliquai sa situation, je lui conseillai de déplacer la cause du mal, qui se trouvait au cervelet, par les moyens qui suivent :

Prenez :   Farine de lin,   ⎫ de chaque
      —   de moutarde, ⎰ 32 grammes.

Mêlez.

Délayez avec un peu d'eau chaude, de manière à en faire une pâte.

Placez cette pâte dans une feuille de papier que vous plierez en deux, puis aplatissez le tout d'une manière égale.

Mettez cette espèce de galette dans un mouchoir plié comme une cravate.

Placez cette cravate au mollet, puis au genou, puis à la cuisse, en dehors; la même nuit, à une jambe vous placerez une cravate semblable, à l'autre jambe la nuit suivante, vous changez à mesure que la cuisson deviendra insupportable. La troisième nuit, vous en placerez une autre au bas du dos, au-dessus de la fesse de chaque côté.

Faites cette application trois heures au moins après le dernier repas. Vous laisserez deux jours d'intervalle et vous recommencerez si cela est nécessaire.

Il est clair que si vous aviez eu mal à un genou, ou une ancienne blessure, il vous faudrait éviter de mettre le sinapisme sur ce point, et, au contraire, vous placeriez sur ce point-là du même médicament qui vous servira à couvrir la tête, et surtout la nuque, celui que voici et que j'emploie dans toutes les névroses.

Prenez : De la graisse de porc ou de sanglier purifiée et non salée, 1,500 grammes.

Des bourgeons de peuplier,	500	»
De la belladone verte,	128	»
De la jusquiame verte,	128	»
Du stramoine vert,	128	»
Des feuilles de pavot vertes,	128	»
De la morelle verte,	128	»

Coupez les plantes, faites-les sécher en partie, contusez-les.

Mettez le tout au bain-marie pendant douze heures ;
Puis, passez avec expression.

Laissez déposer, et ajoutez à la pommade, par 32 gram.:

Huile essentielle de lavande fine,	10 gouttes.
— de roses,	1 goutte.

Cette pommade a l'inconvénient, il est vrai, d'être verte et grasse ; elle n'en a pas d'autres.

Il faut la placer sur toute la tête, et particulièrement à l'occiput, depuis la tête jusqu'au dos, au moyen d'une flanelle.

Si l'affection du cervelet et du voisinage est ancienne, l'usage de cette pommade fera sortir une éruption salutaire, car cette éruption est la sortie d'une humeur qui existe au-dessous de la peau, et dont la présence contribue peut-être au mal qu'on veut faire guérir. Dans tous les cas, on calme cette éruption et la démangeaison qui l'accompagne en cessant, pendant quatre jours, l'usage de la pommade. On y revient ensuite.

Si l'affection est nouvelle, il n'y a pas d'éruption.

M. X... fit très-exactement, et le jour et la nuit, l'application de la pommade et des sinapismes. Le lendemain, déjà il en faisait l'éloge.

Il laissa d'abord un jour d'intervalle après deux jours de sinapismes, puis il augmenta le temps d'intervalle d'un jour chaque fois.

Quelques mois après, M. X... me confiait que sa jeune femme n'avait pas eu ses règles et que son pouls était bien développé : c'était une bonne nouvelle qui se confirma.

2ᵉ Observation. — Traitement de la paralysie des petites lèvres chez la femme.

Une jeune personne, qui paraissait nonchalante sans être paresseuse, souffrait beaucoup en marchant, parce que les petites lèvres, chez elle, s'étaient allongées considérablement. On avait parlé de lui en faire l'excision, comme cela se pratique habituellement ; elle répugnait à ce mode de guérison et vint, avec sa mère, me demander un autre moyen.

La cause de la paralysie des petites lèvres a son siége dans l'encéphale, division du cervelet à l'occiput.

Je fis employer les cataplasmes sinapisés au bas du dos des deux côtes, puis aux jambes, à plusieurs places alternativement.

Puis on étendit sur toute la tête un narcotico-aromatique.

On le plaça surtout à la nuque et le long de l'épine du dos.

Puis on plaça, la nuit, sur les petites lèvres un cataplasme de farine de lin, fait avec une infusion forte de ratanhia.

En quinze jours les petites lèvres étaient remontées à leur place et l'ont gardée sans s'allonger de nouveau.

Depuis cette époque, la malade s'est mariée, elle a eu des enfants; les petites lèvres, par leur dilatation dans l'acte de l'accouchement, ont fait voir qu'elles n'étaient pas inutiles dans cette opération, et, malgré cette dilatation, elles sont rentrées, comme il fallait, au degré normal.

Toutes les paralysies partielles ou complètes des organes de la génération, chez l'homme comme chez la femme, se traitent de même, sauf le cas de grossesse.

3ᵉ OBSERVATION. — Femme stérile.

Lorsqu'une femme mariée a encore ses règles, elle peut, s'il n'existe chez elle aucun défaut de conformation, espérer d'avoir des enfants, sauf le cas que voici :

Il existe, sans qu'on s'en doute, des paralysies partielles, souvent passagères, des organes de la génération chez la femme; celle des petites lèvres en est un exemple, et une paralysie partielle de ce genre pourrait exister sur des parties plus importantes, sans qu'elle s'en doutât, sur les trompes de Fallope, par exemple: ce qui serait un cas de stérilité. Les trompes de Fallope ont un rôle indispensable dans la conception : il suffirait qu'elles fussent inactives pour que la condition *sine quâ non* n'eût pas son exécution.

Cette inaction de la part des trompes de Fallope est une paralysie qui peut n'être que passagère et que la femme qui veut devenir mère doit chercher à dissiper par un traitement.

La cause de l'affection est dans le cervelet, il faut l'en chasser.

Le traitement consiste à échauffer les parties inférieures,

soit d'abord par des cataplasmes sinapisés sur les jambes, sur les côtés, au bas du dos; par des courses à cheval, à âne; puis éloigner la cause de maladie, en plaçant dans la région de l'occiput particulièrement, mais aussi sur toute la tête, un peu partout, une pommade aromatico-narcotique, comme celle que je conseille, page 371, dont je donne la recette, en terminant tout ce que j'avais à dire sur les névroses, parce que cette pommade m'a été d'un grand secours dans toutes les affections du système nerveux qui sont si répandues.

Je donne cette recette en détail, *ne varietur*; c'est un remède de la plus haute importance lorsqu'il est exactement préparé, c'est le narcotico-aromatique par excellence, et, pour ce motif, je le place au–dessus du laudanum.

On couvre l'oreiller avec un drap de toile plié en seize; on l'étend même sous le dos jusqu'au bassin.

Sur toute l'épine du dos, au moyen d'une flanelle, on applique de la même pommade indiquée, la nuit, et si l'on peut encore le jour.

En cas de pesanteur au bas-ventre : on couvre toute la région avec six poignées de fleurs de sureau sèches et une poignée de roses rouges, dans un bas.

Lorsque les règles sont passées depuis quarante-huit heures, on commence ce traitement, on le fait pendant huit à quinze jours et l'on attend la prochaine époque. Il est clair qu'on ne doit pas attendre sans rien faire.

IV

—

Névralgies.

Lorsque la cause de l'affection de la pulpe nerveuse se métastase de ce tissu sur un autre , il en résulte une maladie ou affection composée qu'on nomme névralgie de tissu.

Les névralgies sont quelquefois accompagnées de douleur, quelquefois les malades ne peuvent les sentir, parce que la cause se place sur des parties insensibles.

Dans la pulpe nerveuse, la présence du fluide électrique ne s'y fait connaître que par le pouls faible et les autres symptômes de l'affection de la pulpe, qui ne sont connus que du malade, dont la pensée est continuellement arrêtée sur un même sujet

Dans les autres points du corps, elle fait connaître sa présence par des symptômes en général plus sensibles.

Lorsqu'un malade appelle le médecin pour une douleur ou une gêne , le médecin peut ne reconnaître qu'une affection simple; cependant il doit toujours la traiter comme une névralgie, quoique le malade lui dise : Je ne souffre pas dans la tête; et cela est tout simple, puisque l'affection de la pulpe est sans douleur.

Mais si le médecin observe le pouls, il le trouvera développé d'un côté et faible de l'autre.

D'autres fois, il sera développé des deux côtés pour faire place au pouls faible, chez le malade monomane par exemple.

Chez celui dont l'affection nerveuse est dans le cervelet, il ne trouvera que le pouls insidieux, assez semblable au pouls normal, parce qu'il est composé du pouls nerveux et du pouls de l'affection du système sanguin.

Dans tous les cas, le malade accuserait-il une douleur violente qui prouverait évidemment que la cause serait là comme dans la pleurésie aiguë, la douleur de la goutte avec élancements, le médecin devra toujours considérer la maladie comme une affection double, composée de celle d'un point qui est douloureux actuellement, et de celle de la pulpe médullaire qui ne l'est pas.

Il agira de même à l'égard de toutes les affections, même sans douleur, qu'il aura à traiter, et, ces dernières surtout, il les traitera comme des névralgies douloureuses.

Les névralgies sont, après les névroses, les maladies les plus simples.

Et les plus simples, parmi les névralgies, sont celles des tissus.

Il ne faut pas croire que les névralgies sont régulièrement composées de deux points seulement malades, il peut bien arriver que le malade en accuse davantage; il faut agir comme s'il n'y en avait que deux : la tête, et après elle le point le plus important.

On commence par traiter la tête, en appliquant les échauffants de la peau sur les jambes et les refroidissants sur la tête.

Lorsque la tête est libre, on s'occupe de l'autre point, sur lequel on applique un refroidissant, tout en continuant le traitement de la tête, par protection, pour éviter que le fluide se reporte au cerveau ; car, malgré cette précaution, il peut s'y reporter, et si cela arrivait, il faudrait redoubler d'activité pour le faire redescendre, en ayant recours à de nouveaux sinapismes qui le feraient bien vite retourner à sa place, et tout cela doit se faire avec l'assurance de la réussite, sans inquiétude et sans inquiéter le malade.

En commençant par le traitement des tissus, le tissu médullaire va-t-il se trouver en combinaison avec lui-même et former une névralgie?

La névralgie du tissu médullaire existe certainement ; elle a pour symptômes tous ceux que nous présente la maladie la plus triste et la plus déplorable, — la folie.

Je n'ai pas besoin de décrire tous ses symptômes, ils sont des plus nombreux, faciles à reconnaître ; ce ne sont plus les symptômes tranquilles des affections simples qui composent les monomanies, les passions, etc., ce sont des désordres dans les pensées, dans les actions, et par conséquent dans les paroles.

CHAPITRE Ier.

TRAITEMENT DES NÉVRALGIES DES TISSUS.

—

Névralgie du premier tissu. — Le tissu ou la pulpe médullaire.

La folie.

Telles paroles qui sortent de la bouche d'un fou , telles menaces qu'il profère , telles actions qu'il fasse , il ne faut pas y faire attention : tout cela ne prouve qu'une chose , c'est qu'il est fou.

On peut remarquer , dans les symptômes de la folie, un point saillant sur lequel il revient plus souvent que sur d'autres idées , c'est quelquefois un reste d'une ancienne névrose.

Ceci établi, il faut savoir s'il y a longtemps que le malade est affecté du système nerveux, c'est-à-dire d'une névrose, car c'est presque toujours le cas, et alors il faut s'attendre à un traitement d'autant plus long que le mal est ancien.

Le traitement de la folie est le même que celui des névroses.

Il y a des précautions à prendre quand les malades sont furieux.

Des maisons spéciales sont nécessaires; on s'exposerait, on exposerait le malade en le gardant chez soi.

On comprendra facilement combien il serait difficile de commander au chef respectable d'une famille , si tout à coup il était devenu fou, et combien, par conséquent, il serait impossible d'obtenir ce qu'il serait nécessaire de lui faire faire.

Le traitement étant le même que celui des névroses , malgré l'apparence quelquefois formidable des symptômes , il ne faut pas faire autre chose. Après avoir éloigné la cause, il faudra attendre la réparation des organes par les petits soins dont il faut entourer le malade, et s'attendre, tout en faisant le traitement, à des paroxysmes d'autant plus effrayants qu'ils arrivent subitement , au milieu souvent du calme le plus rassurant.

Aussi, faut-il être toujours sur le qui-vive, toujours entouré des précautions les plus minutieuses, et craindre tout ce qui peut passer par la tête d'un fou, jusqu'à ce qu'un temps rationnellement suffisant autorise à laisser le malade à lui-même après un traitement rassurant.

Il ne faut pas oublier que les organes du corps qui ont été malades peuvent facilement être repris par la cause des maladies, car le même effet a lieu pour tous les organes. Ce n'est pas seulement pour le tissu médullaire, dont les symptômes sont plus effrayants que le mal n'est grave, en le supposant nouveau.

Lorsque le fluide électrique superflu s'est porté une fois sur le tissu médullaire, il pourra y revenir préférablement à un autre, lorsque ce tissu se trouvera irrité par une insolation ou par une affection morale gaie ou triste, une simple contrariété. ·

Ainsi, après avoir guéri un fou, il faut encore, pendant longtemps, éloigner de son cerveau tout ce qui pourrait l'irriter, et pour être assuré contre cette crainte, il faut consacrer un jour ou deux par semaine à un traitement de précaution qui puisse servir à tenir éloignée du cerveau la cause des maladies : tels sont les bains de pieds à la moutarde, les lavements purgatifs, les cataplasmes sinapisés, et en même temps l'application sur la tête d'un narcotico-aromatique.

Ce que je viens de dire du traitement de la folie s'applique à celui de l'hémifolie, déjà décrit.

CHAPITRE II.

Traitement des névralgi s du deuxième tissu, — le cellulaire.

Les névralgies du tissu cellulaire exigent, pour arriver à leur guérison , le traitement de la pulpe cérébrale et celui du tissu cellulaire. Ces deux tissus sont si peu sensibles, que les malades se doutent à peine de leur situation, à moins que des symptômes étrangers à cette névralgie, et propres à quelques-uns des systèmes d'organes qui le traversent et dont les affections, plus sensibles ou plus visibles, viennent attirer leur attention.

On a vu plus haut que le tissu cellulaire formait les membranes , la peau , les os, etc.

Je vais donner quelques observations sur les névralgies de ces membranes, assez pour les faire distinguer entre elles, et pour qu'on ne puisse confondre les névralgies du tissu cellulaire ou des membranes qui en sont composées, avec celles du tissu musculaire.

PREMIÈRE DIVISION.

Traitement des névralgies du tissu cellulaire.

OBSERVATION.

Ces névralgies sont sans douleur, car le tissu médullaire ne souffre pas; le tissu cellulaire est dans le même cas.

Mais lorsque le médecin est appelé, c'est qu'un des systèmes de vaisseaux ou de membranes qui traversent le tissu cellulaire se trouve affecté et présente quelques symptômes dont le malade souffre ou s'inquiète.

On ne peut comprendre la névralgie du tissu cellulaire que lorsqu'une première attaque est passée, parce qu'alors la sueur du malade est collante et présente aux doigts de l'observateur ce que lui présente une décoction de gélatine plus ou moins chargée; de sorte que, par l'épaisseur de cette sueur, le médecin peut supposer la force de la cause et celle de son action sur le tissu cellulaire : ce que le malade ne peut comprendre; mais lorsque la cause des maladies a quitté ce tissu, il s'exprime en disant qu'il éprouve partout une dilatation qui le met à son aise.

Le traitement consiste à appeler le fluide électrique sur la membrane muqueuse de l'appareil de la digestion par des boissons légèrement acides, faites avec des fruits ou des conserves : des lavements irritants, amers, au quinquina; des irritants sur les jambes; des applications sur la tête avec des narcotico-aromatiques, et laver le corps, partie par partie, avec l'eau vulnéraire sur le coin d'une serviette et essuyant à mesure. Cette opération peut se faire le matin et le soir.

On veille à ce que la cause de maladie ne se métastase

pas en quittant le tissu cellulaire ailleurs que sur la muqueuse des voies digestives.

On facilite la sortie de la sueur qu'il faut protéger, comme une sueur critique.

Et l'on s'aperçoit que la névralgie est passée, parce qu'il n'y a plus de sueur collante et que l'urine ne présente plus de dépôt, et ne colore plus en jaune les parois du vase.

Il faut que le malade renonce aux habitudes qui lui ont donné ce mal, qui le conduisait lentement au tombeau sans qu'il s'en aperçût, en évitant toutes les influences qui donnent introduction à la cause des maladies qui se reporterait chez lui sur les mêmes places, ce dont il ne s'apercevrait que par de nouvelles sueurs collantes.

DEUXIÈME DIVISION.

Traitement des névralgies des membranes séreuses.

1re OBSERVATION. — Le tissu cellulaire.

Le tissu cellulaire forme les plèvres, le péricarde, le péritoine, l'épiploon, l'arachnoïde, la tunique vaginale, les membranes qui tapissent les cavités qui n'ont pas d'ouverture à l'extérieur, les capsules des gaînes tendineuses, les membranes synoviales, etc. Toutes les névralgies de ces membranes, qui sont toutes des séreuses, sont excessivement douloureuses et demandent un traitement assuré et rapide.

Par l'action du fluide morbifique, la sérosité exhalée par les orifices exhalants des membranes séreuses n'est pas toujours absorbée par les vaisseaux qui sont chargés de la reprendre, il en résulte des hydropisies, des fausses membranes, des concrétions contre nature, etc. Toutes ces matières morbides ne s'établissent que par le séjour prolongé du fluide ; il semble que pour avertir le malade d'un hôte si dangereux, le Créateur ait pourvu de nerfs rapporteurs de la sensibilité la surface des membranes séreuses. Est-il, en effet, des douleurs semblables à celles de la pleurésie, de l'arachnoïdite, de la péricardite, de la péritonite, de la goutte articulaire? Le malade qui souffre appelle le médecin, car la douleur est souvent insupportable ; la cause de douleur, une fois partie, l'affection cesse, et la douleur, quoique forte encore, diminue tous les jours.

Ces douleurs attachées aux affections des membranes séreuses, se faisant comprendre dans la pulpe au point de perception des sensations, nécessitent l'attention du médecin et un traitement protecteur de l'encéphale, quoique le malade n'en souffre pas.

Les moyens de guérison consistent à attirer la cause de douleur le plus loin possible par l'application de moyens échauffants de la peau, à couvrir la tête entière d'un narcotico-aromatique et à repousser toute attaque névralgique, en appliquant le plus près possible de la membrane séreuse souffrante un narcotico-aromatique.

2e Observation. — Traitement de la névralgie des enveloppes du système nerveux encéphalique.

Il serait difficile de dire laquelle des trois enveloppes de la pulpe médullaire est attaquée ; cependant, quand la douleur est excessive, on peut croire, non sans raison, que c'est la névralgie de la membrane séreuse ou l'arachnoïde dont le symptôme est une douleur atroce dans la tête, et dont le nom est frénésie.

Il faut employer la métastase générale de la tête aux pieds et continuer avec soin, jusqu'à ce que la douleur du cerveau ait disparu entièrement, et encore après, afin qu'elle ne revienne pas.

La métastase, on se le rappelle, consiste dans l'application des cataplasmes sinapisés sur les jambes, et en même temps l'application d'un narcotico-aromatique sur la tête.

Si le malade a rendu du sang par le nez, c'est qu'il y a encore du sang extravasé, il sortira tout seul par le traitement; il sera alors d'un rouge foncé, noirâtre. Il ne faut négliger aucun des dérivatifs, les lavements purgatifs avec une demi-once de sel de Glauber que le malade rendra, suivi d'un quart de lavement avec quinquina jaune en poudre, 12 grammes que le malade gardera.

Dans tous les traitements, il ne faut jamais être inquiet de la réussite, car on est toujours certain de déplacer la cause du mal, et par conséquent de faire taire la douleur et de rendre le malade à la santé. Il faut seulement de la constance et ne pas ménager l'usage des sinapismes.

Dans la névralgie comme dans toutes les maladies, la cause du mal diffère d'intensité; plus elle est forte, plus ses effets sont affligeants, et plus il faut se hâter d'agir.

Il est clair qu'en employant les aromatico-narcotiques sur toute la tête, pour en chasser la cause de douleur, il faut bien éviter de rien faire qui pourrait la retenir, comme de faire respirer du vinaigre, des irritants, etc.

Et, l'orsqu'on aura obtenu un adoucissement, il faudra comprendre que la cause de douleur a quitté sa place; il faudra continuer, et surtout ne rien faire qui puisse l'y reporter de nouveau.

Ainsi, le malade étant obligé de satisfaire à un besoin, il faudra éviter le plus petit refroidissement, s'il est en sueur.

Et l'air de la chambre ayant besoin d'être renouvelé, il faudra bien craindre que le malade ne s'en ressente, c'est alors qu'il faut se rappeler que les influences qui rendent malade métastasent la cause de maladie et la reportent à la place qu'elle vient de quitter.

Lorsque le cerveau sera soulagé, si l'on s'aperçoit que le malade souffre de la poitrine, de l'estomac, ou d'un autre point plus bas, il ne faudra pas se hâter d'y porter remède; le mal nouveau n'est rien, il se guérira en quelques heures en continuant l'application des échauffants en bas, et en protégeant la tête par la continuation de l'application des moyens répercussifs.

Après vingt-quatre heures on s'occupe des organes inférieurs et, pour les guérir, il suffit de continuer l'action des métastasants pour la tête, et de placer sur le nouveau point malade le narcotico-aromatique.

Dans le cas où l'on aurait été appelé pour une femme grosse, on considérerait la matrice et ses dépendances comme menacées, on appliquerait des cataplasmes sinapisés au bas des lombes, l'un après l'autre, et l'on couvrirait le bas-ventre et l'abdomen d'un sachet aromatique qui passerait entre les cuisses.

Ce qui n'empêcherait pas l'application des sinapismes ou d'autres échauffants sur les jambes.

3° Observation. — Incapacité de travail de tête, affection douloureuse congéniale du cerveau.

A la suite d'une affection cérébrale douloureuse, suite de couches, Madame X... mourut, laissant un fils.

L'autopsie mit à découvert un cerveau dont la pulpe, percée de trous, semblait aux assistants avoir été traversée par des vers; « cependant, nous dit le mari de cette dame, on n'en trouva pas. »

Le fils de cette dame avait dix-sept ans; depuis sa naissance il était souffrant de douleurs de tête insupportables, qui ne lui permettaient, que très-rarement, un travail suivi ; et déjà le médecin avait déclaré qu'il ne vivrait pas longtemps.

Néanmoins, ayant été consulté pour ce jeune homme, dont le pouls était faible sur les deux poignets, je lui fis faire le traitement suivant, au moyen d'une ordonnance à suivre à la campagne :

· Application d'un cataplasme sinapisé sur trois places : à une jambe le premier jour, autant à l'autre le lendemain ; laisser un jour d'intervalle, puis recommencer deux jours de suite ; laisser encore deux jours d'intervalle, puis revenir aux sinapismes ; enfin laisser trois jours d'intervalle et continuer ainsi, toujours en augmentant d'un jour la distance entre les sinapismes.

Pendant le même temps on plaçait sur la tête, dans toutes les parties, tantôt d'un côté, tantôt de l'autre, des gouttes d'huiles essentielles de sauge, de romarin, de lavande, même de girofle, mais avec précaution, de manière à ce que l'odeur ne déplût ni au malade ni à ses voisins.

De temps à autre, dans la journée, il respirait par le nez sur un ail, mis à découvert, dans la pensée que quelques vers pourraient se trouver par là.

Un jour, son père m'écrit une lettre très-détaillée et remplie de reproches amers : « Son fils, disait-il, avait la fièvre, et son imagination le voyait déjà mort. » Je lui répondis que l'état actuel de son fils était une preuve qu'il guérirait et que c'était déjà un bon commencement. En effet, la tête était sans douleurs, la cause des maladies était descendue sur les organes de l'hématose ; si parfois la douleur de tête se faisait sentir, c'était celle de la migraine. Un nouveau traitement fut indiqué, c'était celui de la névralgie des organes de l'hématose ; je le lui prescrivis, et la fièvre cessa.

A son retour à Paris, c'est-à-dire deux mois après, il était guéri et en parfaite santé ; rentré en classe, il fut placé le cinquième à la première composition et, depuis, il a continué à être des premiers sur un grand nombre d'élèves.

Cependant, un jour son père vint me trouver de nouveau pour me dire que son fils était encore malade, qu'il souffrait de nouveau de la tête, ajoutant qu'il n'avait jamais été guéri. « Je lui ai fait garder la chambre, disait-il, depuis quinze jours, je le traite d'après l'ordonnance que vous nous avez donnée pour la campagne; rien ne lui fait, je le vois bien; mon médecin me l'a bien dit, son mal est incurable. »

Je me rendis près de ce malade, et après lui avoir tâté le pouls que je trouvai très-développé, le malade déclarant un appétit excessif, je constatai une douleur de tête symptomatique, et voici ce que je conseillai :

Continuer les cataplasmes sinapisés, protéger la tête par l'application aromatique déjà en usage, de peur de métastase au cerveau.

Puis couvrir l'estomac et toute la ceinture d'une large bande de flanelle bien garnie d'un liniment narcotico-aromatique.

La diète.

Le malade ne tint aucun compte de la diète; il mangea à son appétit qui était grand, le père n'ayant pu résister aux plaintes de son fils, trouvant d'ailleurs, selon lui, dans cet appétit un grand espoir d'avancer la guérison.

Le lendemain, le mal de tête était toujours le même; on me l'annonça comme un triomphe. Le médecin ordinaire venait pendant mon absence.

Sur mes observations que sans la diète il n'y avait pas de guérison possible, le père promit d'y tenir la main.

Je fis administrer à l'intérieur une potion aromatico-narcotique que voici, à prendre d'heure en heure :

Pr. Sirop diacode,   32 grammes.
    Eau distillée de laitue,   125   »
        »   de menthe poivrée,   16   »

Le lendemain, la douleur de tête avait disparu ; deux jours encore de soins suffirent pour que le malade pût reprendre ses classes.

Il y a aujourd'hui huit années et plus, le malade jouit d'une santé parfaite.

4e OBSERVATION. — La pleurésie et la pleuro-pneumonie.

La douleur du point de côté fait souvent oublier qu'il s'agit d'une névralgie, et cependant il faut commencer le traitement par la métastase de la tête aux pieds. Il est rare que la pleurésie existe seule, la cause se métastase souvent du poumon à la plèvre, à celle qui revêt le poumon comme à la plèvre costale, c'est au médecin à savoir diriger ses moyens de manière à métastaser la cause de toutes ces douleurs.

Il doit commencer par l'appeler au moyen des cataplasmes sinapisés prolongés sur les extrémités inférieures et dans le dos sur la dernière côte à droite, puis à gauche, aussi longtemps qu'il sera nécessaire.

Il placera ensuite sur l'étendue du point douloureux de la plèvre un narcotico-aromatique qui se trouve décrit aux narcotico-aromatiques composés, sous le nom de *gouttes blondes*, il en mettra 12 environ sur une flanelle à demeure, il les renouvellera.

Il fera respirer le malade par la bouche sur le bouchon d'une bouteille qui renfermera un narcotico-aromatique que je nomme *gouttes vertes*, dont la recette se trouve aux narcotico-aromatiques composés.

Il aidera la métastase par des demi-lavements purgatifs.

La douleur insupportable du point de côté, lorsque la cause est partie, est encore sensible, mais moindre, elle diminue tous les jours. On ne doit cesser le traitement que lorsque la douleur a cessé entièrement.

Je pourrais citer un grand nombre de pleurésies traitées par les moyens que j'indique, soulagées en quelques heures et guéries entièrement en trois jours.

5e OBSERVATION.

Au mois de janvier, en 1836, M. A.... traversait la rue Saint-Honoré, de la rue du Coq à la rue Croix-des-Petits-Champs, par un temps de neige, les rues étaient pleines de voitures circulant dans tous les sens dans ce point de Paris si rapproché du Palais-Royal.

M. A.... fut renversé par un cabriolet lancé, dont le brancard vint lui porter un coup affreux dans la poitrine, à gauche ; il fut ramassé par les soins des passants. Conduit chez lui, de l'autre côté de la rivière, pouvant à peine parler, il éprouvait une grande oppression, une difficulté extrême de respirer à cause de la grande douleur de côté, laquelle paraissait s'étendre du point frappé à toute la poitrine. L'état du pouls indiquait dans l'état actuel de la science la nécessité de la saignée ou des sangsues ; je n'employai ni l'une ni les autres.

On comprend que la cause irritante avait agi violemment. La cause des maladies agissait sur les poumons et sur la plèvre. Je m'occupai de l'éloigner par les moyens actifs de la métastase. La douleur et l'oppression cessèrent au bout de trois heures, et tous les jours la douleur de la contusion à la peau se dissipait toute seule.

Le malade conserva pendant un mois une petite toux très-rare qu'il ne fallait pas négliger afin d'empêcher le retour du fluide sur une poitrine en crise et parce que, n'ayant employé aucune émission sanguine, je voulais avoir complétement raison.

Après ce temps, M. A.... était entièrement rétabli. Depuis cette époque, il ne s'est senti d'aucun retour de la cause morbifique sur la poitrine.

6° Observation. — Traitement de la névralgie qu'on nomme rhumatisme articulaire.

Au bureau de bienfaisance du 12ᵉ arrondissement, auquel j'étais attaché, on avait fait demander un médecin. C'était mon tour à visiter les malades de cet arrondissement; je fus envoyé rue d'Arras, chez une femme veuve, affectée de douleurs très-vives dans toutes les articulations. Il fallait, c'était l'usage, faire transpirer la malade; mais elle couchait sur une paillasse, placée sur un lit de sangles, et elle avait pour se couvrir une petite couverture qui avait tout juste la grandeur de la paillasse et qui, par conséquent, ne pouvait border le lit.

Je proposai à la malade de la faire transporter à l'hospice; mais trois petits enfants, couchés presque tout nus sur de la paille, et que je n'avais pas vus jusque-là, me parlaient assez haut pour me faire retirer ma proposition.

Il fallait donc trouver un moyen prompt et facile de guérir cette malade; or, c'est dans les bureaux de bienfaisance que la nécessité rend industrieux.

Voici l'ordonnance que je laissai pour elle à la sœur de Saint-Vincent de Paul qui lui donnait ses soins :

Donnez à la malade un demi-lavement, fait avec une décoction de racine de guimauve, qu'on versera bouillante sur 8 grammes de feuilles de séné.

Lorsque le lavement aura fait son effet, on couvrira la

tête entière et chaque articulation avec un morceau de flanelle couverte ou imbibée de populéum aromatisé ; on en couvrira la tête également. Le tout fut ponctuellement exécuté.

Le lendemain, lorsque je revins, la malade était levée, ses douleurs étaient très-diminuées ; elle apprêtait le dîner de sa petite famille, auquel la charité avait pourvu.

J'ordonnai encore les mêmes moyens pour le jour et pour le lendemain ; le jour suivant tout était terminé ; la malade avait pu transpirer pendant son sommeil, elle était parfaitement guérie.

7e Observation. — Traitement de la névralgie qu'on nomme goutte vague.

M. B..., Suisse de naissance, âgé de 21 ans et d'une forte constitution, après de longues courses à pied, me fit appeler ; il éprouvait une suffocation. Je fis appliquer sur-le-champ les cataplasmes sinapisés et, le soir, il avait une gonagre, une douleur atroce dans un genou, qui lui faisait jeter les hauts cris. Je lui fis mettre un nouveau cataplasme sinapisé au mollet de l'autre jambe, en couvrant d'une flanelle, garnie de populéum aromatisé, le genou malade, et, pour préserver l'autre, je le fis couvrir d'une flanelle semblable ; mais, malgré ma précaution, la douleur passa comme un éclair d'un genou à l'autre. Le malade eut une nuit très-agitée, il ne pouvait rester couché et se levait à chaque moment, et nous étions en hiver ; je dois dire qu'à cause de la grande douleur j'avais dû protéger la tête et je l'avais fait en étalant une pommade narcotico-aromatique sur toute la tête ; la poitrine, le dos et les genoux en étaient couverts au moyen de flanelle.

Lorsque je vins le lendemain matin, le malade était assez bien du reste, mais il avait une douleur insupportable au gros orteil ; cette fois, la cause était près du dehors, j'en profitai pour l'attirer au moyen d'un fer à repasser très-chaud, tenu par la poignée, dans une serviette un peu mouillée.

La douleur disparut ; je fis tenir le malade encore vingt-quatre heures au lit. Le lendemain, après avoir eu une sueur critique, il se leva et fut à ses affaires.

Lorsque la cause de douleur est vague, on la maintient cependant et on la dirige du haut en bas ; mais si le malade est sans patience, comme était celui-ci, si étant en sueur il sort de son lit pour se soulager, comme il faisait, alors, au lieu de descendre elle peut remonter ; il est toujours plus prudent pour le malade de rester dans une même température, sans cela il peut se présenter des métastases à craindre. En se portant au cerveau, la cause des maladies ou de la goutte, puisque c'est la même, peut produire du délire, des turbercules, l'apoplexie et même déterminer la mort.

8ᵉ OBSERVATION. — Traitement de la névralgie du péricarde.

Que n'a-t-on pas fait pour soulager les malades qui souffraient de la péricardite, et souvent sans être heureux dans les résultats ?

Le traitement et la guérison de la péricardite sont aujourd'hui si faciles, qu'il suffit quelquefois de quelques heures pour la faire cesser.

Il faut d'abord s'assurer par les cataplasmes sinapisés sur les jambes que la métastase de la cause de douleur se fera par en bas, puis on appliquera sur la région de la tête, du cœur et de l'estomac, un aromatico-narcotique ; on fera prendre au malade, pour tisane, de la limonade et on le tiendra à la diète.

Les malades du péricarde ont souvent des affections du cœur lui-même, et alors la douleur cesse pour faire place à des palpitations ; par les mêmes moyens on fait taire l'une et l'autre névralgie.

On continue l'emploi de ces moyens pendant quelques jours ; on les laisse pendant huit jours pour y revenir encore, jusqu'à ce que la cause de maladie ait cessé de faire connaître ses habitudes par sa présence sur ces organes.

Si, au lieu de commencer par appeler le fluide morbifique au moyen des sinapismes, on plaçait seulement le narcotico-aromatique sur la région du cœur, la cause de maladie se métastaserait au cerveau ; car, lorsqu'on appelle le médecin pour une névralgie du péricarde, c'est à cause de la douleur, le fluide électrique à ce moment est sur la membrane douloureuse.

Il ne faut pas oublier le cerveau ; c'est d'abord sur lui qu'il faut que le médecin porte son attention, et après avoir appliqué les irritants sur les jambes, il faut couvrir la tête d'un narcotico-aromatique, encore avant le cœur.

Dans cette névralgie du cœur et de son enveloppe, il peut y avoir métastase sur des parties appartenant aux mêmes tissus ou au même système d'organes de la fabrique du sang.

Il est donc bien important de commencer toujours par employer le dérivatif par en bas, parce qu'alors on ne craint plus la métastase vers le haut.

Si, au lieu d'appliquer le narcotico-aromatique sur le cœur, on préférait employer le cataplasme sinapisé dans le milieu du dos, on pourrait même employer l'un et l'autre et l'on arriverait au déplacement.

On est quelquefois obligé d'employer la métastase latérale, lorsqu'il s'agit de faire taire une douleur profonde, et il arrive quelquefois que la cause s'arrête sur un point plus sensible que le premier ; le malade et ses amis s'en inquiètent, il suffit de continuer et la douleur nouvelle disparaît.

9ᵉ OBSERVATION. — Traitement de la névralgie du péritoine et de l'épiploon.

L'affection de la membrane séreuse qui forme le péritoine et l'épiploon est tellement douloureuse, que les plaintes des malades étourdisssent le médecin, et l'inquiétude de la famille et des amis fait souvent d'une affection d'un tissu simple, très-douloureuse il est vrai, une maladie grave, en reportant et fixant la cause de maladie, par toutes leurs actions et leurs craintes, dans le cerveau du malade.

Le médecin ne doit voir aujourd'hui qu'une affection sans douleur de la pulpe médullaire, alternant avec une affection douloureuse du tissu ou de la membrane séreuse qui tapisse l'intérieur de l'abdomen.

Il commencera par faire administrer un quart de lavement avec de l'eau de savon, que le malade gardera s'il le peut; puis il fera appliquer aux jambes des cataplasmes sinapisés l'un après l'autre.

Le pouls lui indiquera s'il y a métastase dans la pulpe, parce qu'il sera faible : c'est souvent le cas, et alors la grande douleur laisse des intermittences pendant lesquelles le malade souffrira toujours du péritoine, mais il souffrira moins. Il faut d'abord déloger la cause de maladie de la pulbe cérébrale et éviter, autant que possible, son retour sur le péritoine en descendant.

A cet effet, le médecin fait appliquer des cataplasmes sinapisés au bas du dos, sur chaque côté, puis au mollet, au genou et à la cuisse de chaque jambe.

Enfin, il fait couvrir la tête avec une pommade ou des gouttes aromatico-narcotiques et toute la partie douloureuse de l'abdomen avec une flanelle seule, couverte de laudanum et de baume tranquille ou de populéum aromatisé. S'il fait chaud, il fera usage des bandes de calicot trempées dans le

suc de plantes narcotico-aromatiques, ma's séchées et trempées de nouveau, de manière à les charger le plus possible.

Les malades, ne pouvant même souffrir leurs couvertures,
ont besoin d'applications légères et fraîches. Ainsi le populéum aromatisé, ou toute autre graisse aromatico-narcotique sur du calicot, remplit encore très-bien l'indication.

Les extraits de plantes narcotiques, délayés dans l'eau vulnéraire, forment une solution très-utile encore pour tremper
des étoffes légères; on les fait sécher avant de les appliquer.

En même temps on fait boire au malade une tisane rendue légèrement échauffante par un acide non volatil comme
la limonade, le sirop de groseilles non framboisé, du verjus
avec de l'eau très-faiblement émétisée, 5 centigrammes pour
125 du sirop qui sert à faire la tisane.

La cause des maladies quitte la membrane séreuse pour
la muqueuse, qui est insensible. Il survient du dévoiement,
on l'entretient. On continue le traitement jusqu'à disparition de toute douleur.

L'affection réitérée de la membrane séreuse ayant pour
conséquence l'hydropisie, demande un traitement rapide,
certain et toujours heureux comme celui-ci. Il en résulte
qu'on évite l'hydropisie.

10e OBSERVATION. — Traitement de la goutte.

La goutte a la même cause que toutes les maladies. Elle
diffère par l'intensité de ses symptômes plus ou moins violents, comme les influences qui lui ont donné introduction,
comme les tissus, les membranes et les organes sur lesquels elle pose ; aussi lui a-t-on donné des noms très-différents comme les conditions dans lesquelles elle se présente
et se fait sentir.

Pour traiter la goutte, il faut la chasser d'abord du point

douloureux qu'elle obsède et sur lequel sa présence donne lieu à des douleurs excessives, ce qui s'obtient par la métastase ; puis il faut la faire sortir du corps par la sueur.

Pour le médecin, c'est le même traitement que celui qui se trouve partout ici contre les autres névralgies.

Pour les malades, c'est la maladie la plus redoutable, car c'est la plus douloureuse, le fluide électrique se portant presque toujours sur des membranes séreuses, les capsules articulaires et les nerfs du toucher.

Néanmoins, lorsque la goutte se fait sentir pour la première fois, on peut facilement en débarrasser les malades.

Lorsque c'est une seconde attaque, une troisième, une quatrième, et que les autres ont duré longtemps, parce qu'on n'en a pas connu la cause et qu'on n'a pas pu la chasser et réparer l'organisme, elle a laissé des traces de son passage partout où elle a posé, ce sont des concrétions tophacées qui d'abord sont peu de chose, mais qui, avec le temps et de nouvelles attaques, deviennent toujours plus grosses, gênent les articulations, rappellent incessamment la goutte et sortent lentement comme des corps étrangers à l'organisme.

Il ne faut pas oublier dans le traitement de la goutte que, lorsque la cause est partie, la douleur, quoique moindre, est encore difficile à supporter et ne disparaîtra entièrement, en continuant les applications, que petit à petit.

Lorsque le fluide est sur un point, sa présence est facile à distinguer par les élancements, au repos. C'est sur ce point que doit se porter l'attention du médecin.

M. Perm... était venu de Bruxelles à Paris pour des affaires de commerce, il me fit appeler un matin pour le guérir de la goutte au pouce du pied.

Je lui conseillai un lavement purgatif, puis, après l'avoir rendu, un demi-lavement avec une décoction de quinquina en poudre, à garder.

Je lui fis appliquer le populéum aromatisé ordinaire sur la tête et sur le pouce du pied, qui était rouge, enflé, douloureux, avec des élancements qui indiquaient clairement la goutte.

Le lendemain l'enflure était moindre, les élancements avaient cessé.

Je fis continuer la métastase par les mêmes applications sur la tête et au pouce du pied.

Les cataplasmes sinapisés sur la cuisse d'un côté puis à l'autre cuisse.

Nourriture très-légère.

Limonade.

En peu de jours la goutte avait cessé, et le malade reprenait ses courses.

Je n'ai rien à dire des pilules, des élixirs, des sirops, etc., contre la goutte; tout ce qu'on donne à prendre à l'intérieur sont des moyens échauffants, qui appellent la cause de maladie sur l'appareil de la digestion; et, selon la nature des échauffants, on peut produire telle ou telle maladie, suivant la membrane à laquelle le médicament s'adressera.

Je ne repousse aucun de ces médicaments dont la composition n'est pas toujours exactement connue; il est plus sage de savoir toujours ce qu'on veut faire et ce qu'on fait. La rhubarbe, lorsqu'on veut agir par les purgatifs, est encore un des meilleurs moyens, concurremment avec les narcotico-aromatiques.

Les traitements des membranes séreuses affectées que je viens de donner ici étant le résultat d'un grand nombre de faits, j'ai pensé pouvoir les indiquer toutes comme des observations. Le médecin de bon sens les comprendra, et sa réussite auprès des malades lui donnera tous les jours plus d'aplomb, de sang-froid, de certitude et de satisfaction.

TROISIÈME DIVISION.

Traitement des névralgies des membranes muqueuses.

1re OBSERVATION. — Traitement de la névralgie de la muqueuse du canal lacrymal.

Tout le monde a vu des fistules lacrymales. Le canal étant affecté, ses parois épaissies, enflammées, les larmes ne peuvent plus prendre ce chemin et s'écouler incognito, elles sortent continuellement en dehors de l'œil. La mucosité que sécrète abondamment la muqueuse qui recouvre l'œil, prend ce même chemin.

Jusqu'à présent, les moyens de guérison ont été longs et quelquefois inutiles, parce que, dans cette affection, la pulpe cérébrale se trouve compromise, et, quoiqu'il s'agisse de traiter l'affection de la muqueuse du canal lacrymal, il faut traiter et guérir d'abord la pulpe nerveuse.

Ainsi, pour guérir cette affection, il faut suivre le traitement suivant :

Les cataplasmes sinapisés sur les jambes, alternativement à trois places, deux jours de suite.

On couvre la tête et la région superficielle du canal lacrymal d'une pommade narcotico-aromatique.

En cas de besoin, on s'aide des purgatifs, des bains de pieds et des lavements irritants. On jugera de l'utilité de ces moyens. On peut, pour éviter le retour de la cause des maladies sur les mêmes points, conseiller pendant un mois les cataplasmes sinapisés tous les quatre jours, deux jours de suite, et dans l'intervalle les moyens adjuvants dont je viens de parler.

2ᵉ Observation. — Traitement de la névralgie des sinus frontaux.

Rien n'est plus gênant que cette maladie jusqu'à présent si difficile à traiter, parce qu'on oublie que c'est une névralgie qui cesse quelquefois toute seule, lorsque sa cause se porte au cerveau et qui peut reparaître sur d'autres points.

J'ai vu cette affection prendre, par métastase, le caractère de la goutte vague très-intense, le pouls était quelquefois faible sur les deux poignets, par conséquent l'affection existait en grande partie dans la pulpe cérébrale et sur les enveloppes des nerfs olfactifs. Quel que soit le siége positif de cette affection, le traitement est le même.

Ai-je besoin de dire qu'il faut employer l'application des cataplasmes irritants sur les jambes, et protéger la tête avec un nartico-aromatique quelconque, et enfin mesurer son importance sur l'intensité du mal?

Si l'on ne s'occupe pas de guérir cette névralgie, qui est peu de chose en apparence, sa cause se métastasera et produira toutes les maladies possibles qu'on ne croira pas venir de celle-là.

3ᵉ Observation. — Traitement de la névralgie de la muqueuse de l'estomac et des intestins.

Dans l'état de santé, la muqueuse de l'estomac et des intestins verse une mucosité qui lubréfie continuellement la surface de ce tissu organisé et permet le passage facile et insensible des matières qui glissent à sa surface. Lorsqu'il y a paralysie passagère de cette faculté, la membrane cesse d'être lubréfiée et le passage des matières ne se fait pas toujours sans irritation, ce qui peut rappeler la cause sur l'organe, dont la fonction est paralysée et rétablir la fonction de la muqueuse par névralgie.

La névralgie dont je veux parler est celle que produit la présence de la cause des maladies dans le cerveau se métastasant sur la muqueuse des voies digestives ; le résultat est une sécrétion surabondante de mucosités dont la présence délaye les matières fécales et produit le dévoiement. Cette névralgie par métastase peut se trouver facilement compliquée, le médecin ne doit voir que l'affection principale.

Lorsque cette affection est simple, on fait faire diète, on applique sur la tête un aromatico-narcotique, on fait prendre au malade la racine de rhubarbe, 4 grammes, puis plusieurs grandes tasses d'infusion de fleurs de coquelicot et de feuilles d'oranger, une poignée de chaque pour une grande tasse. Le malade doit garder la chambre. Si l'affection est compliquée de celle des organes voisins , on rappelle la cause de maladie sur la muqueuse par un irritant acide, comme une limonade, et le lendemain on revient aux lavements et à la tisane de fleurs de coquelicot et de feuilles d'oranger.

Si l'affection est intense, on emploiera les cataplasmes sinapisés ; on ajoutera un lavement entier fait avec la décoction de racine de guimauve une poignée , de racine de ratanhia une pincée, 4 grammes d'amidon. Si le malade rend ce lavement, on réitérera.

Il ne faut pas oublier que ce lavement, ayant pour effet de chasser la cause de maladie, peut la faire remonter dans l'estomac ; de sorte que lorsqu'on se voit dans le cas de l'employer, il faut commencer par la dérivation au moins avec le fer à repasser aussi chaud que possible ; mieux vaut le cataplasme sinapisé sur les jambes ; puis, lorsque l'affection aura cessé, on continuera encore un jour ou deux la même médication.

Si l'on n'a pas soin de considérer le dévoiement comme une névralgie, si l'on ne guérit pas le cerveau avant la mu-

queuse, le dévoiement ne cesse pas, parce que la cause, chassée aujourd'hui, peut redescendre demain ; parce que, reportée au cerveau, le malade se croyant guéri se met à manger
et l'irritation produite par les aliments rappelle la cause sur
la muqueuse.

4° Observation. — Traitement de la névralgie de la muqueuse de la vessie,
catarrhe de la vessie.

Dans cette affection, le malade a un besoin fréquent d'uriner ; il existe au-dessus du pubis une douleur sourde qui
s'augmente sous la pression, et alors cette pression répond
encore à un besoin d'uriner.

L'urine est claire, presque limpide et plus abondante que
la boisson qu'a prise le malade.

Il faut placer les cataplasmes sinapisés au bas du dos de
chaque côté, puis, après, sur les jambes ; on étend sur la tête
un narcotico-aromatique.

Puis il faut couvrir la région de la vessie, dans le dernier
pli en travers du bas-ventre, avec trois ou quatre gouttes
vertes, du bout du doigt en étendre deux gouttes entre les
parties et la cuisse, dans le pli le plus rapproché de la vessie;
puis enfin trois à quatre gouttes entre les parties et l'anus.
La recette de ces gouttes vertes se trouve aux narcotico-aromatiques composés.

Quelquefois il suffit de quelques heures pour faire taire
cette affection, et souvent il a fallu vingt-quatre heures, rarement plus.

J'ai eu très-souvent l'occasion de traiter cette affection par
les mêmes moyens et toujours avec succès.

Quelquefois le catarrhe de la vessie est accompagné ou
suivi de la métastase sur le sphincter de la vessie ; ce qui

produit la rétention d'urine ; mais le traitement étant le même, la rétention d'urine n'est pas plus à craindre que le catarrhe de la vessie. J'ai vu par ce moyen la rétention d'urine céder en dix minutes.

5e Observation. — Traitement de la névralgie du tissu cellulaire ou gélatineux des os.

Le tissu cellulaire des os peut se trouver affecté chez les enfants sans qu'on s'en aperçoive ; si les parents ne s'en occupent pas, les enfants ne s'en plaignent pas, il n'y a pas de douleur.

Lorsqu'on s'aperçoit que les os se contournent aux pieds, c'est surtout dans l'âge le plus tendre, il faut placer un appareil simple qui ne gêne en rien les mouvements de l'enfant dans son lit. Cet appareil peut être fait avec des serviettes.

Puis il faut employer la métastase ou le traitement général pour repousser des pieds la cause qui les empêche de se diriger comme à l'ordinaire, tout en protégeant le cerveau.

A l'âge de 12 ans, c'est ordinairement vers la colonne vertébrale de l'enfant qu'il faut que la mère de famille porte son attention, c'est l'âge de la croissance et l'époque de la vie où les enfants deviennent bossus ; aussitôt qu'on s'aperçoit de cette disposition, il faut employer les remèdes généraux.

Et comme il convient de donner moins de chaleur au dos de l'enfant, on lui fera un matelas garni de substances moins chaudes que la laine, un drap de toile en seize au moins sur son oreiller et sous lui : c'est ce qu'il y a de mieux.

L'épine du dos étant, comme la tête, tenue moins chaudement que le reste, la cause de maladie s'en éloignera. Il ne faut pas oublier de chasser la cause des maladies de cette place par une flanelle à demeure, sur laquelle on étalera tous les jours un liniment narcotico-aromatique.

Il faut de temps à autre employer les purgatifs doux à l'intérieur, tout en appliquant les narcotico-aromatiques sur les os qui se dévient.

Les tisanes doivent se trouver dans les rubiacés. Le café ne saurait être contraire, pas plus que la garance, le galjet jaune, etc.

CHAPITRE III.

Traitement des névralgies du troisième tissu, le musculaire.

— —

PREMIÈRE DIVISION.

On peut se rappeler que , lorsque la cause de la paralysie ou du défaut de mouvement dans le tissu musculaire est placée dans l'encéphale , sur le cervelet qui coordonne les mouvements volontaires et ceux de la vie organique, c'est alors une névrose; mais dans la névralgie la cause pose au cerveau, quelle qu'en soit la place , et se reportant sur un autre tissu , elle forme une névralgie et représente les symptômes de deux affections.

Dans l'affection musculaire, la cause est placée sur la fibre musculaire elle-même, et l'on sait que dans ce cas cette fibre se contracte, se crispe.

Cette affection, prise isolément, serait l'affection du tissu musculaire; mais il est impossible qu'un malade, dans cet état qui n'est pas très-douloureux dans tout le système musculaire, ne s'inquiète pas fortement de sa situation , et qu'alors l'affection musculaire ne devienne une maladie qu'on nomme névralgie musculaire.

Il y a maladie composée de l'affection de la pulpe, quelle que soit la place, et de l'affection musculaire.

Dans la paralysie, la cause des maladies pose sur les nerfs qui président ou qui coordonnent les mouvements des muscles, et dans la névralgie elle peut poser partout, excepté sur ces nerfs.

1re OBSERVATION. — Traitement des névralgies du tissu musculaire.

Dans les névralgies musculaires , comme le trismus , le tic douloureux de la face, la danse de Saint-Guy, les convulsions, les attaques dites de nerfs, l'épilepsie, l'éclampsie , le tremblement des vieillards, les palpitations du cœur, les spasmes de la poitrine , de l'estomac, les contractions du sphincter de la vessie, le tétanos :

On commence par appliquer des cataplasmes sinapisés au mollet, au genou et à la cuisse d'une jambe le premier jour, et le deuxième jour autant à l'autre jambe.

On place en même temps sur la tête et sur la région musculaire malade un liniment narcotico-aromatique.

Si l'affection névralgique s'exerce sur les fibres musculaires internes :

On fera prendre au malade du sirop de groseilles avec de l'eau, une limonade, un bouillon à l'oseille, ou toute autre boisson acide ou légèrement irritante pour la membrane muqueuse, afin de métastaser la cause de la névralgie musculaire sur cette membrane.

C'est, au surplus, ce que l'on fait dans la constipation ou l'affection de la membrane musculaire des intestins.

Une nourriture préparée avec du jus de viande rôtie avec lequel on fricasse des légumes.

Quelques tasses de chicorée sauvage, si la bouche est amère, si les yeux sont un peu jaunes.

Des frictions très-légères avec une flanelle trempée dans un alcoolat aromatique doux.

On peut même placer à demeure une teinture aromatico-narcotique sur la partie du corps où se trouve le muscle ou les muscles attaqués.

2e OBSERVATION,

Une jeune fille avait une névralgie musculaire, c'était l'épilepsie. Pour la guérir, on employa, comme l'on faisait autrefois, un de ces remèdes extraordinaires qui, en frappant fortement une partie du cerveau, éloignent la cause de maladie placée sur l'autre et sur les muscles : ainsi l'on porta vigoureusement à la première section encéphalique, et l'on attira sur cette place une cause de maladie qui exerçait ses ravages sur la quatrième. On fit boire à cette fille du sang de chat. On comprend la répugnance que ce remède porte avec lui ; mais existe-t-il un remède répugnant qu'on ne puisse prendre pour se guérir de cette maladie ? La jeune fille but donc du sang de chat ; elle guérit en effet de son épilepsie ; mais à cette maladie il en succéda une autre, l'hallucination ; elle se croyait chatte, et courait après l'ombre et après tous les objets qui attirent l'attention des chats.

N'avons-nous pas lu encore, dans le *Siècle*, dans ces derniers temps, la relation d'un fait dégoûtant relaté dans les journaux ?

Un homme, atteint de cette maladie, avait entendu dire qu'il suffisait de boire un verre de sang humain pour s'en guérir. Il en trouva l'occasion, dirai-je qu'il en profita ? car

rien que d'y penser on éprouve une métastase vers l'estomac, c'est vraisemblablement ce qui lui arriva; au surplus,
les journaux ne donnèrent pas la suite de l'histoire.

Cette maladie, aujourd'hui, se guérit par des moyens
simples lorsqu'elle ne fait que commencer.

Le traitement consiste à débarrasser la tête par la métas-
-tase, au moyen des cataplasmes sinapisés aux jambes, et de
l'application, sur la tête et l'épine du dos, d'une pommade
aromatico-narcotique, qui éloigne d'abord la cause de la
névralgie; mais, quelque temps après avoir chassé cette
cause, et quand on est sûr qu'elle occupe une autre place, on
fait sortir de la région du dos des animalcules avec les moyens
doux, comme le populéum aromatisé avec l'essence de lavande fine, qui a la propriété de donner issue à une éruption.

Si cette éruption, qui démange souvent beaucoup et force
à gratter, ramenait de nouvelles attaques, il faudrait avoir
patience et mettre un intervalle de quatre jours entre
chaque application du populéum aromatisé, et l'on éloigne-
-rait la cause de maladie avec un autre narcotico-aromatique qui ne ferait plus sortir de boutons, et des cataplasmes
sinapisés, des purgatifs, des lavements amers dans l'intervalle.

Chaque malade que j'ai eu l'occasion de traiter de cette
maladie, m'a présenté la même éruption. La matière de
cette éruption à l'intérieur paraît être une cause irritante
qui appellerait le fluide électrique de la tête sur les muscles
du dos et les glandes salivaires.

3e OBSERVATION.

Lorsque la cause de maladie se métastase du cerveau sur
les muscles et sur les glandes salivaires, c'est l'épilepsie.

M. X...., fils d'une portière de la rue du Bac, ayant été

effrayé dans une cave, dans laquelle un enfant s'était caché dans l'intention de lui faire peur, eut des symptômes d'épilepsie qui se représentèrent trois fois à la distance de quinze jours. Le traitement suivant lui fut appliqué :

Un cataplasme sinapisé sur une jambe à trois places, l'une après l'autre le premier jour.

On recommença le lendemain et l'on continua plusieurs jours de suite.

Un narcotico-aromatique, le populéum aromatisé par l'essence de lavande fine sur toute la tête, particulièrement à la nuque et le long de l'épine du dos, jusqu'à la fin.

Vers la fin du mois les crises avaient cessé. Une éruption sur la tête et le long de l'épine était sortie et continua à sortir pendant plusieurs mois avec de fortes démangeaisons.

A cette époque, la guérison était complète.

4ᵉ Observation.

La chorée ou *la danse de Saint-Guy* a la même cause et les mêmes effets que l'épilepsie, mais agissant de manière à figurer quelques mouvements spasmodiques de tout un côté, et particulièrement des jambes, ce qu'on a comparé à tort à ceux de la danse.

Le traitement est le même que celui de l'épilepsie, il m'a toujours réussi.

J'ai eu plusieurs fois l'occasion d'en faire l'expérience.

5ᵉ Observation.

Ce qu'on nomme des attaques de nerfs ne sont autres que des névralgies musculaires ; elles s'exercent tantôt sur les muscles des bras, sur ceux des jambes, tantôt sur ceux du dos, de la poitrine, etc. Elles sont contagieuses comme toutes les affections nerveuses, très-fréquentes, on a toujours sous la main les moyens de les guérir. On commence par appliquer aux pieds un fer à repasser bien chaud, renfermé dans une serviette pliée en quatre, en attendant le cataplasme sinapisé.

On couvre la tête, la nuque avec un aromatique quelconque, et, mieux encore, avec un narcotico-aromatique, on en étend sur l'épine du dos et en ceinture, au moyen de flanelle; on prolonge ce traitement plusieurs jours de suite, par précaution, afin d'éviter le retour de cette maladie, et si malgré cela elle se représentait, on ferait encore la même chose, et son retour s'éloignerait indéfiniment.

Il ne faut pas faire respirer, comme on le fait trop souvent, du vinaigre ou de l'alcali volatil, car les irritants sur les nerfs olfactifs appellent la cause des maladies et font cesser les symptômes du moment pour les remplacer par la perte de l'odorat, que la présence de la cause des maladies sur les nerfs olfactifs produit toujours en les paralysant. C'est encore un moyen de retenir le fluide sur le cerveau dont on veut le chasser.

6e Observation.

L'hystérie est encore une névralgie dont les plus jeunes filles ne sont pas exemptes. On s'en aperçoit, parce qu'elles se plaignent d'inflammation, de douleur ou de démangeaisons aux parties; si on ne les soigne pas avec attention, si le pouls est faible, par exemple, elles seront hystériques plus tard, et quand l'âge de la puberté sera arrivé, la maladie sera déjà chronique. On parlera de mariage, mais le mariage est un moyen de guérison bien douteux; si, par exemple, le remède est usé, on aura une part de reproches à se faire, peut-être.

Le moyen de prévenir et de guérir cette maladie, c'est d'éloigner la cause du cervelet et de la région utérine par des dérivatifs internes, comme les purgatifs doux, les acides végétaux et les répercussifs sur toute la tête et au bas-ventre; des espèces aromatiques sèches, comme les roses rouges, les fleurs de sureau, etc., les fleurs de pivoine contre les démangeaisons, les moyens qui chassent les parasites, les animalcules et qui sont écrits aux dépuratifs.

7e OBSERVATION. — Affection névralgique du système musculaire.

Une jeune personne de 17 ans, affligée de catalepsie, vint à Paris avec sa mère pour consulter les médecins les plus en renom de la capitale.

Cette jeune personne était belle, le teint pâle, les yeux de la plus grande beauté; ses yeux restaient ouverts à chaque paroxysme, et ces paroxysmes se renouvelaient surtout lorsqu'on prononçait devant elle le nom de Dieppe, ils étaient tellement fréquents, qu'ils se renouvelaient à peu près tous les quarts d'heure.

Dans le paroxysme, elle avait les bras croisés sur la poitrine et regardait le ciel, on eût dit une sainte en extase.

Trois médecins d'un avis différent s'étaient cependant trouvés d'accord sur ce point, qu'il fallait marier cette jeune fille.

Appelé auprès d'elle, je fus témoin de plusieurs accès, et je fis comprendre qu'il fallait la guérir avant de la marier; car, toute belle qu'elle était, elle pouvait rester malade encore après son mariage, et les conséquences pour le mari, pour les enfants, étaient à considérer.

Je m'occupai donc de la guérir au plus tôt ; je conseillai le traitement par métastase qui consistait dans les moyens qui suivent :

Application des sinapismes au bas du dos et sur les jambes, d'un côté le premier jour, et de l'autre côté le second jour.

Le populéum aromatisé sur toute la tête, sur l'épine du dos et en ceinture, au moyen d'une flanelle ; continuer en laissant des distances entre chaque jour de traitement jusqu'à la fin.

La mère de la malade exécuta l'ordonnance, quoiqu'en route, et j'appris peu de temps après son arrivée, qu'elle se trouvait parfaitement guérie. Plusieurs années se sont écoulées sans qu'on entendît parler du retour des mêmes accès. On l'a mariée, elle fait aujourd'hui le bonheur de son époux et de sa famille.

8ᵉ OBSERVATION. — Traitement de la névralgie musculaire complète.

Le tétanos est plus ou moins complet selon la quantité et la qualité des muscles qui sont compromis ; il est le résultat d'une contraction musculaire forcée ; pendant une grande douleur, l'irritation qui a lieu alors sur le système musculaire y appelle le fluide électrique superflu, et son effet sur les muscles, c'est de les contracter.

En supposant le tétanos une idiopathie, il faut toujours le traiter comme si l'on avait affaire à une névralgie.

Si le pouls est faible d'un côté, ou faible avec intermittence, c'est une névralgie ; s'il est développé ou dans l'état normal, c'est une affection simple des muscles ou une idiopathie musculaire. Mais peut-on croire que dans une situation pareille, le cerveau n'appelle pas la cause des maladies?

Dans ce cas, on applique des cataplasmes sinapisés au mollet, au genou, à la cuisse d'un côté, puis de l'autre côté.

On applique ensuite sur toute la région de la tête, le long de la colonne vertébrale, un narcotico-aromatique gras, on en étend sur les muscles supérieurs en ne se hâtant pas de descendre.

Après avoir employé les cataplasmes sinapisés plusieurs jours de suite, on fait prendre au malade des lavements légèrement irritants, comme à l'eau de savon faible, au séné, et encore avec des infusions amères de petite centaurée ou de quinquina.

La cause de cette affection très-grave quitte sa place, tous les symptômes cessent pour faire place à d'autres peu apparents et moins pénibles. La sueur collante met dehors la cause du mal ; cette sueur prouve évidemment que le tissu cellulaire s'est trouvé compromis dans le tétanos.

Les bains tièdes aromatico-narcotiques, quand la situation peut les permettre concurremment avec des purgatifs liquides, agissent sur la membrane muqueuse des intestins, ou sinon les cataplasmes ou bains partiels narcotico-aromatiques, les ointements semblables, en évitant soigneusement les refroidissements humides ; tels sont les moyens qui réussissent encore le mieux.

Car, au résumé, ce que le praticien a à faire, c'est de traiter le cerveau, de relâcher les fibres musculaires en appelant la cause morbifique sur les membranes muqueuses d'abord, puis guérir ces membranes par les moyens ordinaires sans trop se presser , afin de ne pas renvoyer la cause sur le tissu musculaire encore trop faible, ou même dans le tissu médullaire.

9ᵉ Observation. — Traitement de la névralgie du diaphragme.

Lorsque le malade se plaint d'une douleur sourde qui occupe toute la région sur laquelle le diaphragme prend ses attaches, tout le bord des côtes et l'épine du dos dans la région lombaire, lorsque cette douleur s'augmente par l'aspiration, il y a toute probabilité que la cause des maladies est sur le tissu musculaire de cet organe.

Si le pouls est développé des deux côtés, la douleur continue : c'est une idiopathie, c'est la diaphragmatite. S'il y a intermittence, le pouls sera faible par intermittence ou faible seulement d'un côté. Ce sera une névralgie dans les deux cas, le traitement est le même, c'est celui-ci :

Cataplasmes sinapisés au bas du dos de chaque côté, au-dessus de la fesse.

Démi-lavement purgatif ou échauffant ; continuer les cataplasmes sinapisés sur les jambes, d'abord sur l'une à trois places, le jour suivant sur l'autre à trois places.

En même temps on garnit, au moyen d'une ceinture, toute la région sur laquelle le diaphragme prend attache, c'est-à-dire tout autour, au bord des côtes et le long de l'épine du dos en bas, d'un liniment narcotico-aromatique.

On fait prendre à l'intérieur une potion aromatico-narcotique, et on empêche le malade d'essayer trop fréquemment à respirer trop fortement.

On applique encore un cataplasme sinapisé au bas des lombes, au-dessus de la fesse, de chaque côté, l'un après l'autre.

On continue le traitement dans cette direction encore un jour ou deux après le départ de la cause de l'affection.

10ᵉ Observation. — Traitement de la névralgie musculaire du cœur.

Le tissu musculaire du cœur peut devenir et devient en effet le siége du fluide électrique superflu, et selon la place que ce fluide occupe, il peut en résulter des maladies très différentes, en général peu douloureuses, mais très-gênantes. Je ne parle ici que de celles du tissu musculaire.

Le cœur, comme l'on sait, est formé de deux cavités, dont l'une reçoit le sang artériel qui vient d'être respiré, c'est le cœur gauche; l'autre reçoit le sang veineux de tout le corps et l'envoie aux poumons, c'est le cœur droit. Le cœur droit comme le gauche ont deux mouvements qu'on nomme systole et diastole : dans le premier il se contracte; dans le second il se dilate, parce qu'il cesse de se comprimer. Ce mouvement de compression est l'effet de l'action du fluide électrique nécessaire qui pénètre, lors de l'aspiration, et se porte avec le sang dans toutes les parties du corps; de sorte qu'à peine arrivé au cœur par le poumon, dans lequel il a trouvé le fluide électrique nécessaire, la fibre musculaire du cœur reçoit de la part de ce fluide nouveau une irritation qui la force à contraction et à chasser le sang, par ce mouvement de systole, dans les voies qu'il doit parcourir.

Le fluide électrique nécessaire accompagne le sang partout et revient avec lui par les veines dans le cœur, au moment de la diastole, c'est-à-dire du relâchement. Son effet de systole est le même, quoique plus faible, parce que les principes irritants du sang ont diminué chemin faisant, quoiqu'ils suffisent pour le peu de chemin que le sang veineux doit parcourir du cœur aux poumons.

Si la compression ou la systole devient continue par la présence du fluide électrique superflu, il arrivera, si celui-ci est faible, que la circulation sera entravée, le pouls deviendra petit et dur; si son action est violente, ce sera la mort.

Si la cause de maladie s'exerce sur le cœur droit, c'est la cavité qui reçoit le sang veineux; il y aura constriction et cyanose plus ou moins prononcée.

Si le fluide agit sur les deux cœurs à la fois par métastase rapide, ce sera la palpitation ou les mouvements désordonnés du cœur.

Dans ces deux cas, le traitement consiste à éloigner promptement du cœur la cause de l'affection, en employant les cataplasmes sinapisés sur les extrémités inférieures, un jour entier sur une jambe, le lendemain sur l'autre, et continuer ces irritants externes sur les parties inférieures, en préférant ceux qui agissent sur la peau à ceux qui pourraient étendre leur action sur le système sanguin, sur le sang lui-même.

On place à la région du cœur un liniment aromatico-narcotique.

On fait faire diète au malade, on lui fait prendre une boisson émolliente un peu aromatique, comme l'infusion de tilleul.

Ou bien on fait le traitement de la péricardite.

11ᵉ Observation. — Traitement de la névralgie musculaire de l'estomac.

Il est rare que la membrane musculaire de l'estomac se trouve être le siége de la cause de maladie sans que la membrane muqueuse ne participe à l'affection. Cependant, lorsque les malades éprouvent des besoins de vomir, lors même qu'ils font des efforts pour les satisfaire et qu'ils ne rendent rien, on peut dire que la membrane musculaire de l'estomac est seule compromise.

Dans ce cas, on fait taire ce besoin de vomir par une potion aromatico-narcotique astringente légère, à très-petite dose.

Mais, en même temps et au préalable, le moyen le plus

sûr est de faire prendre au malade un quart de lavement avec de l'eau de savon légère ; on lui applique des sinapismes aux extrémités inférieures , on lui place un fer à repasser très-chaud à la plante des pieds, et enfin on lui met en ceinture une flanelle simple, couverte d'un liniment aromatico-narcotique, dont on couvre aussi la tête ; on continue dans la même direction ce traitement dérivatif. Le premier jour, le malade reste à la diète, on l'engage à ne rien prendre que sa potion.

Le lendemain il déjeune avec du thé noir et reprend lentement sa nourriture ordinaire.

12e Observation. — Traitement de la névralgie du pylore.

Lorsque le pylore est le siége du fluide électrique superflu, il se contracte comme toutes les fibres musculaires, et cette ouverture de l'estomac au duodénum se trouve fermée. Il en résulte que les aliments reçus dans l'estomac, arrivés à l'état de chyme par leur union avec le suc gastrique, passent à l'état acide, et cette acidité, agissant comme irritant, maintient l'inflammation et la contraction du pylore.

Les vomissements seront la conséquence de cette affection, qui cessera avec tous ses symptômes lorsqu'on aura éloigné la cause qui occupe le pylore.

Les cataplasmes sinapisés aux jambes, les frictions sur les jambes, les bains de pieds irritants, les lavements, ou plutôt les quarts de lavements également irritants.

Les narcotico-aromatiques au point correspondant à l'extérieur, à la région du pylore et sur la tête entière. Une potion narcotico-aromatique astringente à l'intérieur, comme aussi les eaux gazeuses et alcalines ou ferrugineuses, comme celles de Vichy, de Pyrmont, etc.

Cette maladie, dans ses premiers temps, est très-facile à

guérir; elle l'est encore plus tard lorsque le point malade n'est pas désorganisé ou altéré de manière à ne pouvoir plus permettre le passage.

Il ne faut pas confondre cette maladie avec des vomissements occasionnés par la présence de corps étrangers dans l'estomac, comme des vers ou une excroissance mal placée, comme une loupe.

Les vomissements qui accompagnent les affections des reins sont névralgiques ; il faut agir, comme dans les maladies compliquées, en plaçant le répercussif à la fois sur la tête entière, sur l'estomac et sur les reins, en même temps que les dérivatifs aux jambes.

13e Observation. — Traitement de la névralgie musculaire des intestins.

Lorsque la cause des maladies affecte la membrane musculaire des intestins, il y a constipation, le malade est échauffé, comme on le dit dans le monde.

La membrane musculaire, quoique accolée à la muqueuse, peut être malade toute seule; cependant, à cause du voisinage, il y a souvent métastase, de sorte qu'alternativement il y a ou il peut y avoir dans les intestins une sécrétion abondante de mucosités lorsque le fluide est sur la muqueuse, et resserrement de la musculaire lorsque le fluide revient sur celle-ci. Cet état produit ce que nous nommons borborygmes. La présence seule du fluide par métastase sur ces deux membranes produit le bruit qu'on entend; de sorte que ce bruit est pour la médecine légale un moyen de reconnaître la présence du fluide électrique dans l'organisme. Le médecin ne peut pas toujours faire descendre sur ces membranes, chez un malade devenu criminel par maladie du cerveau, la cause de ce crime ; mais il le peut souvent. Il le pourrait toujours en portant un dérivatif sur les intestins, comme un irritant purgatif ; mais on ignore encore que les borborygmes sont les effets ou les symptômes de la présence de la cause des maladies sur ces organes.

L'affection de la membrane musculaire des intestins a été traitée par les purgatifs doux, les moyens dits rafraîchissants, les acides végétaux, qui irritent la muqueuse et appellent sur celle-ci la cause inflammatoire de la musculaire. Le dévoiement succède à la constipation, c'est la conséquence de ce traitement. On comprend maintenant l'action des échauffants, des rafraîchissants.

Lorsque le dévoiement existe, parce que la membrane muqueuse est malade, on le fait cesser par des moyens qui repoussent le fluide morbifique sur la membrane musculaire, et ces moyens ont été nommés des échauffants : tels sont tous les échauffants aromatiques et astringents.

Le meilleur moyen est celui qui éloigne le fluide de la musculaire sans le reporter sur la muqueuse ou sur la membrane séreuse, qui tapisse les intestins en dehors et qui renferme un grand nombre de nerfs de la sensibilité, car l'irritation de la membrane séreuse est la cause des coliques.

Ce moyen consiste à attirer le fluide par les cataplasmes sinapisés sur les jambes.

Les quarts de lavements purgatifs et les laxatifs doux, l'usage à l'intérieur des narcotico-aromatiques, comme l'infusion de fleurs de coquelicot et de feuilles d'oranger, l'infusion de menthe poivrée, de mélisse, etc.

Et, dans les cas urgents, comme lorsqu'on voyage, un suppositoire de savon non aromatisé en arrivant au coucher.

14° OBSERVATION. — Traitement de la névralgie musculaire de la vessie.

Lorsque la fibre musculaire de la vessie se trouve affectée, la vessie est contractée ; cette affection est rarement seule, elle est presque toujours compliquée de celle de la muqueuse ou de celle du sphincter de la vessie. Lorsqu'elle est compliquée de l'affection de la muqueuse, il y a besoin d'uriner fréquemment une liqueur claire presque comme de l'eau mêlée d'urine. Lorsque l'affection de la muqueuse se trouve compliquée de la musculaire, il y a non-seulement besoin d'uriner fréquemment, mais l'urine est peu abondante à chaque fois ; lorsque l'affection s'étend au sphincter, celui-ci est contracté et l'urine ne sort pas, ou bien elle ne sort que goutte à goutte et avec douleur.

Le traitement de toutes ces affections de la vessie est le même :

Cataplasmes sinapisés au bas du dos sur le côté, puis au mollet, au genou et à la cuisse. Le premier jour, le même suffit aux quatre places ; le deuxième jour, un autre aux places correspondantes de l'autre côté.

Demi-lavement au populéum aromatisé, rendu miscible dans la décoction de racine de guimauve au moyen d'un jaune d'œuf. La dose de populéum est de 4 grammes à 8 grammes.

Gouttes vertes sur le bas-ventre dans la région la plus rapprochée de la vessie, dans la proportion de huit gouttes pour tout.

En trois heures, la cause de maladie quitte sa place et le malade urine à plein pot.

Il faut, je ne saurais trop le rappeler, éviter la métastase sur le cerveau ; c'est pourquoi il est toujours utile de couvrir la peau de la tête d'un narcotico-aromatique.

15e OBSERVATION. — Traitement de la névralgie du sphincter de la vessie.

Lorsque la cause des maladies a pour siége le sphincter de la vessie, il y a rétention d'urine, et dans ce cas, jusqu'à ce jour on a employé les sondes et les bougies, et par ce moyen on a presque toujours irrité davantage le sphincter qui l'était déjà trop; on a retenu une inflammation facile à faire disparaître, car il suffit de chasser la cause pour que les effets cessent.

Les moyens sont simples et faciles : ils consistent à appliquer au bas du dos, sur le côté au-dessus de la fesse, un cataplasme sinapisé, qu'on portera ensuite au mollet, au genou et à la cuisse d'un côté, le premier jour, et le lendemain on en mettra autant de l'autre côté.

A peine le premier sinapisme aura-t-il fait son effet, qu'on étendra avec le bout du doigt environ six à huit gouttes vertes autour des parties génitales, sur les points les plus rapprochés de la vessie, et surtout de son sphincter, entre l'anus et les parties aux deux côtés en dehors, et enfin au-dessus et toujours sur la peau dans le dernier pli du bas-ventre.

On peut ajouter à ces moyens, en cas de besoin, l'emploi du populéum aromatisé, soit chez la femme mariée, à l'intérieur du vagin, sans inconvénient à la paroi de cette cavité qui touche le canal de l'urètre, et chez les deux sexes en lavements. A cet effet on mêle gros comme un dé à coudre de ce populéum avec un demi-jaune d'œuf; quand ce mélange est complet, on ajoute petit à petit une décoction épaisse et tiède de racine de guimauve, en suffisante quantité pour un quart de lavement, que le malade gardera.

La rétention d'urine cesse promptement, il est très-rare qu'on ait besoin d'employer d'autres moyens. Au pis-aller, on emploierait la sonde une fois, mais on n'aurait plus besoin d'y revenir, parce qu'on appliquerait le traitement que je viens d'indiquer, lequel agirait comme prophylactique et préviendrait le retour de la cause des maladies sur le sphincter de la vessie.

16ᵉ Observation.

M. R...., ancien militaire, peintre en bâtiment, fut pris vers trois heures du matin, au mois de février 1833, d'une rétention d'urine accompagnée de fréquentes envies d'uriner. Le liquide s'écoulait difficilement et avec effort de la vessie; il était visqueux, jaunâtre, et déposait au fond du vase une abondante quantité d'une matière blanche crayeuse, les douleurs que chaque évacuation d'urine occasionnait étaient insupportables, il accusait une pesanteur avec serrement dans la vessie, rien dans les reins, rien dans le canal. Il avait eu quelques jours auparavant des douleurs vagues de rhumatisme. Le malade avait plusieurs fois éprouvé de semblables accidents et l'on avait fait alors usage de la sonde, des sangsues, des bains de siége, etc.

Le pouls était plus fréquent qu'à l'ordinaire, mais pas dur. J'ordonnai de chauffer la chambre, au moyen du poêle, à la température de 15 à 20 degrés.

Un bain de siége tiède, et en sortant, application, sur le bas-ventre et derrière le scrotum, d'une flanelle chaude imbibée du liniment suivant :

Pr. Baume tranquille, \
Laudanum, } de chaque, 15 grammes.

Mêlez.

Je fis envelopper la moitié du corps du malade, par en bas, avec une couverture de laine en double.

Puis je le fis placer, ainsi enveloppé, dans un lit bassiné.

Et enfin on chauffa fortement les pieds avec le fer à repasser aussi chaudement possible.

Et je promis au malade qu'il serait soulagé dans trois heures.

Lorsque je revins, le malade avait dormi, il était sans aucune douleur; le pouls dans l'état naturel n'était pas développé, mais calme, très-régulier.

Le malade était en moiteur; je lui recommandai de se conserver soigneusement dans cet état et de faire diète.

Seulement l'usage d'une infusion légère de menthe poivrée et sucrée.

Le lendemain, mon malade était en parfaite santé. On lisait sur sa porte, ces caractères écrits à la craie: Je suis chez le marchand de vins, etc. Il est donc vrai de dire que plus l'art de guérir deviendra facile, plus les hommes abuseront de leur santé.

17ᵉ Observation. — Traitement de la névralgie musculaire de la matrice.

Lorsque les menstrues ne paraissent pas, quoiqu'elles devraient paraître, il y a quelquefois des contractions de la fibre musculaire de cet organe, produites par la présence du fluide sur ce tissu, qui retiennent de temps à autre le sang.

La malade éprouve des élancements à la matrice.

Pour déplacer la cause du mal :

Appliquez un cataplasme sinapisé au-dessus d'une fesse, puis au-dessus de l'autre. Continuez sur les jambes.

Un petit tampon fait avec du linge fin, grand comme la paume de la main, bien trempé de populéum aromatisé, sera introduit le plus avant possible, et pour le retirer à volonté, on aura attaché un fil fort qu'on aura laissé pendre en dehors de la vulve.

La cause des élancements quitte la place et les règles paraissent.

Si l'emploi de ce moyen ne se pouvait, en voici un autre :

Les cataplasmes sinapisés d'abord comme ci-dessus, puis un demi-lavement avec gros comme un dé à coudre de populéum aromatisé, rendu miscible à l'eau au moyen d'un demi-jaune d'œuf. Ce demi-lavement, que la malade devra garder, sera précédé d'un lavement entier qu'elle aura rendu.

Cette affection étant névralgique, on traitera en même temps la tête et la matrice. Il suffira, dans ce cas, d'étendre sur toute la tête un narcotico-aromatique tout en faisant le traitement indiqué ci-dessus.

18e Observation. — Traitement de la névralgie du tissu musculaire à la suite de la brûlure profonde.

Si le tissu musculaire se trouve détruit par une brûlure, il faut commencer par éloigner la cause de maladie ou de douleur du point ou des points brûlés. Et quoi qu'on dise, avec une apparence de raison, que le malade a déjà assez de ses douleurs, les moyens que j'indique va les réduire et les calmer.

Les cataplasmes sinapisés, placés le plus loin possible des brûlures, en appelant cette cause de douleur, l'éloignent des points malades ; d'un autre côté, le médecin couvre les brûlures avec un peu de charpie légère, très-garnie de saindoux ou graisse de porc non salée, afin de bien les garantir contre l'action de l'air, dont les éléments sont irritants. Ensuite il couvre la peau du pourtour non brûlée avec un narcotico-aromatique doux, ayant pour véhicule de la graisse ou de l'huile d'amandes douces. Par ce moyen, il éloigne la cause de maladie des points brûlés qui suppurent tranquillement sans douleurs et parcourent leur période sans encombre. J'ajouterai un point essentiel, c'est qu'au pansement il faut avoir toujours tout tout prêt, afin que les plaies ne restent à l'air que le moins longtemps possible. Le traitement des brûlures superficielles retrouve ici son application.

19ᵉ Observation. — *Traitement de la névralgie musculaire à la suite
d'une coupure.*

Lorsque la cause de maladie n'a pas eu le temps de se
porter sur la coupure, elle se guérit par le simple rapprochement des lèvres de la plaie, au moyen de bandes de sparadrap agglutinatif. Si la cause des maladies se porte sur cette
coupure, l'inflammation s'y développe, la suppuration ne
s'y établit pas, la cicatrisation tarde longtemps à se faire, et
souvent même la plaie s'agrandit avec douleur. Si, après le
pansement, on éloigne la cause de maladie, au moyen des
cataplasmes sinapisés sur des points éloignés, et qu'on applique un narcotico-aromatique sur la tête et au pourtour de
la plaie, on tient la cause de maladie à distance, et la plaie
se guérit.

Ce qu'on nomme suite d'opérations chirurgicales n'aurait
pas lieu si l'on avait toujours le soin d'éloigner, avant ou
après l'opération, la cause des maladies qui, par sa présence,
empêche les fonctions de l'organisme, et l'action de cette
admirable faculté réparatrice, assez expliquée, pour être
comprise, par la nutrition et les fonctions de l'hématose.

Néanmoins, après la coupure, les fibres musculaires ne
se rétablissent pas bout à bout, comme on pourrait le croire,
mais le tissu cellulaire vient à son aide et forme une membrane solide qui réunit et rapproche les extrémités séparées
par la solution de continuité.

Si la coupure devient une plaie, parce que les bords ne
seraient pas réunis, on la traitera comme une plaie. Ce traitement se trouve aux crises.

CHAPITRE IV.

Traitement des névralgies des organes des sens.

La première attention dans le traitement des névralgies des organes des sens doit se porter vers l'encéphale; car si l'on s'occupait exclusivement de la guérison de l'appareil d'un sens, on renverrait la cause de son affection dans le cerveau, et cet appareil, une fois guéri, redeviendrait malade à la prochaine occasion, qui ne tarderait pas, c'est ce qui arrive tous les jours; parce que l'on ne souffre pas lorsque la cause des maladies est dans la pulpe, l'on se croit guéri. Mais aussitôt qu'une irritation, même faible, rappelle le fluide morbifique sur l'organe du sens qui a déjà été malade, on voit alors qu'on n'était pas guéri.

Le traitement d'une névralgie quelconque de l'organe d'un sens consiste à guérir d'abord l'encéphale, puis après ou de concours, on traite l'organe du sens malade.

1re Observation. — Traitement de l'appareil de l'olfaction, —du nez.

L'affection de la membrane muqueuse du nez produit le catarrhe nasale.

L'épistaxis est la suite de l'action du fluide sur les vaisseaux sanguins qui tapissent la muqueuse.

L'ozène est une crise chronique , parce que le fluide revient souvent sur la même place.

Il se forme quelquefois, dans le nez ou en dehors du nez, un ulcère sordide, cancéreux, qui fait quelquefois de grands progrès et détruit profondément les chairs; les intempéries des saisons l'augmentent considérablement.

Le cancer du nez se présente sous la forme d'une tumeur rouge , chaude , très-douloureuse , avec vives démangeaisons, cuisson, ardeur, gonflement, ulcérations; avec bords renversés et durs, parois garnies de chairs fongueuses, suintement d'humeur séreuse , âcre , rongeante, qui s'étend, ronge, ulcère et détruit le nez et tous ses alentours.

Le polype du nez doit sa formation et sa croissance à l'action du fluide ; lorsque le polype gêne, de temps en temps on fait cesser cette gêne en éloignant le fluide qui l'a produit.

J'ai parlé à l'affection des nerfs de la quatrième division, de la paralysie, de la faculté de flairer, parce que c'est une névrose; ici il est question des névralgies. La cause du mal se métastase de la pulpe encéphalique, quelle que soit la place qu'elle occupe, sur l'appareil de l'olfaction, et produit les inflammations de cet appareil.

Le traitement consiste à agir sur l'encéphale et sur le nez, à chasser la cause des maladies du cerveau et du nez, par les moyens de guérison qui opèrent la métastase.

On est toujours sûr de faire cesser l'état inflammatoire ;

mais lorsque la maladie est cancéreuse, c'est souvent le cas, parce que les malades ont porté leurs mains malpropres à cette partie du visage. Ces maladies ont souvent pour origine l'inoculation d'un virus, d'animalcules qu'il faut détruire en employant les dépuratifs.

2ᵉ Observation. — Traitement de la névralgie du nez.

On commence par le traitement dérivatif, on le continue jusqu'à la fin. Ainsi, après avoir employé les cataplasmes sinapisés sur les extrémités inférieures, on place un aromatico-narcotique sur la tête, le front et le nez. On purge avec la limonade magnésienne, et pour tisane on donnera la décoction d'orge miellée ou même la limonade.

Aux enfants on leur donne des fruits acides, du bouillon à l'oseille.

On les purge avec le sulfate de magnésie ou tout autre moyen échauffant de l'appareil de la digestion. On arrête quand le dévoiement paraît.

3ᵉ Observation. — Traitement de la névralgie des oreilles.

Ce que j'ai dit du nez je le dirai des oreilles. Cet organe est si rapproché du cerveau, que ses maladies sont toujours des névralgies.

On a divisé l'oreille en trois parties : la première comprend l'oreille externe, le pavillon, le conduit auditif ; ses maladies sont à peu près les mêmes que celles de la peau. La deuxième partie de l'oreille, c'est l'oreille moyenne qui renferme la caisse du tympan et ses dépendances.

La troisième, ou l'oreille interne, qui conduit les sons sur le nerf chargé de les transmettre au cerveau. Ces trois parties peuvent être malades dans le tissu cellulaire qui les forme, et souvent il en résulte une otite avec phlegmon, ou un écoulement, qui est la crise de l'inflammation de l'oreille interne; lorsque le fluide pose à l'origine de cet organe, dans le cerveau, l'écoulement cesse et ne recommence que lorsque le fluide est de nouveau parti.

La surdité par paralysie du nerf auditif rentre dans les névroses. On ne saurait la confondre avec la surdité due à l'accumulation du cérumen.

Le bourdonnement arrive lorsque la cause des maladies a quitté l'appareil, c'est l'effet de la crise.

On éloigne la cause des névralgies de l'oreille par les moyens qui éloignent le fluide morbifique du cerveau, et par l'introduction d'un peu de coton imbibé de baume tranquille nouveau, qu'on a soin de renouveler tous les jours, tantôt dans une oreille, tantôt dans l'autre, si les deux oreilles sont affectées à la fois.

Il faut ne cesser le traitement que lorsque la névralgie est entièrement disparue. Si elle revenait, il faudrait avoir recours au traitement et y mettre la constance nécessaire, car il n'est pas rare que la surdité revienne.

Cette maladie ne faisant pas souffrir, les malades restent souvent sourds par leur faute, leur négligence ou l'impossibilité de se soigner.

4e OBSERVATION. — Traitement de la névralgie de l'oreille.

Employez jusqu'à la fin les dérivatifs aux jambes et les répercussifs sur toute la tête.

Infusion de fleurs de sureau à garder dans la bouche.

Lavements dérivatifs.

La diète.

Beaume tranquille sur du coton dans l'oreille, ou tout autre narcotico-aromatique.

5ᵉ Observation. — *Traitement de la névralgie des yeux.*

Le voisinage très-rapproché de la matière médullaire oblige toujours à traiter l'inflammation de l'œil et de chacune de ses parties comme une névralgie, c'est-à-dire d'agir sur le cerveau, de le traiter en même temps que l'organe de la vision ; car la plupart des traitements qui consistent à agir sur l'œil lui-même et tout seul renvoient souvent la cause des maladies dans le cerveau.

Toutes les parties qui composent l'œil peuvent être isolément ou ensemble le siége du fluide morbifique ; ainsi l'albuginée ou la taie, c'est la cornée devenue opaque par maladie, parce que le liquide qui la remplit étant albumineux, le fluide morbifique le coagule comme il coagule le blanc d'œuf.

La cataracte, c'est l'opacité du cristallin, de sa capsule, de l'humeur limpide et quelquefois de ces trois parties occasionnée par la même cause.

L'inflammation de la paupière, ou blépharite, produit un écoulement catarrhale du tissu cellulaire lâche contenu entre les duplicatures des paupières ; quelquefois l'écoulement n'a pas lieu, les paupières sont gonflées.

D'autres fois, la cause de maladie pose sur les vaisseaux sanguins de l'œil, et quoique ce soit la même cause et le même organe, les symptômes sont plus effrayants ; il y a inflammation avec épanchement sanguin, la conjonctive est très-rouge, la sensibilité de l'œil par rapport à la lumière est extrême. La cause des maladies peut s'exercer sur toutes les parties de l'œil et produire toutes les maladies connues : le ptérygion ou onglet, l'encanthis ou la mure, le staphylôme, la tuméfaction de tout le globe de l'œil, l'albugo ou leucome, opacité de l'humeur aqueuse, la grêle, petite tumeur renfermant une matière blanchâtre d'une consistance quelque-

fois assez dure, enkistée sur le bord des paupières; l'hydropisie de l'œil par humeur aqueuse, l'hydropisie par humeur
vitrée ou buphthalmie, larmoiement par excès de sensibilité,
inflammation du sac lacrymal, de la caroncule, de la cho-
roïde, etc.

D'autres maladies, dites des yeux, sont plutôt des affections
de la partie du système nerveux qui appartient à cet organe :
tel est le vertige ou la vue double, souvent précédée d'insolation, de coups à la tête, de refroidissement des pieds, et souvent accompagnés de délire, d'assoupissement. Ces effets
nerveux sont aussi des symptômes de l'empoisonnement par
vapeurs méphitiques ou par poisons végétaux.

Les maladies de la peau comme la teigne, les dartres et
d'autres éruptions, peuvent se présenter à la conjonctive et
requérir une guérison prompte. (*Voyez* les maladies des tissus.)

Lorsque l'inflammation a quitté l'œil ou une de ses parties, l'humeur catarrhale cesse de couler en s'épaississant ;
elle forme ce qu'on nomme la chassie qui tient les yeux
fermés en collant les cils ensemble; cette humeur épaisse
est celle de la crise qui suit le départ de la cause inflammatoire.

L'inflammation qui s'établit sur la caroncule lacrymale
et dans son voisinage à l'angle interne de l'œil, se termine
par la suppuration ; les larmes ne peuvent plus passer par
les voies ordinaires et sortent de l'œil, il s'établit une fistule
par laquelle la suppuration se fait jour et marche chro-
niquement.

L'hypopion est un abcès dans la chambre antérieure de
l'œil, accompagné de douleurs pulsatives et pongitives dans
l'œil.

L'unguis est un amas de pus entre les lames de la cornée
à la suite de l'inflammation.

Ces deux dernières affections sont de véritables crises.

La goutte sereine est la paralysie de la vue ; c'est l'affection du nerf optique, c'est une névrose par conséquent. (*Voyez* aux névroses de la première section.)

Le traitement de toutes ces affections se borne au traitement de la pulpe cérébrale à peu près.

Il n'y a pas une de ces affections qui ne se trouve unie à l'affection de la pulpe cérébrale par métastase; il faut donc considérer toutes ces affections de l'œil comme des névralgies et les traiter comme telles.

Après avoir appliqué les dérivatifs sur les extrémités inférieures et les répercussifs sur la tête;

Après avoir recommandé au malade le séjour dans une chambre obscure;

On place au-devant de l'œil un sachet très-plat qu'on attache par en haut autour de la tête, au moyen d'un ruban de fil, et qu'on laisse libre par en bas.

Ce sachet contient des astringents aromatiques comme du bleuet, du mélilot, de la fleur de sureau, des fleurs de roses rouges contusées.

Dans le cas où les yeux seraient garnis de chassie au matin, on les décolle avec un petit cataplasme fait avec la chair de pomme cuite.

Lorsque la maladie des yeux est nouvelle, on est toujours sûr de la guérir; mais quand elle a produit des matières morbides, la sortie de ces matières continue l'inflammation et par conséquent la maladie, il faut faire usage des métastasants les plus énergiques jusqu'à ce que l'œil soit devenu sain.

6ᵉ Observation. — Traitement de la névralgie des yeux.

Bain de pieds avec 250 grammes de farine de moutarde.

Cataplasmes sur les yeux avec des fleurs de roses rouges ou avec la pulpe de pomme.

Sachet de fleurs de sureau, de fleurs de roses rouges, de bleuets.

Cataplasme de farine de moutarde avec parties égales de farine de lin sur les jambes, à plusieurs places le même jour, et sur la tête un médicament aromatico-narcotique.

Lorsque l'inflammation est partie, alors commence la crise. (*Voyez* aux crises).

Il règne un préjugé que voici : On suppose que les bains de pieds sont nuisibles à la vue.

Oui, si le malade ne prend qu'un bain de pieds qui fera descendre la cause des maladies du haut du cerveau à sa base ; mais si l'on continue l'usage des bains de pieds les jours suivants, on fait descendre plus bas la cause qui s'exerçait sur les yeux, et alors commence la crise : c'est l'humeur qui sort par les yeux et qui colle les paupières et encore les animalcules qui sortent de l'encéphale et se logent dans les paupières. En voici bien assez pour croire que les bains de pieds ont fait plus de mal que de bien.

Cependant la cause de maladie a quitté par le traitement le cerveau et les yeux. Ce qui reste, c'est la crise, son traitement se trouve plus loin.

7e Observation. — Traitement de la névralgie de la membrane muqueuse de l'œil.

Les larmes involontaires sont les effets de la crise du cerveau ; mais il existe des larmes involontaires, peu abondantes, qui sont l'effet de la présence du fluide sur la muqueuse de l'œil, c'est un catarrhe. Mais cette muqueuse est très-mince, elle est traversée par des organes de la sensibilité et des organes nourriciers. Le fluide s'exerce tout autant sur ces vaisseaux que sur la muqueuse elle-même, de sorte que l'affection de la muqueuse isolée est rare ; cependant, dans ce cas, l'œil est brillant comme la porcelaine, il est rouge et surtout très-sensible à la lumière.

Si le pouls est nerveux, il est clair qu'il faut commencer par guérir le système nervœux encéphalique en employant les métastasants ordinaires.

Je vais citer un fait trop remarquable pour le passer sous silence. J'en ai été témoin.

Un médecin, allemand d'origine, fut appelé par une dame de Berlin arrivée à Paris avec ses deux jeunes filles, dans l'intention de faire traiter l'aînée dont la conjonctive était enflammée.

Le docteur conseilla de petits vésicatoires. La dame devant passer la soirée en ville, elle recommanda à la bonne, qu'elle avait amenée avec elle, de placer ces vésicatoires.

L'heure de se coucher étant arrivée pour les enfants, la bonne, ne consultant que la forme oblongue, ovoïde des vésicatoires, et le nombre 2, et la dimension, n'hésita pas un instant, elle les plaça sur les deux yeux, l'enfant étant endormie.

Le lendemain matin, le premier soin de la mère fut de faire venir son enfant pour lever elle-même les vésicatoires; mais quelle ne fut pas sa frayeur en apercevant les deux yeux couverts de deux emplâtres dont son imagination lui représentait les effets les plus désolants. On conçoit que déjà elle supposait sa fille aveugle, pour le moins. Les deux yeux se présentaient comme deux hémisphères d'une grande dimension : c'était l'effet de la sérosité abondante accumulée entre les deux membranes externes et internes qui forment les paupières; mais leur extrême dilatation les faisait paraître plus effrayants.

On courut chez le médecin, et, pendant ce temps, la femme de chambre ayant soulevé un des vésicatoires, fut frappée d'étonnement en voyant là-dessous un œil parfaitement sain, elle en fit autant de l'autre côté, et vint annoncer à la mère que, par son ignorance, les deux yeux de sa fille étaient parfaitement guéris.

Le médecin arrivé, expliqua la chose à sa manière.

Il était avéré que le vésicatoire avait attiré la cause de maladie de la membrane muqueuse dans le tissu cellulaire des paupières, qui, en se dilatant, avait suffisamment écarté le vésicatoire pour empêcher son action irritante de s'étendre jusqu'au globe de l'œil.

Il fallut encore quelques jours de précaution ; mais les yeux furent guéris.

Quoi qu'il en soit, je ne conseillerai jamais l'irritant si près du point irrité ; c'est au moins courir le risque de retenir, comme on le fait trop souvent, la cause de l'inflammation sur la même place.

8ᵉ OBSERVATION. — Cataracte très-prononcée dans un œil et très-avancée dans l'autre.

La malade a 45 ans, elle est blanchisseuse de fin, elle habite au cinquième un appartement très-bas de plafond.

Le pouls est faible des deux côtés.

La malade éprouve des douleurs intermittentes dans les yeux, elle ne peut pas même distinguer la couleur des affiches sur les murs, et encore moins distinguer les gros caractères d'imprimerie ; elle se soumit au traitement des névroses.

A la fin du mois, le pouls était très-développé ; elle ne se plaignait d'aucune douleur, toutes ses fonctions se faisaient bien ; un des yeux, celui dont la cataracte était très-prononcée, était resté dans le même état ; l'opacité de la capsule paraissait complète, semblable à cette membrane blanche qui tapisse l'intérieur d'un œuf cuit, dans laquelle on pouvait distinguer des traces d'organisation. L'opacité de l'autre œil avait entièrement disparu, il jouissait de toutes ses facultés. J'ai suivi pendant le mois entier la marche et les progrès du traitement, et naturellement je partageais la satisfaction de la malade. L'opération de la cataracte pour l'œil resté malade pouvait facilement se faire, la malade préféra ne pas s'en occuper.

Depuis ce traitement, qui a eu lieu il y a six ans, la malade ne s'est plainte d'aucune affection de la pulpe et d'aucune douleur dans l'œil; il est vrai que, d'après mon conseil, elle a quitté sa demeure dont les planchers étaient trop rapprochés.

9ᵉ Observation. — Traitement de la névralgie de l'extrémité des doigts
(panaris).

La douleur du panaris est très-pénible, le cerveau y prend toujours une grande part ; de sorte que, pour guérir le panaris, il faut commencer par guérir le cerveau dans lequel il n'y a pas de douleur. Le traitement est d'abord la métastase.

Puis on fait baigner la main entière dans une forte infusion de sauge et de romarin, de chaque une poignée pour un litre d'eau.

Le bain dure une heure.

Il en faut faire trois par jour et avoir soin que le malade couvre promptement sa main avec une étoffe bien sèche en sortant du bain; puis, après l'avoir bien essuyée, on couvre le doigt malade avec du populéum.

Ce traitement demande trois à six jours.

10ᵉ Observation. — Névralgies ou métastases du fluide morbifique de la matière médullaire à l'extrémité des nerfs de la sensibilité ou du toucher. — Le panaris.

Lorsque la cause des maladies quitte l'encéphale pour se porter sur un point sensible, elle se métastase de la pulpe nerveuse insensible sur l'extrémité d'un nerf de la sensibilité, qu'on peut considérer comme un véritable organe : c'est l'organe du toucher et de la sensibilité.

Le malade ne peut avoir aucune connaissance de la présence du fluide morbifique sur un point de l'organisme dépourvu de nerfs de la sensibilité ; aussi, n'a-t-on, jusqu'à ce jour, tenu aucun compte des névralgies sans douleur ; cependant la douleur est différente selon l'intensité de la cause morbifique, selon le degré de sensibilité des nerfs, car ils ne sont pas tous sensibles au même degré, ou plutôt l'organe situé à l'extrémité de chacun de ces nerfs n'est pas également délicat partout ; ainsi, la métastase au pouce du pied, au fond de l'œil, aux dents, au bout des doigts, à la surface des membranes séreuses, est douloureusement sentie, tandis qu'elle s'exerce sans douleur à la surface des membranes muqueuses dans le tissu cellulaire sous-cutané, dans les glandes, etc.

Lorsque la cause de douleur quitte sa place sensible pour retourner au cerveau dans la pulpe qui n'est pas sensible, la douleur continue sur le nerf de la sensibilité ; mais cette impression va tous les jours en diminuant, en l'absence de la cause et sauf son retour. Si le fluide retourne au cerveau, le pouls redevient faible, et lorsque la cause des maladies quitte le cerveau pour les autres organes riches en vaisseaux sanguins, le pouls se développe, mais lentement ; il s'élèvera, se développera petit à petit, sauf le retour trop prompt du fluide sur la pulpe cérébrale ; ainsi, lorsqu'une douleur décroît, la cause a quitté sa place, et quand le pouls se développe, quoique lentement, elle a quitté la pulpe cérébrale.

Toutes les affections spasmodiques des organes des sens sont des névralgies binaires, lorsqu'elles ne s'exercent que sur un tissu de l'organe ; elles sont souvent très-composées, lorsque la cause s'exerce sur l'organe entier, puisque les tissus qui le forment et les liquides qui le parcourent sont compromis.

On ne peut guérir les névralgies qu'en guérissant d'abord l'encéphale ; si l'on ne s'occupait que de guérir l'organe, on renverrait la cause des maladies dans le cerveau, on guérirait en apparence, on ferait taire la douleur, mais d'une névralgie on en ferait une névrose ; le malade ne souffrirait plus, parce que la cause de maladie serait dans la pulpe. C'est ce qu'on peut facilement reconnaître par l'état du pouls qui, alors, reste faible.

OBSERVATION. — Traitement de la névralgie des organes propres à la dégustation.

Les nerfs qui reportent au cerveau la connaissance de la saveur s'épanouissent sur la muqueuse qui garnit l'intérieur de la bouche, de la gorge et de l'œsophage, par conséquent le palais, le voile du palais, la luette, etc. Ce sont des nerfs de la sensibilité ou d'un toucher très-délicat.

La paralysie de cette faculté appartient aux maladies du système nerveux, c'est une névrose. (*Voyez* aux névroses.)

L'affection spasmodique ou passagère, concuremment avec une affection nerveuse, est une névralgie.

L'inflammation fixe des organes dans lesquels s'étendent les nerfs du goût, serait une idiopathie qui rentrerait dans les inflammations du tissu cellulaire, on les traiterait de même ; c'est-à-dire que le malade, après avoir subi la métastase ou tout en l'employant, se mettrait pendant un certain temps à l'usage des adoucissants, comme les émollients ; il laisserait tout ce qui pourrait irriter les organes du goût, comme les aliments épicés ou irritants quelconques ; il aurait recours aux astringents, émollients, etc., aux aromatiques doux.

Mais les organes des sens, je l'ai déjà dit, sont trop rapprochés de l'encéphale; ils ont trop de rapports pour que les uns soient affectés sans que les autres ne le soient.

Le traitement exige donc de guérir à la fois la tête et les nerfs du goûter.

Dans la région du cerveau qui reçoit les rapports des nerfs du goût, il peut se présenter une monomanie spéciale comme celle de boire, ou du vin ou de l'eau-de-vie. Cette monomanie peut exister et fatiguer le malade qui la combat, ce peut être une passion seulement. L'homme est responsable de ce qu'il fera, parce qu'il peut résister à une passion; mais si c'est une monomanie, c'est plus fort que lui. Si à cette monomanie s'ajoute la titillation sur les nerfs du goûter, comme elle existe sur les organes de la génération, ce qu'on explique par la présence d'animalcules, oh! alors, l'ivrogne vend tout pour boire.

On connaît assez généralement les conséquences de l'ivrognerie pour ne pas chercher à guérir cette maladie; je la crois guérissable, surtout dans ses commencements, chez l'homme qui le veut, et ces malades peuvent se rencontrer.

Cette maladie de l'ivrognerie, ne pouvant être seulement une névralgie, on ne peut la comprendre qu'après avoir vu les crises. J'en parlerai aux crises.

CHAPITRE V

Traitement des névralgies des organes de la génération chez l'homme et chez la femme.

Les affections du système nerveux étant peu connues, on dit souvent : Cela se passera à l'époque de la puberté ; et, en effet, à cette époque, destinée à un mouvement vers les organes génitaux, la cause de maladie qui, comme on l'a vu, est la force vitale augmentée, se porte par métastase du cerveau à ces organes ; il en résulte qu'en effet les affections d'en haut se passent tout à fait, ou seulement avec des intermittences ; mais d'autres affections les remplacent en bas, ce sont toutes les affections inflammatoires des organes de la génération, savoir :

Chez l'homme, le satyriasis, des pesanteurs, des gonflements de toutes les parties, ensemble ou isolément.

Chez la femme, ce sont les mêmes symptômes : des pesanteurs, lorsque le fluide est dans le vagin, des élancements s'il pose à la matrice, des hémorragies que les femmes prennent pour les règles, des douleurs en avant du sacrum ; et chez l'un comme chez l'autre, après le départ de la cause, des écoulements ou des démangeaisons dont nous parlerons aux crises.

Dans cet état de pesanteur au bas-ventre, la femme communique à son mari la cause de maladie ; il en résulte la gonorrhée, parce que le rapprochement des deux sexes se fait dans les circonstances les plus favorables pour lui donner naissance.

La femme enceinte qui éprouve des pesanteurs au bas-ventre doit s'en guérir, parce qu'elle est incessamment menacée d'un avortement.

Pendant l'accouchement, la cause de la pesanteur devient celle des fausses douleurs.

Et après l'accouchement elle devient la cause des suites.

PREMIÈRE DIVISION.

Traitement des névralgies des organes de la génération chez l'homme.

Il est toujours plus prudent de traiter comme une névralgie une inflammation qu'une absence de sagesse a déterminée.

La première chose à faire, c'est d'opérer la métastase du cerveau, sans avoir besoin de tâter le pouls, puis on place les sinapismes au bas du dos.

On baigne, cinq à six fois par jour, la verge enflammée dans une eau dans laquelle on délaye de la racine de guimauve en poudre, trente-deux grammes pour un verre d'eau, en ayant soin que l'eau soit tiède ; on fait durer ce bain le plus long temps possible.

Au moyen d'une petite seringue on introduit de cette eau sous le prépuce, également souvent.

On saupoudre ensuite l'extrémité de la verge avec un mélange de poudre ou de pommade aromatico-narcotique émolliente.

Lorsqu'on emploie ces bains, il faut se hâter de renfermer la verge dans une étoffe qui puisse la préserver du refroidissement humide. C'est pourquoi je préfère la couvrir de pommade aromatico-narcotique en sortant de l'eau.

On verra plus loin ce qu'il y a à faire pour le chancre, s'il en existe.

1re Observation. — Traitement de la névralgie de l'urètre.

Occasionnées par un refroidissement humide, pour s'être lavé à l'eau froide, la douleur et l'inflammation sont d'autant plus fortes que la chaleur qui a précédé le lavage était elle-même très-forte.

Occasionnée encore par une opération physique bien connue, qui consiste à enlever, au moyen d'une pointe, le fluide électrique accumulé par le frottement, et d'autant plus abondant que le réservoir d'où on l'a retiré en était chargé, l'inflammation en est la conséquence.

Le reproche que se fait le malade, reproche toujours bien fondé, appelle au cerveau le fluide électrique superflu. Il y a alors métastase, et cette métastase est une névralgie de l'urètre.

Il faut commencer par faire le traitement de l'affection du cerveau : appliquer le dérivatif sur les jambes et au bas du dos, au-dessus de chaque fesse, l'une après l'autre.

Puis placer le narcotico-aromatique, que je nomme les gouttes vertes, d'abord trois gouttes au périnée, deux gouttes le long de la verge , en dessous, une goutte à sa naissance, au bas-ventre.

En cas d'écoulement : pour boisson, une cuillerée du sirop qui suit ; chaque cuillerée dans un verre d'eau et cinq verres par jour , savoir : deux verres le matin à jeun , un verre au milieu de la journée , et deux verres le soir ou la nuit :

Prenez : Racine de guimauve sèche et coupée, 500 gram.

Faites infuser dans un litre d'eau bouillante ; rejetez cette infusion.

Faites bouillir le marc dans un litre d'eau, pendant trois quarts d'heure ;

Passez ; ajoutez suffisamment de sucre pour faire un sirop épais.

Laissez refroidir.

Ajoutez une cuillerée à bouche d'eau diurétique camphrée.

Mêlez bien et mettez en bouteille.

Les femmes qui se trouvent avoir besoin de ce traitement agiront de même ; mais, en place des gouttes vertes, elles introduiront avec le doigt, trois fois par jour, le populéum aromatisé par l'essence de lavande fine, ou bien elles en mettront une mèche à demeure, qu'elles introduiront après l'avoir bien garnie du populéum ci-dessus.

Les chancres, les démangeaisons des parties génitales ont leur traitement aux crises.

2ᵉ Observation. — Traitement de la névralgie du scrotum.

Employez d'abord la métastase de la tête aux pieds.

Puis le cataplasme sinapisé au bas du dos et de chaque côté.

Appliquez sur le scrotum un sachet que vous pouvez faire au moyen d'un bas qui sert de sac et dans lequel vous aurez mis des feuilles de mélisse, des fleurs de coquelicot e des fleurs de sureau, de chaque, une poignée.

Cela suffit pour faire cesser cette névralgie.

Dans le cas contraire, on prolongerait ce traitement.

Le malade resterait couché.

3e Observation. — Traitement de la névralgie des vésicules séminales.

Les besoins des organes de la génération se font sentir, lorsque la cause des maladies s'exerce sur les vésicules séminales, produit des éjaculations involontaires et trop fréquentes d'un sperme ordinairement abondant et liquide, qui épuise les malades

La cause des maladies sur ces vésicules produit des effets analogues à ceux qu'il produit sur toutes les membranes muqueuses, en augmentant aux dépens du sang le liquide de la localité.

Les moyens de guérison sont des plus simples : ils consistent à éloigner la cause du mal pour faire cesser ses effets; on emploie la métastase générale d'abord, puis latérale, en appliquant un cataplasme sinapisé au bas du dos d'un côté, et plus tard, un autre de l'autre côté. On prolonge cette application sur le mollet, le genou et la cuisse.

On place au bas-ventre quatre poignées de fleurs de sureau sèches, retenues dans un bas qui sert de sachet.

4e Observation. — Traitement de la névralgie du testicule.

On commence par la grande métastase, afin d'éloigner de la tête la cause des maladies.

Puis on l'éloigne du testicule par les moyens suivants :

Le cataplasme sinapisé au bas du dos d'un côté, puis sur l'autre.

Le malade porte un suspensoir; il reste couché, autant que possible.

On couvre le testicule et on l'enveloppe avec un sachet long, fait au moyen d'un bas, dans lequel on met une poignée de fleurs de sureau, autant de fleurs de roses rouges et de fleurs de coquelicot.

Les élancements et la plus forte douleur cessent.

Le troisième jour, si l'enflure ne cesse pas ou ne se réduit pas, on enveloppera le scrotum avec un cataplasme de terre à pipe, qui, en se resserrant, réduira le testicule et le ramènera à sa dimension normale.

Lavement amer et astringent.

Il ne faut pas considérer l'inflammation du testicule succédant à la gonorrhée comme une maladie vénérienne; quelle qu'en soit la source, mieux vaut la considérer comme la métastase de la cause rhumatismale.

DEUXIÈME DIVISION.

1re OBSERVATION. — Traitement de la névralgie des parties intérieures de la génération chez les femmes.

Les organes de la génération sont enflammés à l'intérieur et le système nerveux est compromis.

Quoique le pouls n'indique pas toujours la complication d'une affection encéphalique, il faut néanmoins commencer par la métastase du cervelet aux jambes;

Puis appliquer les cataplasmes sinapisés sur les jambes et couvrir les parties avec un sachet rempli de plantes narcotiques et de plantes aromatiques, ou bien l'on se servira du populéum aromatisé.

On peut introduire de cette pommade jusque dans le vagin.

S'il survient des démangeaisons, on trouvera, à l'article des crises, les moyens de les faire taire.

Si la femme était grosse, il faudrait éviter la pesanteur au bas-ventre par le renouvellement des sinapismes au bas du dos, et l'application d'un sachet aromatique de fleurs de sureau et de roses rouges au bas du ventre.

2ᵉ Observation. — Traitement de la névralgie utérine à l'époque de la menstruation.

Lorsque l'époque de la menstruation approche, c'est-à-dire lorsqu'une jeune fille a 13 ou 14 ans, il ne faut pas oublier qu'elle a besoin de se bien porter, pour que cette nouvelle fonction s'établisse comme il faut.

Pour cet effet il faut consulter son pouls; s'il est nerveux, il faut éloigner la cause des maladies de sa tête.

Si, au contraire, elle éprouve des douleurs de reins ou des douleurs dans la région de la matrice, il faut en éloigner la cause en appliquaut les cataplasmes sinapisés au bas du dos et un sachet de fleurs de sureau au bas-ventre.

La tisane de nénuphar ou celle de fleurs d'orties blanches ou un peu de sirop de safran, ou quelques amers doux, faibles comme la matricaire.

Lorsque les règles s'arrêtent par affections morales, on les rétablit par les moyens que j'indique ici. Si l'époque est passée, il faut se tenir pour averti pour l'époque suivante.

3ᵉ Observation. — Traitement de la névralgie de la matrice, des ovaires, des trompes de Fallope et des ligaments.

Le même traitement que pour la névralgie de la vessie. Dans le cas où ce traitement ne suffirait pas, on suivra celui des vésicules séminales, p. 444.

On ajoutera l'introduction dans le vagin d'une mèche bien chargée de populéum aromatisé par l'essence de lavande fine, dix gouttes par 32 grammes de pommade, et l'on pourra retirer cette mèche au moyen de deux bouts de fil qui resteront en dehors.

Lorsqu'on connaît ce traitement, on l'exécute au besoin, et l'on n'a plus rien à craindre des conséquences de ces névralgies.

4e OBSERVATION. — Traitement chez une femme grosse.

On vint un jour me chercher pour une dame grosse de sept mois, qui depuis dix jours ne sentait plus remuer son enfant. Elle avait un dévoiement abondant depuis plusieurs jours, puis des hémorroïdes très-douloureuses, une douleur en travers dans l'estomac, des besoins de vomir, des douleurs dans le dos et sur plusieurs autres points du corps.

Au moment où j'arrivais près de la malade, elle était couchée sur le dos, dans un état de coma-vigil.

Le pouls faible sur les deux côtés.

Je conseillai le cataplasme sinapisé au bas du dos, au-dessus de la fesse d'un côté, puis du même côté, au mollet, au genou, et à la cuisse d'une jambe.

Attendre trois heures.

En mettre autant de l'autre côté. Le populéum aromatisé sur toute la tête, sur l'épine du dos et sur la ceinture.

Enfin, je conseillai la potion suivante :

Prenez :   Eau distillée de laitue ,   64 grammes.

            —   de menthe ,   16   »

        Sirop diacode ,   16   »

Mêlez.

A prendre toutes les heures, par cuillerée à café.

Puis, six poignées de fleurs de sureau renfermées dans un

bas de coton , pour garnir le bas-ventre et entre les cuisses. Quatre heures s'étaient à peine écoulées, que l'enfant remuait, et la malade avait repris l'usage de ses sens. L'inquiétude qu'elle avait, en ne sentant plus remuer son enfant, avait fait place à une gaîté que partageait toute la famille.

5e Observation. — Insomnie et grossesse.

Une dame grosse avait des insomnies dues à la présence du fluide électrique superflu dans la pulpe cérébrale, ce qui se trouvait confirmé par des douleurs dans le voisinage, des douleurs de dents névralgiques, et le pouls souvent faible, lorsque les douleurs de dents cessaient.

Je conseillai, malgré l'état de grossesse avancé, des cataplasmes sinapisés au bas du dos, sur le côté, au mollet, au genou et à la cuisse d'une jambe, le premier jour.

·Le deuxième jour, tout autant de l'autre côté.

Sur la tête et autour des mâchoires, un liniment narcotico-aromatique, et, dans le cas où des pesanteurs se feraient sentir au bas-ventre, on en mettrait tout autant dans cette région ; et en attendant on la couvrirait avec six poignées de fleurs de sureau sèches, renfermées dans un bas.

La malade n'eut pas besoin d'en faire usage dans ce second cas, le sommeil lui revint et le mal de dents ne revint plus.

CHAPITRE VI.

Traitement des névralgies des organes de la fabrique du sang.

Les affections des organes de l'hématose étant toujours ou presque toujours des affections compliquées de celle du système nerveux, on doit les considérer comme des névralgies et les traiter de même.

En indiquant quelques traitements, je suivrai le même ordre que j'ai adopté pour la classification des affections des organes de la fabrique du sang.

Les observations que je donnerai suffiront pour faire comprendre le traitement à faire dans d'autres circonstances.

Le médecin ne doit pas se croire obligé de suivre les recettes particulières que j'ai souvent présentées pour la mère de famille; mais, comme je l'ai déjà dit, le champ est ouvert. On peut composer autant de médicaments qu'on voudra, en choisissant dans les listes que j'ai données ou dans les moyens analogues.

Ainsi , on peut faire des aromatiques composées , en choisissant dans les aromatiques ceux qui plairont le plus , ou déplairont le moins. On peut leur ajouter des narcotiques étrangers ou de notre pays, plusieurs ensemble, pour faire un narcotico-aromatique qui sera peut-être plus agréable pour le malade que ceux que j'ai donnés.

En général, il faut tâcher d'employer ce qui se trouve tout prêt dans les pharmacies, c'est pourquoi j'ai si souvent recommandé jusqu'à présent les bons médicaments qui s'y trouvent et les mieux composés du Codex.

Dans les névralgies des organes de la fabrique du sang, le mal semble arriver tout à coup spasmodiquement, parce que sa cause part du cerveau ou d'un point indolore; il arrive sur un des organes de l'hématose, parce qu'elle y est appelée par une irritation souvent produite par une fonction de cet organe devenue difficile par la nature des aliments, ou par tout autre motif, il retourne dans sa place insensible, dans le cerveau, par la diète, ou parce qu'une irritation morale ou une insolation, ou toute autre irritation, le rappelle au centre du système nerveux.

Il faut donc se débarrasser entièrement de la cause de la névralgie et prendre ses précautions pour ne plus lui donner introduction; il est bien plus facile de lui fermer l'entrée que d'avoir plus tard à la chasser.

Je ne saurais trop, pour ce motif, engager ceux qui veulent se conserver en bonne santé à relire le commencement de cet ouvrage, depuis la page 17 jusqu'à la page 34.

1re OBSERVATION. — Traitement de la névralgie des dents.

C'est un trésor qu'un moyen de guérison qui va débarrasser l'humanité des douleurs de dents.

Lorsqu'on vient consulter le médecin pour un mal de

dents, il est rare qu'on ne découvre pas une dent gâtée, peut-être depuis longtemps. L'irritation dont cette carie est la cause appelle celle de l'inflammation , et son effet est aussi douloureux sur le nerf du toucher de la dent qu'il l'est sur les membranes séreuses et sur les nerfs du toucher des doigts.

Si la dent est gâtée, la douleur y reviendra souvent ; néanmoins on peut se servir encore longtemps d'une dent gâtée, qui peut être apathique en l'absence de la cause de douleurs.

Pour chasser cette cause de douleurs , cette cause de névralgie , on commence par la métastase de la tête aux pieds, et l'on couvre la région de la dent en dehors avec un narco-tico-aromatique quelconque, comme les gouttes blondes.

Puis on pose avec le bout du doigt sur la dent et sur la gencive une ou deux de ces gouttes, et la douleur cesse aussitôt. La recette des gouttes blondes se trouve aux narco-tico-aromatiques.

On continue ce traitement pendant trois ou quatre jours, et la cause du mal de dents s'éloigne de plus en plus.

On a dit avec raison qu'une dent gâtée pouvait gâter la voisine ; ce n'est pas par contagion, comme on pourrait le croire, mais parce qu'en appelant la cause des maladies, cette cause s'exerce sur la dent malade et sur les voisines.

On évitera la carie des dents, lorsqu'on s'apercevra des premières douleurs de dents, dans l'enfance, car c'est alors qu'il faut éloigner la cause des maladies des instruments de la mastication, si l'on veut les conserver jusqu'à la fin de ses jours.

Les personnes qui conservent longtemps de belles dents ont eu rarement des affections cérébrales.

Et celles qui portent des fausses dents ont dans la bouche une gêne continuelle qui appelle ordinairement la cause des maladies jusqu'au cerveau, ce qui les rend nerveuses.

2ᵉ OBSERVATION. — Traitement de la névralgie des amygdales.

Prenez : Farine de lin,
— de moutarde,   } de chaque, 32 grammes.

Faites-en une pâte avec un peu d'eau ; renfermez cette pâte dans un petit mouchoir plié comme une cravate.

Placez ce cataplasme comme une cravate serrée au mollet, et quand le malade ne pourra plus le supporter, à cause de la cuisson trop forte, on l'ôtera pour le mettre au genou, puis après à la cuisse, en dehors.

En même temps vous couvrirez la tête et la gorge avec un liniment narcotico-aromatique ayant un corps gras pour véhicule.

Puis vous ferez gargariser le malade, vingt fois par jour, avec une tisane qui sera astringente et narcotique, comme une infusion de feuilles de ronce, une poignée, de fleurs de roses rouges, une pincée, ou une décoction de racine de ratanhia ou de bistorte, une forte pincée pour un litre ; dans cette décoction ou dans l'infusion, vous ajouterez sirop diacode, 65 grammes, eau de Rabel, 20 gouttes. Le mal dont il est ici question augmente le soir, de sorte qu'il ne faut pas s'en inquiéter.

Il faut faire le même traitement jusqu'à la fin. On peut y ajouter, si c'est nécessaire, un demi-lavement avec un sel purgatif qui aide beaucoup à la guérison. On nourrit le malade avec du bouillon tiède en petite quantité.

3ᵉ OBSERVATION. — Traitement des névralgies des glandes maxillaires et des parotides.

Commencez par le traitement général par métastase, et couvrez, au moyen de flanelles, les parotides et les maxillaires en dehors, avec le même narcotico-aromatique que vous mettrez sur la tête.

S'il y avait de l'inflammation à l'intérieur, on aurait recours à un gargarisme astringent narcotique que le malade tiendrait dans la bouche le plus longtemps possible.

4e OBSERVATION. — Affection des glandes du cou.

On doit être dans l'admiration depuis qu'on sait que l'iode, le médicament le plus utile dans l'affection du système adénologique, est si répandu dans la nature. Ce corps, primitivement découvert dans les résidus de varechs, par Courtois, chimiste, qui s'occupait de la fabrication du salpêtre, vient d'être découvert par M. Chatin dans un grand nombre de corps de la nature; de sorte que, si les glandes ne sont pas plus souvent malades, et si leurs maladies se guérissent si souvent seules, il faut comprendre le pourquoi et en remercier l'auteur.

Lorsque l'affection des glandes est nouvelle, on emploie la métastase et l'on applique sur les glandes du cou, au moyen de flanelles, le narcotico-aromatique de la tête.

Les glandes du cou, lorsqu'elles sont nouvelles, obéissent parfaitement au traitement général, en employant le populéum aromatisé par l'essence de lavande fine (un seizième d'essence); et lorsqu'elles sont entamées et qu'elles présentent une ouverture scrofuleuse dont les bords sont rentrés, on emploie les moyens qui se trouvent aux dépuratifs

5e OBSERVATION. — Traitement de la névralgie du pharynx.

Le traitement est le même que celui de la névralgie des amygdales.

Ainsi, il faut commencer par la métastase de la tête aux pieds.

Le malade avalera, toutes les six minutes, quelques gouttes de son gargarisme, en se penchant tantôt à droite, tantôt à gauche, en avant et en arrière.

Il fera diète, ou bien ne prendra que du bouillon de veau ou de la gelée de viande bien peu salée.

Au lieu de prendre du gargarisme ci-dessus, on pourrait faire usage du suivant, qui ne lui cède en rien :

Pr. Sirop de grenade,   125 grammes.
   —   diacode,   64   »
   —   de guimauve,   64   »
  Eau de Rabel,   20 gouttes.

Mêlez très-intimement dans un mortier de verre.

A prendre par gouttes en trois jours.

Celui-ci a encore l'avantage de ne présenter qu'un volume de la moitié de l'autre.

6ᵉ OBSERVATION. — Traitement de la névralgie du larynx (laryngite).

Employez avec constance les moyens métastasants généraux, qui sont :

Les cataplasmes sinapisés aux jambes, les aromatico-narcotiques sur toute la tête, autour du cou et sur la poitrine au moyen de flanelles.

Faites respirer au malade des émollients aromatiques, comme une infusion tiède de fleurs de tilleul, un autre narcotico-aromatique, comme l'infusion de fleurs de molène.

Étendez sur le bas du dos, sur les lombes, 10 gouttes d'huile de *croton tiglium*.

Faites prendre des lavements laxatifs que le malade rendra, et des quarts de lavement amer qu'il gardera.

Continuez ce traitement jusqu'à amélioration. Laissez reposer le malade quelques jours et continuez jusqu'à la fin.

Jamais rien d'irritant dans les aliments.

Nourriture presque liquide.

7ᵉ OBSERVATION. — Traitement de la névralgie de l'estomac.

Dans la névralgie, on doit toujours commencer par le traitement de l'encéphale, c'est-à-dire les cataplasmes sinapisés sur les jambes. Le narcotico-aromatique sur la tête entière, sur la nuque, l'épine du dos et sur toute la région de l'estomac. Un lavement entier avec une décoction de racine de guimauve et deux cuillerées d'huile d'olives que le malade rendra, suivi d'un quart de lavement avec quinquina en poudre, 16 grammes, qu'il gardera.

En cas de besoin, on appliquera les cataplasmes sinapisés sur les lombes, de chaque côté, l'un après l'autre.

Au lieu de la ceinture on couvrira la région de l'estomac avec un aromatico-narcotique à sec, comme un sachet de fleurs de sureau camphré.

Si l'on a quelque raison de croire que le malade s'est empoisonné, le malade se plaindrait de mal à la gorge, il faudrait le faire vomir promptement avec de grandes quantités d'eau froide. On conserve la matière des vomissements.

Pour boisson : tisane narcotico-astringente, peu aromatique, comme une infusion de fleurs de coquelicot et de feuilles d'oranger.

Une potion avec l'eau de laitue, 100 grammes, le sirop diacode, 32 grammes, le sirop de ratanhia, 32 grammes, l'eau de Rabel, 15 gouttes, à prendre par demi-cuillerées à café, d'heure en heure.

La diète.

8ᵉ Observation. — Traitement de la névralgie des intestins.

Dans cette maladie comme dans la précédente, il faut remarquer les symptômes de la névrose alternant avec ceux des intestins. On n'appelle le médecin que lorsque les symptômes forcent à l'appeler ; si la cause morbifique se métastase sur la membrane muqueuse, c'est le dévoiement; si elle s'exerce sur la musculaire, le malade est constipé ; s'il y a des coliques, la cause est sur la membrane séreuse en dehors.

Faites, dans tous les cas, le traitement métastasant du cerveau aux extrémités inférieures; s'il y a douleurs violentes, employez la farine de moutarde pure sur les cuisses, puis sur les jambes.

Un quart de lavement avec de l'eau de savon légère, ou un suppositoire de savon sans odeur.

Cataplasmes sinapisés au bas du dos à droite, au-dessus de la fesse, puis à gauche; continuez leur application sur les jambes vingt-quatre heures encore après la cessation de toute douleur.

Couvrez le ventre avec une flanelle imbibée d'un mélange de laudanum et de baume tranquille, et par-dessus un grand cataplasme de farine de lin dans le tiers d'une serviette.

Limonade magnésienne et infusion de tilleul édulcorée avec le sirop de groseilles, excepté si le malade est déjà épuisé par un dévoiement précédent.

Lavements entiers avec la décoction de racine de guimauve, dans laquelle on fait infuser les feuilles de ronce et tête de pavot, précédés de l'application d'un cataplasme sinapisé sur une jambe.

9ᵉ Observation. — Traitement de la névralgie de l'épiploon.

Métastasez la névrose d'abord par les moyens ordinaires; vous n'avez plus à vous occuper que de l'épiploïte.

Continuez la métastase, placez un cataplasme sinapisé au bas du dos, d'un côté, puis autant de l'autre.

Couvrez l'abdomen avec un grand sachet de plantes sèches aromatiques et narcotiques, arrosées de laudanum et de baume tranquille.

Si ce sachet paraît trop lourd, couvrez le ventre avec une grande flanelle, sur laquelle on étendra du populéum aromatisé, ou des extraits narcotiques dissous dans l'eau vulnéraire.

Tisane émolliente au sirop de groseilles, ou limonade, ou bien encore l'eau d'orge miellée, lait de beurre, etc.

10ᵉ Observation. — Traitement de la névralgie du rectum (hémorroïdes).

Les hémorroïdes se font voir par le sang qui sort du fondement des veines hémorroïdales : c'est là ce qu'on nomme les hémorroïdes ; ces veines sont en partie dehors lorsqu'on a été à la selle, c'est l'effet du frottement des matières excrémentielles.

Mais la cause des maladies ne s'exerce pas seulement sur les vaisseaux hémorroïdaux du rectum, mais aussi sur la membrane muqueuse, et donne lieu à une sécrétion de mucosités qui tachent le linge et se trouvent chargées d'odeur infecte souvent mêlées de matières et de sang qui leur donnent une couleur variée.

Le traitement consiste, comme dans toutes les névralgies, à éloigner la cause de maladie du cerveau, ou à préserver le cerveau de ses atteintes.

Puis à introduire dans le rectum une mèche garnie d'une pommade astringente comme celle-ci :

> Pr.   Saindoux très-frais,   32 grammes
>   Ratanhia en poudre,   4   »

Mêlez.

Et s'il y a douleur, la pommade au populéum aromatisé convient, employée de même.

Si l'on ne commençait pas par le traitement dérivatif, on reporterait dans les régions supérieures la cause des hémorroïdes.

Il ne faut donc pas l'oublier, et il n'est jamais inutile de l'appliquer au bas du dos, au moyen du cataplasme sinapisé de chaque côté, un peu avant l'introduction de la mèche.

Il faut toujours avoir soin de faire rentrer les hémorroïdes, afin d'éviter les graves inconvénients attachés à laisser dehors les vaisseaux hémorroïdaux.

11ᵉ OBSERVATION. — Traitement de la névralgie de l'anus.

Guérissez d'abord le système nerveux de l'encéphale.

Et continuez les dérivatifs sur les jambes et au bas du dos, de chaque côté, et les narcotico-aromatiques en pommade, dans le rectum et sur l'anus.

12ᵉ OBSERVATION. — Traitement de la névralgie du cœur.

Éloignez la cause de maladie du cervelet d'abord, puis du cœur.

Du cervelet, au moyen de l'application des cataplasmes sinapisés sur les extrémités inférieures et du narcotico-aromatique sur la tète, et particulièrement à l'occiput, et sur la région du cœur un narcotico-aromatique peu diffusif.

Une tisane faite avec le sirop de groseilles ou de limons.

Des lavements purgatifs à rendre, suivis de lavements astringents et amers à garder.

13e OBSERVATION. — Traitement de la névralgie du larynx (croup).

Cette maladie, qui s'adresse surtout aux enfants, commence par une respiration accélérée, accompagnée d'une toux rauque.

Il faut de suite avoir recours aux moyens métastasants généraux de la tête aux pieds.

Puis couvrir le cou, la poitrine et le dos, avec un narcotico-aromatique à demeure, au moyen d'une flanelle.

Le lendemain, on fait vomir avec l'ipécacuanha en poudre, 40 centigrammes si c'est un enfant; si c'est un adulte, 1 gramme et demi, et l'on conserve la matière du vomissement. Si le malade n'a rien rendu, on continue les applications et l'on revient au vomitif le lendemain.

On lui fait boire des tisanes émollientes et narcotico-aromatiques, faites avec les fleurs de coquelicot et les feuilles d'oranger édulcorées, avec la manne et très-chargées de guimauve.

On continue les lavements purgatifs à rendre, et le quart de lavement astringent amer à garder.

14e OBSERVATION. — Traitement de la névralgie pectorale (la coqueluche).

Quelquefois la toux nous quitte comme elle nous avait pris, sans qu'on ait eu le temps de s'apercevoir comment; on compte trop souvent là-dessus.

Lorsqu'on est enrhumé, il faut se guérir.

La cause des maladies étant toujours chez nous forte ou faible, c'est surtout en automne qu'elle se porte aux poumons, parce qu'à cette époque on se trouve souvent exposé à passer d'un air froid à l'air échauffé du foyer, comme aussi d'un air chaud à un air froid et humide de la saison.

Dans le premier cas, la cause est dans l'organisme , elle est attirée sur le poumon; dans le second cas, elle s'y dépose directement.

Il faut par conséquent agir comme dans toutes les névralgies, éloigner la cause de la toux du cerveau, de l'épine du dos et du poumon, en employant l'accumulation du calorique sur la peau des jambes, et les moyens répercussifs sur la tête, sur l'épine du dos, et aussi dans les poumons; c'est-à-dire les cataplasmes sinapisés sur les jambes, les narcotico-aromatiques en pommade ou autrement, sur la tête et l'épine du dos, et les aromatiques très-doux, les plus purs possible, à respirer par la bouche.

Et comme moyens préservatifs, des pâtes ou des sirops pectoraux, qui, en faisant l'office d'un vernis aux parois de la gorge, la préservent de l'action trop irritante de la part de l'air.

Ne donnez à l'intérieur rien qui puisse, dans l'estomac, tourner à l'aigre.

Voici, dira-t-on, un traitement bien étendu pour peu de chose; on se ferait illusion, si l'on croyait que la toux est si peu à craindre, c'est, si l'on veut, un avertissement; pourquoi ne pas en profiter?

Pour une toux nouvelle ou première chez un enfant, on peut se borner à l'usage d'un purgatif doux, comme le sirop de chicorée composé, la manne , la rhubarbe, le séné , aidé d'une tisane légèrement aromatique.

Et pour la coqueluche, il faut ajouter des lavements irritants, purgatifs, ou des suppositoires qui jouissent des mêmes propriétés.

Et une tisane aromatique faite par infusion avec l'hysope, la menthe poivrée, le marrube, ou les pastilles de menthe ou autres aromatiques.

15ᵉ OBSERVATION. — Traitement de la névralgie des poumons (la toux).

On doit s'attendre, lorsqu'un malade se plaint d'une douleur dans les poumons avec quelques symptômes d'affections encéphaliques, que les poumons pourraient présenter, les uns après les autres, les symptômes des affections de chaque tissu qui les composent et aussi des systèmes qui les traversent, et en particulier le système sanguin ; car dans la névralgie dont je traite, il est rare que la cause ne s'adresse pas non-seulement sur plusieurs points du poumon, mais encore sur d'autres parties du même appareil.

Il faut commencer par réduire toutes ces affections au moyen de la métastase continue de la tête aux pieds.

Puis faire respirer au malade un rafraîchissant aromatique, doux comme le camphre, des narcotico-aromatiques comme les gouttes vertes.

Eviter soigneusement que ces répercussifs soient irritants.

Lavements au sel de Duobus, 15 grammes à rendre, et un quart au quinquina à garder.

Cataplasmes sinapisés au bas du dos, sur un côté et sur l'autre.

Tisane acidule comme au sirop de groseilles, au jus de citron, en évitant les acides volatils comme le vinaigre, etc., et les aromatiques irritants.

Si l'on voulait guérir la poitrine comme une affection simple, on renverrait la cause dans le cerveau, il faut donc absolument commencer par la métastase du tronc en bas; on n'augmente pas l'affection du poumon, mais on réduit d'abord par ce moyen une affection de deux organes au moins à une affection simple.

Par les symptômes, on reconnaît si la cause de maladie dans le poumon s'exerce sur tel ou tel tissu, sur tel ou tel système d'organe, on agit en conséquence après avoir lu les affections des tissus qui composent ces organes.

16e OBSERVATION. — Traitement de la névralgie du poumon (l'asthme).

Lorsque la cause des maladies s'exerce sur le cerveau, c'est une névrose ; si elle quitte spasmodiquement ou, si l'on veut, névralgiquement le cerveau pour le tissu propre du poumon déjà épaissi par elle, c'est l'asthme. Si cette cause s'arrêtait à son origine sur les nerfs qui ordonnent le mouvement respiratoire ou de dilatation du poumon pour aspirer, ce serait de l'oppression, de la suffocation. Il pourrait n'y pas avoir de toux.

Il faudrait commencer par l'application des cataplasmes sinapisés au mollet, au genou et à la cuisse d'une jambe, puis continuer ces applications sur l'autre jambe.

On couvrirait la tête, le cou, le haut de l'épine du dos avec un liniment narcotico-aromatique.

On placerait un cataplasme sinapisé sur le bas du dos d'un côté, puis sur l'autre. On pourrait employer les ventouses au bas du dos, ou mieux encore couvrir cette partie avec l'huile de *croton tiglium*, 10 gouttes.

On ferait respirer au malade un nouet de fleurs de sureau et de bouillon blanc à sec.

Dans les premiers jours, on suivrait ce traitement rigoureusement comme il est écrit, on le continuerait plus tard moins activement. Le malade ferait diète, ou très-peu de bouillon, comme une cuillerée toutes les heures.

De la gelée de viande.

Des légumes au jus, etc.

17ᵉ Observation. — Traitement de la névralgie du foie.

Chassez la cause de maladie du cerveau et de l'épine du dos par la métastase.

Couvrez la région du foie de substances aromatico-narcotiques, le malade restant dans son lit.

Donnez-lui des bouillons à l'oseille faiblement acides, quelques tasses d'infusion de feuilles de chicorée sauvage ou de dent de lion, acidulée ou non par le jus de citron en petite quantité.

Faites lui prendre un quart de lavement au quinquina, 8 grammes, ou préparé avec un astringent amer; continuez ce traitement jusqu'à ce que la douleur de côté, la couleur des yeux et du visage aient disparu. La crise a lieu par l'urine, qui colore en jaune les parois du vase de nuit.

18ᵉ Observation. — Traitement de la névralgie de la rate.

On reste longtemps malade avec une névralgie de la rate, et lorsqu'on appelle le médecin la rate est souvent irréparable.

Dans tous les cas, il faut commencer par guérir l'encéphale et les nerfs de l'épine.

Puis, couvrir l'estomac, le foie, la rate, la ceinture en un mot, avec une flanelle bien garnie d'un narcotico-aromatique à demeure.

Le reste du traitement est comme celui de la névralgie du foie.

19ᵉ Observation. — Traitement de la névralgie des reins.

Commencez par la guérison de l'encéphale au moyen de la métastase, puis occupez-vous de l'affection des reins.

Continuez ce traitement, et mettez une flanelle garnie d'un aromatico-narcotique sur le bas du dos, entre les dernières côtes et le bassin ; renouvelez ce médicament deux fois par jour.

Faites boire au malade une tisane émolliente légèrement nitrée, comme une infusion de bourrache, de dent de lion, et encore de l'eau de Vichy.

Placez sous ses reins un drap en alèze.

20ᵉ Observation. — Traitement de la névralgie pleurétique, s'étendant aux poumons et aux muscles intercostaux.

Le traitement de la névralgie du poumon.

C'est-à-dire la métastase de la tête aux pieds, le reste comme à la névralgie des poumons.

Sur le point douloureux du côté, on placera une flanelle large comme la main, et sur cette flanelle on mettra de cinq à six gouttes blondes, dont la recette se trouve aux moyens de guérison narcotico-aromatiques.

On continuera sans désemparer, et si, malgré le traitement, le mal restait *in statu quo*, on ferait une saignée de une à deux palettes ; toutefois, après avoir appliqué, au moins deux jours de suite, le traitement de la pneumonie, afin de n'avoir pas à craindre la métastase ascendante, en donnant par la saignée un mouvement au sang.

21ᵒ Observation. — Traitement de la névralgie dans laquelle l'affection du sang paraît prédominante.

Le pouls est intermittent, faible ou fréquent, selon la place que le fluide occupe.

Le visage est pâle, jaunâtre, quand le fluide est dans l'estomac, les malades sont tristes et chagrins, ils éprouvent de la répugnance pour le mouvement, pour le moindre exercice, une difficulté de respirer ; enfin, partout où le sang se trouve répandu en abondance, il y a maladie et tuméfaction, parce qu'il s'épaissit, démangeaisons parce que le fluide agit de nouveau sur une matière morbide du sang altéré. L'haleine, par ce motif, devient fétide, la peau devient sèche ; elle se couvre de taches, d'abord jaunes sur les bords, puis rouges, puis pourpres foncées, puis noires ou livides, semblables à du sang extravasé, sur les jambes, les cuisses, les bras, la poitrine, rarement au visage. C'est en effet du sang extravasé, ce qui prouve que le fluide s'est porté sur les enveloppes mêmes du sang : il y a des hémorrhagies abondantes du nez, des gencives, du poumon, des intestins.

Le sang est noir, les tuniques des vaisseaux sont corrodées, le cœur se détruit, tombe en putréfaction, et, dans plusieurs points du système sanguin, le sang se fait jour à travers ses enveloppes.

Le scorbut est généralement attribué, par les anciens, à l'humidité froide et à l'inaction, mais encore à des aliments de mauvaise qualité, salés ou corrompus, et à l'usage trop fréquent des liqueurs spiritueuses. On comprend qu'une nourriture corrompue ou salée, continuée trop longtemps, produit un chyle irritant qui appelle le fluide sur le sang et sur ses enveloppes. Tous les autres symptômes prouvent que le fluide se métastase et indiquent sa place ; la métastase est grave lorsqu'il se porte au cerveau, parce que les fonctions, et en particulier celle de la circulation, se trouvent diminuées ; la conséquence de la présence d'un sang altéré, corrompu, qui circule lentement dans des vaisseaux altérés eux-mêmes, est facile à déduire.

L'usage des antiscorbutiques est indiqué ; il ne faut pas les prendre tout de suite trop forts, car alors l'estomac ne peut les supporter. Il faut, si l'on fait usage du sirop anti-scorbutique du Codex, l'étendre de beaucoup d'eau pour en commencer l'usage.

Ce sirop est bien préparé, il contient des amers et des antiscorbutiques non astringents ; ce sont de vrais dépuratifs du sang. Si l'on voulait en faire un excellent vermifuge , il faudrait le faire prendre dans une infusion astringente.

22ᵉ OBSERVATION. — Traitement de la fièvre inflammatoire.

Le pouls est gros, plein, fréquent, les yeux injectés ; les artères du cou ont des pulsations violentes et fréquentes ; le malade se plaint d'une grande chaleur , il semble que le sang demande à sortir.

Mettez des cataplasmes sinapisés sur une jambe , aujourd'hui à trois places ;

Le soir et le lendemain autant, sur les places encore libres ;

La tête et le cou doivent être couverts d'un liniment narcotico-aromatique.

Il y a quelques années, je fus appelé pour saigner une grosse femme de 50 ans qui avait contracté l'habitude d'une saignée tous les mois. Il y avait à cette époque un mois de retard ; elle avait négligé de se faire saigner. Je la trouvai avec des yeux rouges et injectés, le visage pourpre, les lèvres presque noires, les artères du cou enflées, le pouls gros, plein et fréquent.

Elle était à jeun.

Tous les symptômes indiquaient la nécessité de la saignée ; sur cent médecins quatre-vingt-dix-neuf l'eussent saignée largement.

Cependant je ne la saignai pas, mais j'employai la métastase, et je ne la quittai pas que le sang n'eût repris son
mouvement, et que les yeux, les lèvres et le visage ne fussent rentrés dans leur état normal, ce qui dura deux heures.

Je conseillai le même traitement pour le lendemain et
j'engageai la malade à y revenir deux jours de suite chaque
mois.

23ᵉ Observation. — Traitement de l'hémorrhagie nasale.

La cause de maladie est dans l'encéphale, le moyen pour
l'en retirer consiste dans la grande métastase.

C'est le traitement de toutes les affections encéphaliques.

24ᵉ Observation. — Traitement de l'hémoptysie provenant du poumon.

Ce traitement consiste à éloigner la cause du mal par le
repos au lit et le déplacement de cette cause par la métastase.

C'est le même traitement que celui employé dans la névralgie du poumon.

Si le sang est d'un rouge vif, l'affection existe actuellement.

S'il est foncé en couleur, c'est du sang provenant de l'hémorrhagie de la veille qui était resté dans les voies aériennes.

Le repos absolu, la diète d'aliments et le silence sont
nécessaires.

25ᵉ Observation. — Traitement du vomissement de sang.

Si le vomissement de sang est dû à l'action du fluide
électrique dans l'estomac, il cessera en employant les moyens
indiqués au traitement de la névralgie de l'estomac.

Savoir :

La grande métastase ;

Le narcotico-aromatique au creux de l'estomac ;

La potion et la tisane qui s'y trouvent ;

Le plus grand repos et la diète absolue.

Si le vomissement a pour cause une affection ancienne des viscères voisins de l'estomac, la guérison n'est à espérer par aucun traitement. Il faut cependant, par rapport au moral du malade, lui faire considérer ce vomissement comme une crise qui peut être salutaire.

Et, dans ce cas, le médecin n'a pas de traitement actif à faire.

26e OBSERVATION. — Traitement de l'hémorrhagie intestinale.

En supposant cette hémorrhagie comme une action de la part du fluide électrique, il est sûr que les moyens qui en métastaseront la cause feront cesser les effets.

Néanmoins, le malade devra rester à la diète absolue pendant quatre jours, et l'on observera bien les matières qu'il rendra le quatrième jour.

Petit à petit il se remettra à ses habitudes.

On ne peut confondre le sang qui sort des intestins avec celui des hémorroïdes, car il est beaucoup plus noir et toujours sali de matières, tandis que celui des hémorroïdes sort après avoir été à la selle et isolément.

Excepté le cas d'une affection très-ancienne des intestins qui exigerait un traitement suivi, une hémorrhagie passagère obéira par ce traitement et la diète.

27e OBSERVATION. — Traitement de l'hématurie ou pissement de sang.

Le traitement est le même que celui de la névralgie de la vessie. Il suffit pour éloigner la cause de l'hématurie, qui est la même.

Si cependant le sang venait par l'ouverture d'un abcès d'un organe voisin, ce qui est très-rare, il fau rait consulter le médecin qui jugerait la situation.

On peut, en attendant le médecin, appliquer le traitement de la rétention d'urine ou névralgie musculaire du sphincter de la vessie.

28e Observation. — Traitement des hémorroïdes.

Il ne faut pas croire que les hémorroïdes soient autre chose qu'une maladie qu'il ne faut pas garder, car la cause des hémorroïdes est la même que celle des autres maladies.

Il ne faut pas attendre qu'elles soient tellement en dehors ou tellement ulcérées, qu'il faille un traitement long. Il faut s'en débarrasser lorsqu'elles paraissent.

Il ne faut pas chasser la cause sans la diriger, autrement on pourrait l'envoyer sur quelques parties du corps où sa présence serait dangereuse. C'est ce qui a fait dire qu'il ne fallait pas guérir les hémorroïdes dans le temps où la métastase empirique était à craindre.

Mais aujourd'hui l'art de guérir est devenu une science positive. On connaît la cause du mal, et les moyens de la chasser et de la diriger.

Ainsi, on commence par s'en assurer au moyen des dérivatifs placés aux jambes : au mollet, au genou et à la cuisse, en dehors et en dedans, et aussi au bas du dos de chaque côté.

On introduit dans le rectum une mèche formée d'un linge imbibé, bien trempé d'une pommade astringente, faite avec ratanhia en poudre, 4 grammes, incorporé dans 32 grammes de saindoux très-frais. S'il y a douleur, on alternera avec une pommade narcotico-aromatique, comme celle au populéum.

On a soin de faire rentrer les parties hémorroïdales qui seraient dehors.

Ce traitement doit se faire lorsque le malade a été à la selle, parce que l'intestin est libre.

On peut ajouter à ce traitement des quarts de lavements faits avec des décoctions qui réunissent des astringents et des émollients qu'on tâche de garder.

29° OBSERVATION. — Traitement de l'hémorrhagie de la matrice.

L'hémorrhagie de la matrice, hors l'époque des règles, est occasionnée par la présence du fluide électrique superflu, c'est une perte.

Elle peut avoir été déterminée aussi par un coup dans cette région.

Pendant la grossesse, les mêmes causes peuvent produire les mêmes effets.

Et après l'accouchement, ce qui est assez fréquent, la cause des maladies se reportant sur cette partie du corps à peine cicatrisée, l'hémorrhagie se représentera avec la plus grande facilité.

Le traitement consiste à employer les moyens de la névralgie de la matrice.

Savoir :

Les cataplasmes sinapisés au bas du dos de chaque côté, puis sur les jambes.

Le narcotico-aromatique sur la tête;

Et au bas-ventre un grand sachet, qu'on peut faire au moyen d'un bas dans lequel on introduit six poignées de fleurs de sureau sèches, et deux poignées de fleurs de roses de Provins contusées.

L'hémorrhagie s'arrête bien vite.

On aide encore à ce résultat par l'introduction d'une pommade astringente au ratanhia, qu'on introduit au moyen d'un petit botillon de charpie lié, en travers par du gros fil, dont on laisse passer deux bouts pour le retirer le matin et le soir; à cette époque de la journée, on renouvelle l'introduction de la pommade.

S'il y a douleur occasionnée par la présence du médicament, on le mitige en y ajoutant ou du saindoux ou de la poudre de guimauve.

30° Observation. — Traitement de la névralgie de la vessie.

Opérez la métastase du cerveau par l'application de l'aromatico-narcotique sur la tête et les cataplasmes sinapisés au bas du dos de chaque côté, l'un après l'autre , puis au mollet, au genou et à la cuisse en dedans, sur une jambe, puis sur l'autre.

Étendez sur le dernier pli de la région hypogastrique, au périnée, à droite et à gauche des parties génitales sur les points les plus rapprochés de la vessie, le narcotico-aromatique que je nomme les gouttes vertes , leur effet est presque instantané.

On peut ajouter à ce moyen une mèche bien garnie de populéum aromatisé dans le vagin et le même moyen chez l'homme dans le rectum.

La rétention d'urine se traite et se guérit de même.

CHAPITRE VII.

Traitement des névralgies composées. — Fièvres.

Les symptômes des fièvres, dont je donne ici le traitement, se trouvent dans la première partie aux exemples correspondants.

Les fièvres présentent une infinité de symptômes, qui diffèrent comme les organes ou les tissus affectés par le fluide électrique superflu et comme son intensité.

Il en résulte que pour guérir les fièvres, il faut guérir autant d'organes et de tissus peut-être qu'il y en a d'attaqués.

Or, le traitement d'une affection simple est aujourd'hui bien, connu, celui des névralgies l'est de même; c'est le traitement de deux affections dont il faut d'abord faire taire la première.

Le traitement des fièvres devient très-simple, car il faut suivre la même marche que celle que j'ai indiquée pour les névralgies.

La guérison ne se fait pas attendre quand le mal n'est pas ancien, quand son action n'est pas désorganisatrice; lorsqu'au contraire le mal est ancien, ou violent parce que la cause est intense, il faut de la constance dans le traitement, de la variété dans les moyens sans sortir des principes.

Ce qu'on n'obtient pas le premier jour, on l'obtiendra le second.

Il est bien important de ne pas se laisser aller aux conseils que chacun vient donner, ce qui était bon ou pouvait l'être quand la médecine était empirique, ne vaut plus rien aujourd'hui qu'elle devient rationnelle.

Premier exemple.

Traitement des fièvres.

Il est démontré par les effets visibles que produit la fièvre la plus simple que le fluide électrique superflu s'exerce au cerveau, au cervelet, sur le système sanguin et à l'estomac.

Que faire dans cette situation qui quelquefois est très-peu de chose, mais qui peut être très-grave si la cause est très-intense?

Ce qu'il faut faire, c'est d'imiter l'exemple que la Providence nous donne dans la marche naturelle, c'est d'appeler la cause de ce désordre, qu'on nomme la fièvre, et de la réduire à une affection simple et insensible.

Le malade alors est guéri ; il reprend son travail et l'exercice fait le reste.

Pour arriver à ce résultat, appelez le calorique sur la peau des jambes au moyen de cataplasmes sinapisés, puis placez sur toute la tête, et surtout à la nuque, le narcotico-aromatique qui convient ; couvrez-en, au moyen de flanelle, l'épine du dos et la ceinture ; faites faire diète au malade.

Donnez-lui pour tisane une eau gommée ou mucilagineuse légèrement aromatique, comme l'infusion de tilleul sucrée par un sirop de fruits, comme le sirop de cerises ou de groseilles.

Donnez, s'il est nécessaire, un demi-lavement amer et légèrement astringent, comme l'infusion de feuilles de ronce.

Ou bien encore un quart de lavement de quinquina en poudre, délayé dans l'eau tiède.

Pr. Quinquina jaune,   8 grammes.

Deuxième exemple.

Traitement de la fièvre pléthorique.

Le traitement de la névralgie est ici nécessaire, puisqu'il y a des symptômes qui prouvent son existence.

Donnez au malade un lavement fait avec une décoction de guimauve et 16 grammes de sel de Sedlitz; placez des échauffants sur la peau des jambes et des refroidissants sur la tête entière, les hallucinations et le saignement de nez cesseront.

Par précaution, après avoir couvert la tête, couvrez aussi le dos et la ceinture avec un narcotico-aromatique au moyen de flanelle. La diète.

Si le catarrhe de la vessie gêne le malade et ne lui permet pas de se lever, continuez la grande métastase et faites le traitement du catarrhe de la vessie, c'est-à-dire des gouttes vertes dans les points les plus rapprochés de cet organe à l'extérieur. Le malade ne tardera pas à se lever.

Troisième exemple.

Traitement de la fièvre synoque bilieuse.

Le traitement consiste à réduire à une affection simple ces affections multiples.

Le traitement est le même que le précédent, celui de la fièvre pléthorique.

Comme ici la vessie n'est pas compromise, on n'aura pas besoin de s'en occuper, on donnera un lavement amer et astringent et une tisane légère de menthe poivrée ou seulement du thé noir.

La diète.

Quatrième exemple.

Traitement de la fièvre bilieuse plus grave.

Cette fièvre, dont le traitement est quelquefois long, parce qu'elle existe depuis longtemps inaperçue chez le malade, exige des soins continus de tous les instants.

La première chose à faire, c'est de débarrasser le cerveau par la métastase ; mais ici il faut de la constance, car le cataplasme sinapisé ne quittera pas le malade, ou plutôt il en aura toujours un sur une jambe ou sur l'autre. On aura soin qu'il n'entame pas la peau par un trop long séjour.

On couvrira la tête entière avec le populéum aromatisé à l'essence de lavande fine et l'essence de roses.

On en mettra une large bande sur l'épine du dos, et plus large encore en ceinture, au moyen de flanelles à demeure.

Et en quelques jours l'état du cerveau se trouvera amélioré, les frissons plus rares, le sommeil un peu plus long, la nuit meilleure.

Si la déglutition est difficile, on fera prendre au malade du sirop de ratanhia et diacode, 32 grammes de chaque ; on ajoutera de l'eau de Rabel, 20 gouttes, et de l'eau de laitue, 95 grammes.

On permettra au malade de prendre de temps en temps une demi-cuillerée à café d'une pomme cuite.

Pour boisson ordinaire, une infusion légère de menthe poivrée, tiède.

Les malades aimant à changer de tisane, on peut en faire avec des pommes qu'on fait bouillir dans l'eau;

Ou même avec des sirops de fruits de pomme de coings.

Du bouillon à l'oseille presque pas acide.

Un demi-lavement et lavements entiers avec une infusion de feuilles de ronce ; une poignée pour un litre et 20 gouttes d'eau de Rabel pour la même dose.

On continue tout ce traitement jusqu'à la fin.

On a soin de ne pas garder les déjections, et si la chambre a besoin que l'air soit purifié, on fait usage de chlorure de Labaraque, on en arrose la chambre.

Si les urines ne coulaient pas, on emploierait les gouttes vertes, comme il est dit à l'article de la rétention d'urine.

Si la bouche est désagréable, le malade trouvera plaisir à mordre dans un quartier d'orange sans l'avaler.

Cinquième exemple.

Traitement de la fièvre ardente.

Il est évident que la cause de maladie pose sur le système sanguin, dans la tête, qu'elle se porte dans la gorge et dans l'estomac.

Il faut par conséquent employer la grande métastase.

Couvrir la tête, le cou et la ceinture avec un liniment aromatico-narcotique, les cataplasmes sinapisés, autant qu'il sera nécessaire, sur les jambes l'une après l'autre, à plusieurs places.

Si le malade est constipé : tisane de sirop de groseilles ou limonade.

Si, au contraire, il a le dévoiement, donnez-lui une tisane faite par infusion avec une poignée de fleurs de coquelicot et de feuilles d'oranger.

Sixième exemple.

Traitement de la fièvre catarrheuse (ou la grippe).

Commencez par la métastase de la tête aux pieds, par les cataplasmes sinapisés.

Couvrez non-seulement la tête entière avec le liniment narcotico-aromatique, mais encore l'épine du dos, le tour du cou et la ceinture, au moyen de flanelles.

Faites respirer le malade par la bouche sur un nouet de camphre ou sur le bouchon de la bouteille qui renferme les gouttes vertes, ou sur un nouet aromatique doux quelconque

Septième exemple.

Traitement de la fièvre intermittente tierce,

Le frisson ayant son siége dans l'épine dorsale, il suffit d'en chasser la cause.

La forte chaleur, la sueur et la soif indiquent la présence du fluide sur l'estomac et les viscères du voisinage.

Le médecin qui le sait cherche dans les moyens propres à métastaser la cause de la fièvre ceux qui lui paraîtront les plus convenables, eu égard à l'état habituel du cerveau, de l'estomac et des intestins.

L'organisme est déjà malade à l'intérieur par la présence de la cause de maladie, il faut agir autant que possible sur l'extérieur.

On applique les cataplasmes sinapisés sur le mollet, le genou et la cuisse d'une jambe, le premier jour, le lendemain on agit de même sur l'autre jambe, sans avoir égard aux jours de fièvre ou d'intermittence.

On étend sur toute la tête un narcotico-aromatique; on place tout le long de l'épine du dos le même médicament au moyen d'une flanelle qui le retient.

On couvre l'estomac, le cœur, le foie et la rate avec une ceinture large, bien garnie du narcotico-aromatique.

On fait prendre à l'intérieur une tisane légèrement aromatique, sucrée au sirop de fruits.

On donne des lavements à la décoction de guimauve, que le malade rend, suivis d'autres lavements amers et astringents qu'il garde.

On peut employer le quinquina, le sulfate ou le tannate de quinine pour ces lavements.

On peut faire prendre des pilules de sulfate ou de tannate de quinine très-dures, qui passeront à l'estomac et, ne se dilatant qu'à l'extrémité du canal digestif, n'agiront que sur cette partie des intestins comme métastasants dérivatifs et feront cesser les symptômes si fatigants de la fièvre intermittente, pendant que les cataplasmes sinapisés l'appellent encore plus bas.

Je parle ici du quinquina et de ses préparations, parce que, dans le monde, on ne peut parler des fièvres intermittentes sans parler du quinquina. Mais je l'avouerai, depuis vingt-deux ans que je fais marcher la cause des maladies des fièvres intermittentes, par conséquent je ne me sers pas de quinquina pour les guérir, je me borne à l'usage des lavements astringents amers, et la fièvre intermittente ne s'établit pas, et celles qui existent m'obéissent sans employer le quinquina ou ses préparations; ce qui ne veut pas dire que je n'aime pas un si excellent médicament, mais, ayant souvent affaire avec les pauvres, j'ai dû nécessairement chercher dans les moyens les moins chers des remplaçants aussi bons.

Je fais marcher, comme je l'ai détaillé dans ce traitement, la métastase ordinaire.

Si l'affection du cerveau se faisait remarquer et vivement

sentir par des douleurs de tête gravatives avec les autres symptômes de la fièvre intermittente, il faudrait agir sans retard ; mais on n'a pas à craindre la métastase vers la tête, quand, par précaution, on a, dans le traitement de la fièvre intermittente simple, couvert la tête du narcotico-aromatique ou du répercussif, et qu'on a fait usage du dérivatif avec constance.

Huitième et neuvième exemple.

Traitement de la fièvre inflammatoire intermittente pernicieuse.

On voit par les symptômes dont la réunion est imposante, qu'il faut agir vivement ; car s'il y a déjà plusieurs jours que le malade est dans cet état, on ne peut se cacher qu'il est gravement malade.

Et plus une affection est ancienne, plus il faut de temps pour la guérir en ne faisant rien de plus que ce qu'il faut faire sans tâtonner.

On reconnaît promptement l'affection du cerveau et de ses enveloppes, et comme il y a syncope, il faut se hâter.

On place de suite un fer à repasser bien chaud, enveloppé d'une serviette, à la plante des pieds ;

Puis, de suite, les cataplasmes sinapisés au mollet, au genou et à la cuisse d'une jambe, puis autant à l'autre jambe. On les continuera jusqu'à la guérison complète, en laissant un intervalle toujours plus grand à mesure que le besoin s'en fera moins sentir.

On placera sur la tête et sur l'épine du dos, au moyen de flanelles, un liniment aromatico-narcotique, parce que les frissons, le pouls petit, concentré, inégal en indiquent la nécessité, comme aussi l'abattement des forces et la difficulté de respirer, produite par la métastase de l'épine du dos

au poumon, alors on fait respirer au malade un aromatique le plus pur possible; s'il y avait douleur, on prendrait
les gouttes vertes, et le malade respirerait par la bouche sur
le bouchon de la bouteille qui les renfermerait.

Lorsque ces symptômes se sont calmés et sans en attendre
la guérison complète :

On continue toujours les même moyens, on porte son at--
tention sur les autres symptômes de l'estomac et des intestins.

On donne au malade une tisane faite avec des jus de fruits
légèrement acides et astringents, on y ajoute de l'eau de
Seltz.

On change souvent les tisanes, parce que ces malades se
dégoûtent souvent de leur boisson.

On peut donner de l'orange, de la limonade sans odeur,
de temps à autre une grenade, une pomme.

Puis une infusion de fleurs de coquelicot et de feuilles d'o-
ranger.

Une potion astringente avec le sirop diacode, l'eau de
Rabel.

Tous les symptômes cessent, mais le rectum a été vivement attaqué, il est ulcéré.

Les lavements astringents et émollients sont nécessaires.

L'urine a de la peine à venir ; on place des gouttes vertes,
comme il est dit à la rétention d'urine.

Dixième exemple.

Traitement de la métastase compliquée, nommée Fièvre jaune.

Les cataplasmes sinapisés au bas du dos, au mollet, au
genou et à la cuisse d'un côté, puis, cinq heures après, autant
de l'autre côté; on continue, en laissant cinq heures d'intervalle jusqu'à cessation de tous symptômes.

Couvrir la tête, l'épine du dos, la ceinture, ces deux derniers au moyen de bandes larges de flanelle, d'un liniment
aromatico-narcotique ; la région du foie, celle de la rate,
doivent surtout en être très-couvertes.

Faites prendre à l'intérieur une potion narcotico-aromatique.

Une tisane très-légèrement acidulée aromatique et amère
vers le troisième jour, comme quelques demi-tasses d'infusion de chicorée.

Rien d'astringent.

Diète liquide.

La crise a lieu par l'urine.

Onzième exemple.

Traitement de la névralgie intestinale avec prédominance de l'affection de la
membrane muqueuse (choléra).

Traitement du cholérique.

Si le pouls parle encore, quoiqu'il soit très-faible, filiforme,
le malade est peut-être encore guérissable ; il faut s'occuper,
sans retard, d'appliquer les moyens de guérison.

On doit considérer les évacuations abondantes comme
aussi graves qu'une hémorrhagie active, et, par cette raison,
il faut se hâter d'arrêter les déjections et les vomissements.
Si le malade a beaucoup perdu, la réaction s'en ressentira ;
elle ne pourra peut-être pas se faire avec succès.

Les fenêtres doivent être continuellement fermées, on a
plus à craindre du courant d'air que de l'air, même vicié, de
la chambre.

On commence par placer le malade dans un lit bassiné seulement à la place que doivent occuper les jambes, et plus particulièrement à celle des pieds.

On fait chauffer un fer à repasser et, très-chaud, on l'enveloppe d'une serviette pliée en quatre, on l'applique à la plante des pieds du malade en exigeant de lui qu'il s'y chauffe avec courage.

On lui administre au plus tôt un demi-lavement avec 8 grammes de ratanhia en poudre, que le malade gardera. S'il était obligé de le rendre, on lui en donnerait un second semblable, qu'alors il pourra garder.

A partir de ce moment, le malade n'est plus forcé de se lever, le dévoiement est arrêté, il n'a plus d'occasion de se refroidir en allant à la selle. C'est une condition très-importante à la guérison que d'éviter les plus petits refroidissements humides qui se présenteraient continuellement, si le malade en sueur sortait de son lit à chaque besoin urgent qui l'y forcerait. Il faut d'ailleurs éviter les mouvements, parce qu'ils rappelleraient les vomissements.

A peine le lavement est-il pris, qu'il faut placer le cataplasme sinapisé à une jambe : au mollet d'abord, et quand on voit que le malade en souffre trop, on l'ôte par le côté du lit, toujours afin d'éviter le moindre refroidissement, pour le placer au genou ; on l'y laisse aussi longtemps qu'au mollet ; et quand le malade ne peut plus le supporter, on l'ôte pour le porter à la cuisse en dehors vers le milieu. On continue ensuite une pareille application sur l'autre jambe.

Aussitôt l'application du premier sinapisme, on étend avec la main, sur toute la tête, un liniment narcotico-aromatique.

On place le long de l'épine du dos une bande de flanelle large de 20 centimètres, couverte de ce même liniment.

On en place une autre beaucoup plus large qui puisse recouvrir l'abdomen et l'épigastre, couverte comme la première.

On renouvelle les cataplasmes sinapisés, et on les continue jusqu'à parfaite guérison, en laissant un intervalle plus long entre chaque application, à mesure que le besoin s'en fait moins sentir.

On fait prendre par cuillerées à café, et toutes les demi-heures, une potion astringente ; mais si l'estomac est douloureux, on préférera une potion calmante. Ces deux potions prises par petites doses arrètent le vomissement.

Le cerveau étant guéri, délivré du fluide superflu, le malade n'a plus qu'une gastro-entérite ; la névralgie n'existe plus, il se plaint d'étouffement, il a le sentiment d'une barre dans l'estomac : c'est à la présence du fluide dans cet organe qu'on doit l'attribuer alors.

Si le malade demande à boire, et surtout à boire froid, il faut bien se garder d'obéir, car les vomissements reviendraient, et la cause, remontant au cerveau, la névralgie recommencerait.

Pour apaiser sans inconvénient la soif du malade, on lui donne, par très-petites doses, une infusion faible et tiède de menthe poivrée qui semble le rafraîchir ; au lieu de cette infusion, on peut lui donner une des tisanes narcotiques, astringentes, aromatiques, qui repoussent le fluide.

On renouvelle l'application, aux pieds seulement, du fer très-chaud, plusieurs fois dans la journée ; le fer est préférable à tout autre moyen.

Le liniment sur la tête, le long de l'épine du dos et à la ceinture, doit être renouvelé deux fois par jour : le matin et le soir, pour éviter le retour du fluide sur ces places.

Si le malade dit avoir quelques besoins, on place du linge élimé, chaud, de manière à ce qu'il puisse les satisfaire sans sortir du lit, sans le mouiller, ou bien on étend en travers, sous lui, un drap en alèze qu'on retire à mesure ; il ne rend peut-être que quelques vents, ce qu'il prend pour des besoins ne sont souvent que des épreintes.

On place sur l'oreiller, de manière à le couvrir, un drap de lit plié en seize, afin que la tête du malade soit moins chaudement que sur l'oreiller de plume.

Après l'exécution de tous ces soins, le pouls du malade se développe, ce qui veut dire que le cerveau est débarrassé et que les fonctions recommencent; une légère moiteur, d'abord, couvre son corps, bientôt une sueur halitueuse lui succède et sort avec abondance; le malade souffre de cette sueur, il cherche le frais, il demande du linge. On ne saurait, à cette période encore, prendre trop de précautions pour éviter qu'il se refroidît; si le malade s'exposait pendant la crise au moindre refroidissement humide, ce serait très-grave, il faudrait encore tout recommencer avec moins d'espoir.

Cette période de la crise est la même qu'on a nommée la réaction.

Par la crise, les matières morbides qui se sont formées pendant la présence du fluide et par son action sur les tissus et sur les organes sont excrétées au dehors. Ce sont des pleurs involontaires, des humeurs qui sortent par les ouvertures les plus rapprochées du cerveau, une sueur collante, des éruptions, des urines qui déposent, etc.

Il faut bien se garder d'arrêter cette dépuration salutaire de l'organisme par une médication intempestive, on aide à la nature par l'administration de quelques cuillerées de bouillon toutes les heures. On ordonne un régime léger et fortifiant par petites doses; on ne perd pas de vue les refroidissements humides, et la crise marche bien jusqu'à la fin.

On augmente la nourriture chaque jour petit à petit, avec beaucoup de précautions; si le malade, mangeant un peu plus, se réveille au matin avec la bouche mauvaise, il se dira qu'il a trop mangé la veille et se tiendra ce jour-là sur la réserve.

Tel est le traitement du choléra.

Le choléra n'est pas contagieux : le principe contagieux d'une maladie se trouve dans la matière morbide qui sort par la crise, il ne faut pas le chercher dans les liquides, produits des évacuations naturelles surabondantes du choléra, à moins que ces matières de déjections aient été elles-mêmes, comme dans le typhus, altérées par l'action du fluide électrique avant leur sortie. Le choléra qui se trouverait dans ce cas très-rare serait contagieux; il faudrait au moins s'en méfier, c'est aussi ce que l'on a fait jusqu'à ce jour en le regardant comme un choléra compliqué de typhus.

Cependant, on ne saurait disconvenir que les névralgies sont contagieuses pour les personnes névrosées ou affectées dans la pulpe cérébrale. Le choléra, étant une névralgie, peut être contagieux comme toutes les autres. Tout le monde sait que les névralgies musculaires, qu'on désigne par le nom d'attaques de nerfs, sont contagieuses pour les personnes névrosées, que les bâillements en présence d'hommes malades de la pulpe cérébrale produisent sur eux le même effet, en serait-il autrement des autres névralgies? Si l'on n'est pas malade de la pulpe cérébrale, on n'a pas à craindre cette contagion. Et, d'ailleurs, pour devenir cholérique par contagion, il faut supposer la présence du fluide superflu aussi intense qu'il est nécessaire qu'il le soit pour produire le choléra sans contagion.

Choléra sporadique.

Dans l'été de 1851, madame C... ayant mangé la veille une grande quantité de fraises, eut la nuit des vomissements et surtout des déjections, par bas, très-abondantes. Déjà toutes les matières avaient quitté les intestins, et ce qu'elle rendait abondamment ressemblait à l'eau de riz.

Elle se plaignait d'un sentiment, comme d'une barre dans la région de l'estomac; elle réclamait à grands cris de l'eau froide pour boire, ce que je lui refusai absolument; le tour des yeux était bleuâtre et des crampes très-fortes se faisaient sentir dans les jambes. Cette métastase était favorable.

Le pouls était faible.

Il était évident que la malade, en revenant de la campagne la veille, s'était trouvée placée sous des influences cholériques. Le vent était au nord-est depuis quelques jours; elle avait été en sueur et s'était refroidie au courant d'air dans la voiture qui l'avait ramenée. Quoique rares, quelques cas de choléra s'étaient présentés.

Je fis placer un cataplasme sinapisé à une jambe, et le même servit pour trois places; on en mit ensuite à l'autre jambe et on en continua l'usage jusqu'au soir.

J'arrêtai d'abord le dévoiement au moyen d'un lavement fait avec du ratanhia en poudre, 7 grammes, qu'il fallait garder, et une forte pincée d'amidon. Le premier lavement ayant été rendu, j'en fis prendre un autre qui resta.

Je fis couvrir la région de l'estomac avec une ceinture de flanelle sur laquelle j'avais fait étendre du laudanum et du baume tranquille, environ 16 grammes de chaque.

La malade, qui aurait bien voulu boire froid, ne prit que la potion suivante :

Pr. Sirop diacode,
    — de ratanhia,   de chaque, 32 grammes.
Eau de Rabel,   10 gouttes.
Mêlez.

Une cuillerée de cette potion dans deux cuillerées d'eau à prendre par cuillerées à café toutes les demi-heures, et rien de plus. Le vomissement cessa.

Un fer à repasser très-chaud, enveloppé dans une serviette pliée en quatre, fut placé à la plante des pieds et renouvelé jusqu'à la sueur.

Je ne quittai pas la chambre que je ne fusse bien assuré que toute déjection avait cessé, que le pouls ne se fût bien développé, et je donnai à ce choléra le nom d'indigestion, afin d'éloigner de ma malade toute inquiétude. Le lendemain, la malade fit usage de thé noir pour tisane et garda le lit. Les jours suivants, elle se remettait petit à petit à son régime ordinaire.

Le pouls faible indiquait la présence du fluide morbifique sur le cerveau; les vomissements et le dévoiement, son action sur la membrane muqueuse de l'appareil des voies digestives; les crampes, sa métastase sur les veines des jambes. La maladie avait lieu sur deux tissus et sur un organe : c'était évidemment un choléra sporadique.

Douzième Exemple.

Traitement de la dyssenterie.

Si l'on se borne à observer la dyssenterie, on assiste à des symptômes plus effrayants les uns que les autres.

Car c'est l'action de la cause morbifique intense sur toutes les parties de l'appareil de la digestion et sur le cerveau.

Il faut se hâter d'agir par la grande métastase.

Les symptômes cessent vers le haut et la cause de maladie s'exerce vers le bas dans les intestins.

On a toujours à craindre un *raptus* vers la tête ; aussi faut-il être toujours sur le qui-vive jour et nuit, jusqu'à la fin, comme dans le traitement de la fièvre putride ou du typhus.

Tout en employant la métastase, il ne faut pas oublier que les intestins peuvent être ulcérés et que, par conséquent, on ne peut employer de suite les moyens qu'on emploierait dans toute autre circonstance.

Ainsi, tout en appliquant les moyens de métastase,

On fait prendre à l'intérieur des émollients astringents, légèrement antiseptiques.

Puis, plus tard, des astringents narcotiques et amers aromatiques, comme la tisane de fleurs de coquelicot et feuilles d'oranger.

Quarts de lavements au quinquina, précédés de lavements à la racine de guimauve et à l'amidon.

Treizième exemple.

Traitement du typhus.

Le malade a le regard stupide. La cause de maladie est dans son cerveau.

Cataplasmes sinapisés aux jambes; à l'une d'abord, puis à l'autre. Continuez. Le malade ne peut se tenir debout; il y a paralysie passagère des nerfs du mouvement.

Narcotico-aromatique sur la tête, et le long de l'épine du dos, au moyen d'une flanelle.

La langue, rouge, peut à peine sortir, elle est recouverte d'un enduit jaune, verdâtre ou brun, noirâtre, quelquefois noire, d'abord humide, puis sèche, même aride, les gencives fuligineuses, l'haleine fétide.

Tisane de menthe légère, de sirop de groseilles framboisé, de fleurs de coquelicot, avec quelques gouttes d'eau de Rabel, de feuilles de chicorée, de camomille, de feuilles d'oranger. Continuer les métastasants.

La déglutition est paralysée : faire passer par petites doses du sirop de ratanhia avec de l'eau; couvrir la gorge avec une flanelle garnie d'un narcotico-aromatique.

Il y a vomissements.

Ménager les boissons ; ne donner qu'une cuillerée de tisane légère de menthe ou de feuilles d'oranger , avec autant de fleurs de coquelicot, de chaque une pincée pour une tasse.

Il y a constipation.

Lavements entiers avec la décoction de racine de guimauve.

Il y a diarrhée.

La tisane de fleurs de coquelicot et de feuilles d'oranger.

Les cataplasmes sinapisés au bas du dos.

Les lavements à l'amidon, au ratanhia. Déjections fétides.

Lavements au populéum aromatisé , rendu miscible à l'eau par l'intermède d'un demi-jaune d'œuf, gros comme un dé pour un lavement.

Hémorrhagies passives par le nez, les bronches, etc. ; insistez sur les métastasants, les sinapismes au bas du dos.

Respiration accélérée.

Faire respirer par la bouche un nouet renfermant des aromatico-narcotiques. Continuer les métastasants.

Chaleur âcre au toucher.

Porter son attention sur la région du foie , renouveler l'aromatico-narcotique sur ce point.

Sécheresse de la peau.

La cause de maladie est retournée au cerveau. Insister sur les métastasants.

Sueur visqueuse.

Faciliter sa sortie en tenant le malade bien enveloppé dans son lit. Tisane de fruits.

L'urine est retenue.

On fait usage sur les points suivants de la liqueur recommandée dans les rétentions d'urine : deux gouttes au périnée, deux gouttes à chaque côté des parties, trois gouttes sur la région de la vessie ; cataplasmes sinapisés au bas du dos , sur les côtés.

L'urine et les déjections sont involontaires. Placez de cette liqueur ci-dessus mentionnée, même au fondement et à la nuque particulièrement.

Et, en général, continuez les métastasants et appliquez l'aromatico-narcotique, toujours sur la tête ; ne le faites descendre que lentement sur les autres points que les symptômes indiquent comme malades.

Le typhus bien observé, bien soigné, demande ordinairement un mois de traitement.

Le typhus paraît devoir sa propriété contagieuse aux évacuations alvines, altérées par la cause des maladies, et souvent sanguinolentes. Les émanations putrides qui s'en exhalent peuvent donner la même maladie à ceux qui s'y trouvent prédisposés.

V

LE TRAITEMENT DES CRISES.

Lorsque le fluide électrique superflu a quitté la place qu'il occupait dans l'organisme, alors commence la sortie des matières morbides qu'il a formées sur ce point par son action sur les tissus, sur les organes.

Mais ces matières ne pouvant sortir, que si le cerveau qui préside à toutes les fonctions n'est pas malade, il ne faut pas songer à guérir la moindre dartre, sans avoir d'abord chassé la cause de maladie du cerveau.

Le traitement des crises doit être précédé de celui du cerveau malade.

Ce traitement est celui de toutes les névroses, c'est le même par lequel il faut commencer dans le traitement des névralgies.

C'est celui de la grande métastase, page 332.

PREMIÈRE DIVISION.

Traitement des crises qui apparaissent à la tête après ses maladies diverses.

Ces crises sont l'ulcère teigneux, les favus, la sortie de larmes involontaires, etc.

Premier fait.

Traitement de l'ulcère teigneux ou de la teigne.

Rien n'est plus facile que de guérir la teigne, cette maladie si pénible pour celui qui en est atteint et qui fait encore aujourd'hui l'écueil de la médecine, puisque le traitement de cette affreuse maladie est confié à l'empirisme.

Commencez par éloigner de la tête la cause morbifique par les moyens connus, les dérivatifs, et employez pour répercussif le liniment composé de populéum aromatisé avec l'essence de lavande fine, dans les proportions si souvent indiquées dans le cours de cet ouvrage.

Couvrez toute la tête avec ce liniment, après avoir employé d'abord les dérivatifs.

Du jour au lendemain la démangeaison devient plus forte, et continue à sortir tant que la tête est libre; elle sort si abondamment quelquefois, qu'il faut en suspendre l'application pour la reprendre trois jours après.

On continue alors le traitement, on fait tomber les croûtes du soir au matin, en les couvrant d'une barde de lard frais, puis on couvre l'ulcère mis à nu avec beaucoup de saindoux, sur une charpie bien mince.

Le traitement et la guérison ne demandent ordinairement qu'un mois.

C'est un traitement qui m'est familier et que j'ai employé souvent et toujours avec succès.

Par le moyen que je recommande ici, j'éloigne de l'encéphale la cause qui a produit cette matière morbide, et qui, par son séjour, l'empêchait de sortir, et j'attire en dehors les animalcules qui sont plus avides du lard du porc que du tissu cellulaire de l'homme.

On verra plus loin que l'ulcère dartreux demande le même traitement.

Les dépuratifs, recommandés jusque-là à l'intérieur, n'agissent que comme dérivatifs : telles sont les tisanes amères antiscorbutiques et autres qui irritent les voies digestives.

On peut les employer comme tels, ils ont le même but que tous les échauffants, le même effet que les sinapismes.

Pendant le traitement, il faut soigneusement empêcher le retour de la cause du mal dans l'organisme et particulièrement sur les organes en crise. Il faut, par conséquent, veiller sur le malade et continuer à employer les métastasants jusqu'à guérison complète.

Les humeurs qui sortent de la tête, lorsqu'elles sont sèches et sous forme de croûtes, n'ont pas toutes le même aspect, et, pour cette raison, on leur a donné des noms différents ; elles se guérissent par les mêmes soins.

DEUXIÈME DIVISION.

Traitement des crises après les maladies des organes des sens et celles des organes dans leur dépendance.

Deuxième fait.

Traitement des aphtes.

A la suite d'une maladie dont les symptômes ont été visibles et souvent inaperçus, apparaissent sur la langue, dans la bouche, souvent sur toute la longueur du canal digestif, et enfin sur toute sa muqueuse , de petits ulcères qu'on nomme des aphtes.

Il suffit de faire gargariser souvent le malade avec la préparation astringente qui suit, de la lui faire garder dans la bouche aussi longtemps qu'il pourra, et de lui en faire boire de temps à autre par faibles doses.

Dans une décoction de racine de guimauve, faites infuser :

> Feuilles de ronces,   1 poignée.
> Fleurs de roses rouges, 2 pincées.

Pour un litre.

Ajoutez, après avoir laissé refroidir :

> Sirop diacode,   32 grammes,
> Eau de Rabel, 20 gouttes.

Troisième fait.

Traitement de l'ulcère des paupières.

D'abord, guérissez l'encéphale par la métastase, continuez jusqu'à ce que la crise soit passée, vous réservant d'y revenir si les mêmes effets se représentaient.

Par l'effet des moyens que j'indique , l'humeur, pendant trois jours environ , peut augmenter, sortir plus abondamment, parce que l'affection du cerveau cesse, mais la cause qui la formait étant absente, elle sort toujours, mais toujours en diminuant.

Après avoir employé la métastase, la surface de l'œil n'étant pas rouge, les paupières seules étant le siége des animalcules, on étend sur la scissure des paupières une pommade faite avec du saindoux très-frais, 4 grammes , et de l'oxyde rouge de mercure, 15 centigrammes, et une goutte d'essence de roses.

En trois jours, les paupières seront guéries. Dans les premiers jours, pour les détacher au matin, lorsque les cils sont collés par cette humeur desséchée, il faut, une demi-heure avant de penser à les ouvrir, les couvrir avec un petit cataplasme fait avec la chair d'une pomme cuite, afin de ne pas arracher les cils.

Quatrième fait.

Traitement de l'ulcère de l'oreille.

La première chose à faire, c'est d'éloigner la cause de l'inflammation par la métastase, que la maladie soit dans l'oreille externe ou qu'elle soit dans le cerveau.

Lorsque l'inflammation est passée par ce moyen, parce que vous en aurez métastasé la cause, alors commence la crise, c'est la sortie de l'humeur.

Le malade entend déjà mieux.

Continuez les moyens métastasants, introduisez dans l'oreille un narcotico-aromatique gras, comme du baume tranquille avec un peu de coton, et le pus cessera de sortir; ce n'est plus cette fois, parce que la cause est remontée, mais c'est parce qu'il n'y en a plus et qu'il ne s'en forme plus.

Cinquième fait.

Traitement de l'ivrognerie ou du besoin irrésistible de boire.

L'ivrognerie est d'abord une monomanie comme une autre, il y a affection du cerveau avec titillation à la gorge.

Pour guérir cette maladie, lorsque l'homme en a la volonté,

il faut traiter la tête comme dans la monomanie, puis employer à l'intérieur des dépuratifs astringents amers, vermifuges.

Il faut que le malade comprenne sa situation et qu'il veuille se guérir. J'avoue n'avoir jamais opéré ce traitement, parce que je n'ai pas encore trouvé de malade de cette espèce qui eût la ferme volonté de se guérir ; ce n'est donc qu'une opinion mise en avant, opinion d'autant plus fondée qu'on connaît les animalcules qui se forment dans les vases dans lesquels on a mis du vin tourné à l'aigre, et dans le vinaigre lui-même, exemple : le *vibrio aceti*. Ne peut on pas comparer à un tonneau à vinaigre certains estomacs dont la bouche exhale une odeur qui a quelques rapports avec un fût qui a contenu du vin ? Nous verrons, à la crise des organes sexuels, la matière des crises servir d'appel ou d'appétit chez des hommes qui ne sont pas monomanes.

Sixième fait.

Traitement de la rage.

Il existe un grand nombre de remèdes secrets contre la rage, et tous ceux qui ont été mis au jour ont pour base un irritant violent pour l'estomac ; il en résulte qu'en faisant usage de ces moyens, on attire sur l'estomac la cause de la maladie qui se trouvait dans le cerveau, car l'autopsie des personnes mortes de la rage a toujours démontré le cerveau en mauvais état.

Il y a des moyens de débarrasser le cerveau, meilleurs que les purgatifs, c'est la métastase.

Quant au virus qui accompagne la bave du chien enragé, existe-t-il quelques moyens de le faire sortir ? On a indiqué de sucer la plaie ou de cautériser dans les vingt-quatre heures avec un fer chauffé à blanc. Ce sont de bons moyens. Ceux que j'emploie pour faciliter la sortie des matières morbides auraient-ils de l'action dans la rage, pourraient-ils servir à aider l'organisme à mettre dehors les animalcules de ce virus? Ce sont des expériences encore à faire.

Ainsi, pour guérir la rage, il faut guérir l'état nerveux et neutraliser le virus avant qu'il ait été absorbé.

Ou bien trouver des moyens qui en facilitent la crise?

TROISIÈME DIVISION.

Traitement des crises qui ont lieu par la bouche, après les maladies du poumon.

Les crises des affections du poumon se font par la bouche, ou bien elles suivent les voies digestives.

Quoique les poumons fassent partie de l'appareil de l'hématose, dont les crises se font par les excrétions, ce que l'on ne peut reconnaître, nous verrons celles des poumons à part, parce qu'elles ont souvent lieu par les crachats.

Septième fait.

Traitement de la crise après l'affection de la membrane muqueuse du poumon (glaires).

Si cette affection pouvait exister seule, ne pas faire place de temps en temps à la cause morbifique qui, par sa présence, produit la toux sèche, ce ne serait plus que peu de chose, car les glaires n'arrivent qu'après l'affection du poumon dans sa membrane muqueuse.

·Mais la cause revenant de temps à autre, appelée par la

crise, il s'ensuit que la crise s'arrête et fait place à une petite toux sèche; le malade se croit mieux parce qu'il n'a plus de glaires, parce qu'il n'en rend plus.

Mais l'expectoration de ces glaires cesserait entièrement, parce qu'il ne s'en formerait plus si la cause des maladies qui les produit quittait pour toujours la membrane muqueuse du poumon et le cerveau.

Il faut donc l'attirer par la métastase, et pendant deux jours employer la métastase générale avant d'agir sur le poumon, afin de ne pas envoyer dans le cerveau ou dans le tissu propre du poumon la cause de l'affection de sa membrane muqueuse.

Mais, lorsque deux jours de suite on a employé les cataplasmes sinapisés, si le fluide morbifique n'a pas quitté la place, il est cependant attiré vers le bas. On place alors un narcotico-aromatique sur la tête et le long de l'épine du dos.

Une tisane aromatico-narcotique un peu chaude, comme une infusion de quatre fleurs miellée, aromatisée par l'hysope ou par la menthe poivrée, lui fera quitter sa place.

L'expectoration continuera en diminuant tous les jours.

Huitième fait.

Traitement de la crise après l'affection du tissu propre du poumon (phthisie pulmonaire, crachats purulents).

Dans la première partie de cet ouvrage se trouve décrite l'affection du tissu propre du poumon. Après cette affection, vient la crise : c'est la matière de la crise retenue et durcie dans les voies aériennes qu'il faut ramollir pour les faire sortir.

On a employé bien des choses pour arriver à ce but, et, il faut le reconnaître, les malades attendent toujours trop tard pour se guérir d'une maladie peu douloureuse qui ne les gêne pas beaucoup; aussi arrive-t-il que, lorsque l'on consulte le médecin, que cela n'est plus possible.

Ce n'est pas une raison pour ne pas chercher encore à guérir par les moyens employés jusqu'à ce jour, et par ceux qui peuvent rationnellement être employés.

Si l'on avait des moyens de dissoudre ou de déliter l'albumine arrivée à l'état de blanc d'œuf cuit, sans altérer le tissu propre du poumon, rien ne serait si facile; mais ces moyens sont encore inconnus.

L'acide chlorhydrique n'est pas sans action sur l'albumine coagulé; l'ammoniaque en a davantage, et l'on ne peut employer des irritants aussi violents. L'urine qui séjourne entre les pavés d'une étable à vaches guérit la poitrine tuberculisée par le séjour que les malades font dans ces étables; et c'est bien l'urine de vache qui acquiert cette propriété en s'altérant. On avait établi à Paris une étable à vaches dallée en marbre pour y coucher des malades, et ces malades n'ont pu guérir, parce que cette étable ne contenait plus l'urine qui s'arrête et séjourne entre les pavés.

J'ai eu plusieurs malades qui ont pu être guéris par le séjour dans une étable à vaches bien mal pavée. Est-ce l'ammoniaque de l'urine de vache, ou le benzoate de soude ou d'ammoniaque que le malade respire qui le guérit?

Ai-je besoin d'ajouter qu'en faisant tous les efforts possibles pour faire expectorer la matière de la crise ou les tubercules du poumon, si cela est encore possible, il faut éloigner du cerveau et du poumon la cause de maladie par métastase et l'employer souvent comme aussi les précautions hygiéniques indiquées dans la première partie de ce livre.

Aujourd'hui l'iode est employé avec succès, comme fondant des tubercules : c'est un moyen aromatique dépuratif. Puissions-nous le considérer un jour comme le premier fondant de l'albumine coagulée !

QUATRIÈME DIVISION.

Traitement des crises de l'appareil de l'hématose qui sortent avec les matières excrémentielles.

Ces crises sont plus nombreuses qu'on ne le croit.

Ce sont, en général, des excréments visqueux, adhérant au vase dans lequel on les reçoit, après la maladie du tissu cellulaire.

Ce sont des vers, des concrétions adipocireuses, des concrétions biliaires, du pus, de la bile, etc.

Mais ces matières morbides, toujours évacuées au milieu de substances étrangères et dégoûtantes, ne se sont pas encore prêtées à l'analyse.

Nous allons voir les plus connues.

Neuvième fait.

Traitement vermifuge.

Lorsqu'on a acquis la certitude qu'un malade a des vers, il faut lui faire prendre des aliments ou des substances alimentaires qui servent à les éloigner de la partie supérieure du canal alimentaire, et les forcent à descendre et à se porter à l'extrémité inférieure.

Dans les médicaments, les amers astringents sont les vermifuges par excellence.

Les fougères, comme la racine de fougère mâle.

Les substances qui contiennent de l'iode, comme la mousse de Corse, les plantes marines.

Les aromatiques amers.

Les sels et tous les dépuratifs pour l'intérieur.

Le sirop antiscorbutique dans une tisane astringente.

L'ail et toutes les préparations alimentaires à l'ail, etc.

Il ne suffit pas de repousser les vers par en haut, il faut les attirer par en bas.

On les attire en faisant prendre au malade des quarts de lavements avec du lait sucré, qu'il tâche de garder, on lui fait continuer l'usage de ces lavements pendant trois jours; et lorsqu'on s'aperçoit que les vers sont dans le bas, parce qu'on les voit passer souvent en partie, alors on administre un demi-lavement d'eau salée qui les tue et force le malade à aller à la selle: c'est alors qu'on les voit tomber en masse.

Après avoir employé ces moyens, il faut remettre le malade à un régime tout au lait, pendant environ huit jours, afin que les vers reviennent librement dans les intestins. Si, au contraire, l'on voulait continuer le traitement, on n'arriverait à rien, car les vers ont l'instinct de conservation, et ils sauraient bien se mettre à l'abri du piége et en éviter les conséquences.

Mais, passé ce temps, on revient au traitement aussi heureusement que la première fois.

Les malades qui veulent être guéris sur-le-champ courent des risques.

Les remèdes qui agissent comme poisons sont nombreux, et l'on ne saurait en administrer contre les vers, sans intéresser la vie de l'homme qui en souffre déjà.

Je préfère les moyens doux, ils sont toujours plus sûrs; c'est par ces moyens que j'ai obtenu la sortie, chez deux personnes, du ver solitaire, le plus difficile à chasser. Je ne parle pas des lombricaux et des ascarides, si communs chez les enfants, très-faciles à chasser par ces moyens.

Dixième fait.

Traitement des ulcères des intestins.

Dans la fièvre typhoïde, lorsque le malade éprouve une difficulté d'uriner, lorsqu'il a une pesanteur au rectum, comme s'il avait un grand besoin d'aller à la selle, ou s'il ne rend, après bien des efforts, qu'un glaire sanguinolent, il faut être persuadé qu'il y a des ulcères dans le rectum.

On commence par l'application des cataplasmes sinapisés et sur la tête un narcotico-aromatique.

On donne de grands lavements avec la décoction de racine de ratanhia, une forte pincée, et racine de guimauve sèche, une forte poignée. Le malade les garde le plus long-temps possible.

Les pesanteurs qui se faisaient sentir dans le rectum cessent, et si elles continuaient, on mettrait les sinapismes alternativement au bas du dos de chaque côté;

Et l'on ferait faire diète au malade pendant le temps nécessaire.

Il est remarquable que les plaies sur des organes si nécessaires à la vie que ceux de la digestion, sont plus prompts à guérir que celles des autres parties du corps.

CINQUIÈME DIVISION.

Traitement des crises qui apparaissent à la peau après l'action du fluide électrique sur son tissu.

Onzième fait.

Traitement de la sueur.

Lorsque la crise se fait par la sueur, il faut bien se garder de l'arrêter; c'est alors que le malade comprend le bonheur d'avoir un gilet de flanelle, parce qu'il peut changer de linge sans se refroidir, parce qu'il ne change pas de gilet.

Si la sueur était trop abondante sans être critique, c'est-à-dire n'étant ni collante, ni acide, ni alcaline à l'odeur, ni colorée, mais seulement une sécrétion trop abondante des membranes muqueuses, on la ferait cesser tout simplement par la grande métastase qui, en déplaçant la cause, en ferait cesser les effets.

On essuierait chaque partie du corps alternativement et vivement avec de l'eau vulnéraire sur le coin d'une serviette. On ne se laverait pas ainsi tout le corps le même jour, mais le premier jour, on s'exercerait sur un bras, le second jour, sur l'autre, le troisième jour sur une jambe, et ainsi de suite.

Il faut respecter la sueur critique et savoir souffrir sa sortie, il ne faudrait pas la confondre avec la sueur trop abondante dont je viens de parler. Mais la sueur critique dure tout au plus trois jours à la suite d'une maladie, et la sueur durerait toujours, si l'on ne s'y opposait.

Douzième fait.

Traitement de l'ulcère scrofuleux.

N'attendez pas que l'ulcère soit formé, si vous en avez la faculté.

Les glandes du cou sont-elles engorgées? agissez.

Opérez par les moyens qui métastasent, et commencez par l'application des cataplasmes sinapisés sur les jambes.

Couvrez ensuite toute la tête avec le populéum aromatisé, avec l'essence de lavande fine; couvrez-en tont le cou. Il suffit quelquefois de trois jours pour qu'elles disparaissent.

Si l'ulcère existe, couvrez son ouverture avec une barde de lard frais que vous changerez trois fois par jour, et couvrez ce lard avec une flanelle bien garnie de populéum, comme dessus.

Par le moyen que j'indique, la suppuration s'établit et marche; les bords de cette plaie se relèvent, se rapprochent, se réunissent comme ceux d'une plaie ordinaire.

Un littérateur allemand, porteur au cou d'une plaie scrofuleuse chronique, longue comme un doigt de la main, fut guéri par mes soins et par ce moyen. On supposait que, trouvant le vin de France à son goût, il ne fallait pas l'en priver; et en effet, malgré l'usage et peut-être même l'abus qu'il en faisait, il fut parfaitement guéri, et la cicatrice se fit à merveille.

SIXIÈME DIVISION.

Traitement des crises à la peau.

Treizième fait.

1ʳᵉ OBSERVATION. — Traitement des brûlures superficielles.

Un jeune homme s'était brûlé les mains en retirant trop vite un alambic contenant de l'alcool en feu.

L'épiderme ne tarda pas à se soulever, et la peau fut bientôt enflammée.

Le traitement que je fis consista à éloigner la cause de maladie du cerveau et de la brûlure, et de préserver du contact de l'air les points malades, en couvrant les deux mains avec beaucoup de saindoux retenu par une charpie légère.

Il en résulta que la cause de maladie s'éloigna, et la suppuration n'eut pas même lieu.

Je ne cite ce fait, quoiqu'il n'appartienne pas aux crises, que parce qu'il fait partie des brûlures.

2e Observation. — Traitement des brûlures profondes.

Je donnais mes soins à une dame malade au lit depuis quelques jours.

Son fils, âgé de 8 ans environ, était près de la cheminée dans sa chambre; tout à coup le feu prend à son vêtement et lui brûle une partie de la joue, du cou, du bras, de la poitrine et du dos. Heureusement, sa mère put sortir assez vite de son lit, assez vite pour empêcher les progrès du feu; néanmoins, l'enfant eut de larges plaies dans la partie supérieure du corps.

On appela sur-le-champ un médecin qui demeurait dans la maison et qui fit les premiers pansements avec du cérat saturné.

A mon arrivée, je conseillai de couvrir les plaies avec un peu de charpie, beaucoup de saindoux. Je recommandai la métastase. La peur avait fait monter la cause de maladie au cerveau chez cet enfant, le pouls était faible. Le chirurgien continua le traitement à sa manière. Le quatrième jour après la brûlure, il demanda une consultation, elle eut lieu; on trouva bien tout ce qui avait été fait. Je proposai de couvrir les plaies par un moyen qui les garantissait du contact de l'air et permettait un pansement rapide, c'était celui que j'avais proposé d'abord; je proposai en même temps les cataplasmes sinapisés avec les autres moyens; mais les cataplasmes sinapisés furent rejetés, parce que, disait-on, l'enfant avait assez de ses douleurs. Ce raisonnement, qui paraissait fondé, ne l'était pas; car, par le moyen que je proposais, la cause de maladie devait quitter le cerveau et les brûlures. On continua le traitement du chirurgien. Le lendemain, je montai chez mon malade pour savoir comment il allait; son oncle en descendait et me dit : Le chirurgien sort d'ici, l'enfant est mort. J'entrai néanmoins, le père et la mère pleuraient au fond de leur alcôve. J'étais placé près du lit de l'enfant, je reconnus que le pouls, quoique très-faible, était cependant encore sensible. Je demandai aux parents la permission d'agir sur l'enfant comme j'aurais fait à l'égard du mien. Leur confiance s'exprima de manière à passer sur la consultation. J'appliquai les cataplasmes sinapisés à trois places à une jambe, puis à trois places à l'autre, je couvris la tête de populéum aromatisé; les plaies furent pansées avec du saindoux, puis recouvertes de populéum aromatisé encore pardessus. J'étais entré à onze heures et demie, et à quatre heures, l'enfant embrassait son père et sa mère et leur témoignait l'amour le plus vif par ses caresses. La famille était dans l'ivresse de la joie. Le chirurgien revint; il paraissait outré de ce que, pour sauver un malade, j'avais manqué aux convenances. Je lui laissai le champ libre, il continua à panser l'enfant comme il avait commencé d'abord, avec du cérat saturné. Cinq mois après, le père de l'enfant était chez moi, me rappelant que j'avais dit qu'on pouvait fermer ces plaies facilement; il se plaignait de ce que le chirurgien ne pouvait en venir à bout : Lorsqu'une plaie se ferme, disait-il, une autre s'ouvre, et me priait instamment de revenir, ce que je fis. En employant mes moyens, la guérison s'opérait tous les jours avec sûreté et promptitude; mais on avait compté les cataplasmes sinapisés, l'enfant en avait eu quatre-vingts, et dans le courant du traitement, il les demandait, parce qu'il sentait le bien qu'il en recevait.

Cette brûlure, qui avait formé au moins cinq grandes plaies, était avec l'affection cérébrale une névralgie compliquée, une métastase à six points, que les cataplasmes sinapisés, aidés du populéum aromatisé sur la tête et autour des plaies, réduisaient à l'unité. J'appelle l'unité l'inflammation passagère de la peau sinapisée.

3ᵉ OBSERVATION. — Traitement des brûlures profondes.

Un garçon brasseur s'était brûlé la jambe gauche, et, depuis plusieurs mois, il était alité sans pouvoir guérir; ses plaies étaient larges au moins comme la main, on eût pu la cacher dans l'une de ces plaies.

J'étais le onzième médecin appelé par ce malade qui avait grand besoin de travailler. Je traitai ces ulcères avec le lard qui servait à les recouvrir, trois fois par jour, et j'employai la métastase du cerveau sur les cuisses.

Le traitement dura quelques mois, mais tous les jours la cicatrisation faisait des progrès. Les chairs repoussaient du fond, et les parois de la plaie se rapprochaient. Ce traitement aurait duré moins de temps, si le malade, voyant sa guérison assurée, n'avait été trop tôt prendre de grands à-comptes chez le marchand de vin.

Il est aujourd'hui parfaitement guéri et ne s'en est plus ressenti depuis douze ans environ.

Quatorzième fait.

Traitement de la crise de la peau et des vaisseaux qui la parcourent (le charbon).

Commencez par traiter le cerveau au moyen de la métastase, du haut en bas.

Faites prendre au malade une tisane aromatique, comme une infusion de menthe, de sauge, de romarin, de lavande, de l'eau camphrée, etc.

Couvrez les plaies avec des cataplasmes émollients, aromatiques, comme serait un cataplasme fait avec la farine de lin, une infusion forte de sauge et de romarin, quelques gouttes d'eau de Rabel s'il y a apparence de gangrène.

Lorsque la gangrène aura disparu, traitez les ulcères comme il est dit aux crises; évitez les narcotiques.

Les dérivatifs amers et astringents à l'intérieur ne sont pas sans succès.

Quinzième fait.

Traitement de la névralgie phlegmoneuse, — phlegmon, furoncle.

Éloignez la cause de maladie de l'encéphale par la métastase ordinaire.

Puis faites agir le cataplasme sinapisé le plus loin possible du phlegmon.

Couvrez le phlegmon avec un cataplasme tiède de farine de lin, bien couvert, du côté du mal, de populéum aromatisé avec l'essence de lavande fine. Lavement avec l'infusion des feuilles de pariétaire.

Le phlegmon disparaît souvent par résolution, et le furoncle mûrit rapidement; on le presse à la base pour en faire sortir le bourbillon.

Seizième fait.

Traitement du panaris ulcéré ou non.

Employez la grande métastase.

Puis faites baigner la main du doigt malade dans une infusion de sauge et de romarin, une poignée de chaque.

Répétez ce bain trois fois par jour, et trois jours de suite.

En sortant de l'eau, essuyez rapidement la main et graissez le doigt malade avec le populéum aromatisé. Les élancements auront cessé le deuxième jour, et le mal ne fera plus de progrès le troisième jour.

En cas de besoin, on continuerait encore quelques jours.

On aidera beaucoup à la guérison en massant sur l'épaule du bras, du côté malade, avec l'autre main.

Dix-septième fait.

Traitement des névralgies des téguments des doigts, des talons, du bout du nez (engelures).

Les engelures sont quelquefois en suppuration et très-douloureuses ; leur gravité exige un traitement. La cause des maladies est sur les engelures, lorsqu'il y a cuisson, douleur et élancements ; elle est au cerveau lorsqu'il y a dé-mangeaisons.

Il faut employer la métastase et le traitement du panaris.

Si les engelures ne sont pas encore ulcérées, on les guérit en les couvrant, pendant le mois, avec une pommade nar-cotico-aromatique.

Dix-huitième fait.

Traitement de la crise à la suite de la névralgie des téguments (érysipèle.)

Commencez par débarrasser le cerveau ; continuez l'ap-plication du dérivatif en consultant le point malade ; placez toujours le dérivatif le plus loin possible de ce point, ou en ceinture, comme le zona : ainsi, si l'érysipèle est à la figure, portez le dérivatif sur les jambes.

Couvrez le visage, la ceinture et la tête, avec un aromatico-narcotique approprié.

Si l'érysipèle occupe les jambes, employez le narcotico-aromatique, ou seulement des aromatiques en pommade sur la tête et sur les jambes, et donnez au malade des lavements purgatifs et des potions purgatives.

Dix-neuvième fait.

Traitement de la variole.

Il n'est pas nécessaire de s'occuper de la sortie des pustules, il faut seulement préserver le cerveau contre le fluide morbifique en employant la grande métastase, mais n'attendez pas le septième jour ; et si même l'éruption est bénigne, agissez comme si le cerveau était pris, afin que la sortie des pustules se fasse le mieux et le plus vite possible.

Tranquillisez le malade, évitez-lui soigneusement les courants d'air, les fenêtres ouvertes, les explications acerbes, toutes les affections morales. Ne le forcez pas à rester au lit ; évitez de lui donner du lait ou des tisanes sucrées, mais faites-lui prendre des amers, des dépuratifs légers, du petit-lait, des lavements purgatifs.

Si vous apercevez une disposition à la gangrène, faites prendre quelques tasses de chicorée sauvage avec quelques gouttes de jus de citron, de l'eau camphrée, des infusions de camomille romaine, de feuilles d'oranger. Pommes cuites, pour nourriture un peu de bouillon ; une nourriture très-légère, pas de lait.

La sortie des boutons parcourra facilement ses périodes, et la desquammation terminera heureusement cette crise.

Vingtième fait.

Traitement de la rougeole.

Quels que soient les symptômes, employez la grande métastase, c'est toujours plus sûr; par ce moyen, vous protégez le cerveau s'il n'est pas malade, et, s'il est malade, vous le débarrassez; vous évitez par là la malignité de la maladie, et la rougeole reprend le caractère de la rougeole bénigne.

S'il y a des frissons, de l'accablement, vous étendez le répercussif sur l'épine du dos.

Si la respiration est gênée, vous faites respirer par la bouche ou du camphre, ou de la valériane, ou un aromatique amer, trois ou quatre fois environ dans la journée, sur un nouet de linge qui renferme une de ces substances.

Le malade est dans son lit, il fait diète.

Il prend pour tisane une infusion de capillaire peu sucrée.

Seulement un peu de bouillon pour toute nourriture.

Vingt et unième fait.

Traitement de la fièvre miliaire.

Le traitement de cette fièvre est le même que celui de la rougeole.

On doit employer d'abord la métastase pour préserver ou pour débarrasser l'encéphale.

Le malade doit rester au lit, faire diète, ou seulement prendre une nourriture presque liquide, mais pas de lait.

Lorsqu'il y a diminution des forces musculaires, il faut lui appliquer sur l'épine du dos, à partir de la nuque, un narcotico aromatique, et garnir aussi une ceinture de flanelle qui recouvrira l'estomac et les viscères.

Vingt-deuxième fait.

La scarlatine.

La fièvre scarlatine la plus maligne est tout simplement l'action du fluide morbifique sur les organes contenus dans l'encéphale, dans le canal vertébral, sur les amygdales; à la peau et sur les capillaires artériels.

Toutes ces affections ayant lieu par métastase comme dans toutes les fièvres :

Le traitement se borne à ramener toutes les affections à une seule par l'action du cataplasme sinapisé sur le mollet, le genou et la cuisse d'une jambe, puis sur l'autre.

Si la fièvre n'a pas de complication cérébrale, on évite cette complication en appliquant par précaution un narcotico-aromatique sur la tête; si, au contraire, il y a malignité, comme disaient les anciens, parce que le système nerveux est compromis, on en évite les conséquences par cette application.

On traite les amygdales, comme je l'ai recommandé à l'article de l'affection des amygdales, par le gargarisme astringent, et l'on entoure le cou avec le narcotico-aromatique.

Si le malade a soif, on peut lui donner une tisane faite avec des fruits faiblement acides.

La fièvre purprée paraît avec des taches d'un rouge violet plus petites que celles de la fièvre scarlatine.

Le traitement est le même. La cause de celle-ci paraît s'exercer sur les veinules.

Dans la *fièvre pétéchiale hémorrhagique* des anciens, les

taches, d'abord bleuâtres, livides, prennent la couleur brune jaunâtre, accompagnées presque toujours d'hémorrhagies, parce que la cause s'exerce sur les vaisseaux sanguins dans ses métastases fébriles.

Vingt-troisième fait.

La fièvre érysipélateuse.

Traitez la fièvre comme à l'ordinaire, et surtout employez la métastase, et placez sur l'érysipèle lui-même une pommade aromatico-narcotique.

Le malade ne reste pas couché, mais dans une chambre fermée.

Vingt-quatrième fait.

Traitement de la névralgie générale la plus intense, s'exerçant plus particulièrement à la peau et sur le système des glandes (la peste).

Le cerveau est malade, par conséquent les métastasants sont indispensables.

Pr. Cataplasmes sinapisés au mollet, au genou et à la cuisse d'une jambe d'abord, à l'autre jambe ensuite. Les continuer jusqu'à la fin. Le malade reste dans son lit.

Pr. Populéum aromatisé sur la tête, sur l'épine du dos, au moyen d'une flanelle.

La cause de maladie, une fois éloignée du cerveau, se dirige comme l'on veut, les éruptions suivent leur cours, l'inflammation des glandes et des autres parties du corps cessent, parce que l'on pose sur ces points douloureux ou enflammés un aromatico-narcotique. On fait prendre au malade, à l'intérieur, un médicament aromatique et antiseptique et l'on excite la sueur.

L'application du populéum aromatisé favorise la suppuration des glandes et des tumeurs, comme aussi de toutes les éruptions.

Ceux qui soignent les malades de la peste doivent se garantir soigneusement de l'humeur qui sort des pustules, des bubons et du charbon, comme le jeune médecin doit se garantir de la pipûre du scalpel avec lequel il dissèque.

On sera sans doute bien surpris de voir qu'on puisse gué‑ rir si facilement une maladie si grave et si imposante. Mais comment aurait-on pu la guérir ainsi, sans la connaissance de la cause des maladies et de son action sur le cerveau, et les influences des maladies du cerveau sur celles du reste du corps ?

Vingt-cinquième fait.

Dartres.

Les dartres sont des crises remarquables qui se présentent souvent avec la même physionomie, de sorte qu'on a pu les distinguer, les peindre et les classer.

Ce sont évidemment des crises simples ou compliquées qu'il faut regarder comme le travail d'animalcules existant sur la peau, et figurant par leur présence et leur travail ce que nous voyons et que nous nommons dartres.

Jusqu'à présent, on remarque que les dartres sont plus abondantes au printemps qu'à d'autres époques de l'année.

Les moyens employés jusqu'à ce jour sont des poisons dont on ne fait pas d'usage à l'intérieur, mais seulement à l'extérieur.

On fait disparaître les dartres par ces moyens; mais si on

les détruit, on n'en détruit pas toujours le germe, et l'année suivante, on voit apparaître les mêmes dartres.

Les dartres sont très-nombreuses et sont souvent composées, de sorte qu'on peut souvent en reconnaître de nouvelles.

Le meilleur moyen pour les guérir est celui qui consiste à débarrasser d'abord le cerveau, car il est rare qu'une personne dartreuse ne soit pas nerveuse.

Lorsque le cerveau est guéri, on fait prendre aux malades des dépuratifs amers-antiscorbutiques , véritables dépuratifs du sang.

Puis on couvre la dartre d'une barde de lard frais, non salé, qui a la propriété d'attirer le plus grand nombre des animalcules qui forment les dartres.

Ce moyen serait ridicule si je ne m'étais assuré bien des fois par l'expérience de son efficacité.

Parmi les dartres, il en est qui, après avoir été sollicitées à sortir par le populéum aromatisé , n'obéissent qu'en les couvrant de proto-iodure de mercure délayé dans de l'eau; la mentagre par exemple, la panne mélanée qui apparaît à la peau après le traitement de la maladie du foie, s'en va comme une pelure d'oignon après l'application de ce remède. Ce qui m'a donné à penser que la couleur des nègres pourrait n'être qu'une affection de la peau après celle d'un viscère, et que cette affection pourrait obéir au traitement que j'emploie, avec un succès assuré, pour des taches à la peau, souvent aussi noires que la peau du nègre.

Vingt-sixième fait.

Traitement des ulcères chroniques des jambes, regardés comme scrofuleux.

Le malade est au lit ; les dérivatifs sont placés l'un après l'autre à la cuisse, au genou et au mollet, d'un côté le premier jour, le lendemain on en place autant à l'autre jambe.

Le troisième jour, on en place au bas du dos d'un côté, puis sur l'autre côté. On étend sur la tête un narcotico-aromatique.

Des bains de jambes avec une forte infusion de sauge et de romarin trois fois par jour.

Ces bains doivent être à la température du lit, et pour les entretenir à ce degré, on a de l'eau bouillante à côté de soi. On les prend assis sur le bord du lit, afin de se ressuyer promptement.

On couvre la plaie avec une charpie mince, couverte de saindoux pur sans sel et très-épais.

Puis on recouvre ce plumasseau de charpie avec une flanelle bien couverte d'un liniment gras narcotico-aromatique.

Lorsque la plaie est fermée, si elle est recouverte d'une escarre, il ne faut pas la regarder comme guérie, il faut faire tomber cette escarre avec une barde de lard qui opère cet effet en douze heures de temps ; on continue l'usage de la barde de lard, la plaie se ferme et les démangeaisons cessent.

OBSERVATION.

Je donnai des soins, il y a quelques années, à un tapissier qui avait le pied malade d'un ulcère chronique très-profond dans l'articulation du tibia avec les os du pied, la largeur de cet ulcère était considérable.

Je proposai de m'occuper de le guérir, mais ma proposition fut d'abord repoussée, parce que le malade savait, disait-il, qu'il n'était pas guérissable ; cependant après quelques jours de réflexions, il voulut bien, disait-il, essayer.

J'employai le traitement ci-dessus, et, avant le mois révolu, il était debout.

Au bout d'un an, il portait une commode avec un aide, il

était devant, tournant le dos à l'aide et à la commode ; en cheminant ainsi, l'aide lui mit son pied armé d'un sabot sur la cicatrice de son ancienne plaie et la rouvrit.

Mon malade ne m'appela pas, d'abord il exécuta les ordonnances qu'il avait encore de l'année précédente.

Au bout de quinze jours, voyant que sa plaie ne se fermait pas, il me fit appeler.

Après m'être fait représenter de quelle manière il opérait, je reconnus qu'il manquait par un point très-important pour moi, et qu'il ne jugeait pas de même. Après avoir pris son bain, il restait avec les pieds mal essuyés dans la chambre, et se rendait au lit tout lentement. Je lui fis observer que ce refroidissement humide était très contraire, et qu'il ne fallait pas prendre ses bains auprès du feu pour de là se rendre au lit en traversant sa chambre, mais les prendre étant sur le bord de son lit ; ce qu'il fit. Quelques jours après, il était guéri, et si bien guéri, que depuis il est devenu commissaire aux morts, ce qui exige tous les jours de sa part des courses considérables.

SEPTIÈME DIVISION.

Traitement des crises après les affections des organes de la génération chez l'homme et chez la femme.

Vingt-septième fait.

Traitement des crises après les affections des organes de la génération chez l'homme.

On peut, sans être malade, se livrer aux détestables habitudes dont il est ici question (l'onanisme), mais souvent aussi ces habitudes sont le résultat d'une affection de la pulpe encéphalique, et ce n'est pas parce que l'homme abuse qu'il est malade, c'est au contraire parce qu'il est monomane qu'il abuse, ce n'est que plus tard que les effets, les démangeaisons deviennent des causes, causes de palpitations, d'affections de poitrine, de dérangements d'estomac, etc.

L'homme malade d'idiotisme surtout pratique assez ordinairement l'onanisme.

Lorsque l'onanisme existe par monomanie, la maladie est plus forte que la volonté. Si elle existe par passion, l'homme peut se commander, mais il est rare qu'il ne succombe pas lorsqu'il éprouve un prurit aux parties génitales après les névralgies de ces organes, ou parce que le souvenir est pour lui un mauvais conseil.

Il n'est pas toujours facile de reconnaître cette disposition aux mouvements du pouls, car les organes de l'hématose se trouvent souvent, dans ce cas, compromis.

Lorsqu'un malade de cette espèce veut fermement se guérir, c'est qu'il n'est que passionné, il faut qu'il évite tout ce qui peut exciter cette malheureuse habitude : les lectures de romans, les livres obscènes, les spectacles, etc.; qu'il fasse le traitement de l'affection du cerveau en général.

Et, l'excitation étant produite par des démangeaisons aux parties sexuelles, il faut les faire cesser par l'usage de pommades dépuratives dont on couvre les parties, ou par des infusions de ces plantes qui servent à se laver. (*Voyez* pages 322 et 323.)

OBSERVATION.

Un homme de 45 ans, épuisé par une démangeaison qui le portait à la masturbation, avait en outre une maîtresse dans la même disposition que lui; cet homme eut une insolation longtemps continuée, et l'affection des organes qui ordonnent la conservation de l'espèce en fut singulièrement augmentée. La conversation du malade roulait continuellement sur les choses qui remplissaient son cerveau.

Cet homme cependant était religieux, et il appartenait à une famille respectable, de sorte que sa conduite établissait à l'égard de sa famille et de lui-même une opposition continuelle et fatigante qui rendait sa guérison difficile ; il fallait se résoudre à entendre ses propos qui devaient cesser avec la maladie, plutôt que de se rendre ce malade antipathique, ce qui aurait empêché le médecin de pouvoir le guérir.

Le traitement suivi fut celui des névroses, la métastase, et, pour oindre les parties, la pommade dépurative suivante :

Pr. Saindoux très-frais,
    Onguent mercuriel double,   } de chaque, 16 grammes.
    Huile essentielle de fleurs d'oranger,   1 goutte.

Ce traitement dura deux mois.

Traitement des crises après les affections des organes de la génération chez la femme.

Il faut bien distinguer l'humeur du catarrhe de celle qu'on nomme dans le monde flueurs blanches ou l'humeur de la crise après le catarrhe.

Ainsi, une femme éprouve une pesanteur plus ou moins forte au bas-ventre, elle est telle, qu'elle dit qu'il lui semble que son corps va s'ouvrir, et en effet chez une femme grosse, telle est la cause la plus ordinaire de l'avortement.

Dans cette inflammation de la membrane muqueuse du vagin, si la cause est faible, la malade ne souffre pas, elle n'en parlé pas, un écoulement muqueux, transparent, comme le mucus nasal dans l'enchifrènement, sort par l'ouverture du vagin.

Chassez la cause des maladies par les moyens métastasants externes d'abord, puis introduisez dans le vagin ou dans le rectum, ou d'un côté et de l'autre, des narcotico-aromatiques, la cause du catarrhe disparaît.

Si vous la laissez disparaître seule ou, comme on dit, naturellement, elle se portera dans les intestins, dans le mésentère, il y aura des tiraillements dans l'abdomen et un écoulement de flueurs blanches, humeur critique, semblable à du lait qui tache le linge et s'en va en écailles par le frottement. Elle sera rappelée par les démangeaisons.

Pour faire disparaître entièrement les flueurs blanches, il faut recommander aux femmes de se couvrir d'un caleçon de flanelle, léger en été, plus chaud en hiver ; autrement il est inutile de chercher à se guérir.

Si, malgré ces précautions, l'écoulement de flueurs blanches continuait, on ferait usage d'une pommade au ratanhia, qu'on introduirait au moyen d'une mèche en linge élimée, qu'on retirerait à volonté, au moyen de deux bouts de fil qu'on laisserait passer.

Je préfère ce moyen aux injections avec la décoction de fleurs de grenadier ou d'un autre astringent, parce qu'il faut éviter l'humidité et parce que les injections ne restent pas.

1re Observation.

Une jeune fille de 21 ans se présenta un jour chez moi dans un état d'exaltation qui était dû à des démangeaisons aux parties et aux seins, qui rendaient par le mamelon un véritable pus.

L'état dans lequel elle se trouvait lui avait fait rechercher les moyens de se calmer dans des moyens privés, qui ne pouvaient que les augmenter. Elle espérait que le médecin les calmerait par des moyens analogues ; aussi fut-elle bien étonnée de ceux que je lui donnai et dont elle eut lieu plus tard de se féliciter.

Pr. : Farine de lin,
  —   de moutarde,   } de chaque, 32 grammes.
Mêlez.

Pour le bas du dos d'un côté, le mollet et le genou le premier jour.

Le lendemain, tout autant sur l'autre côté et à l'autre jambe.

Pr. Cévadille,   25 centigrammes.
   Saindoux très-frais,   32 grammes.
Mêlez.

Pour les mamelons et les parties génitales :

Sachets de fleurs de sureau sèches pour couvrir les mêmes places.

Les laver avec une infusion tiède de fleurs de sureau, dans laquelle on ajoute une cuillerée de teinture de ratanhia par verre.

Enfin, couvrir toute la tête, et surtout le derrière de la tête, avec une pommade narcotico-aromatique.

Continuez l'usage de la pommade tous les jours, et tous les huit jours, deux jours de suite, les cataplasmes sinapisés aux mêmes places.

La malade redevint calme et continua à vivre dans l'état de chasteté et sans efforts.

2ᵉ Observation.

Une maman vint me consulter sur quelques symptômes nerveux qu'elle avait remarqués chez sa jeune fille de 20 ans, laquelle lui avait confié le désir qu'elle avait de se marier. Je n'étais pas le premier médecin qu'elle eût consulté; mes confrères avaient conseillé le mariage.

Je conseillai un traitement analogue à celui qui précède, mais seulement les cataplasmes sinapisés et une pommade narcotico-aromatique sur la tête.

La jeune personne fut calmée en quelques jours. L'affection était nouvelle; je recommandai à la mère de continuer l'usage d'une pommade pour la tête, d'une odeur agréable à la malade et les cataplasmes sinapisés tous les quinze jours, plutôt par précaution que par nécessité.

Et le calme revint entièrement.

Plusieurs fois consulté par des femmes plus âgées, le même traitement a suffi pour faire taire ces besoins qui semblaient irrésistibles. Les préparations iodurées m'ont rendu de grands services comme dépuratives.

Vingt-huitième fait.

Traitement de l'ulcère de la matrice.

Lorsqu'une femme sent des élancements à la matrice, c'est souvent à l'époque des règles, elle ne croit pas devoir en tenir compte.

Lorsque dans l'intervalle, environ tous les quinze jours, elle les ressent, elle n'en parle pas encore.

Mais ces élancements revenant tous les huit jours, puis tous les jours, oh! alors elle s'en occupe.

Après avoir souffert pendant quelque temps, elle consulte le médecin, ou bien elle emploie les moyens qui suivent :

Cataplasmes sinapisés au bas du dos, puis au mollet, au genou et à la cuisse, d'un côté; si la farine de moutarde est bonne, elle suffira pour les quatre places.

Le lendemain, elle en mettra autant de l'autre côté.

Elle couvrira le bas-ventre avec des plantes sèches, aromatiques, et les élancements cesseront s'ils sont nouveaux.

S'ils sont anciens, si l'écoulement a lieu, il y a ulcère. Dans ce cas, on emploie des astringents, des narcotico-aromatiques; on les introduit à l'intérieur, soit en injection, soit en pommade, ce qui est préférable; on ne cesse que quand la maladie est guérie réellement.

Je dis réellement, car toutes ces maladies, une fois guéries, reparaissent souvent au bout de huit jours : il faut alors revenir encore au traitement; elles cesseront alors pour plus longtemps. Il faut, chaque fois que la même maladie reparaît, la traiter de nouveau comme au premier jour.

Si, au contraire, la malade se dépitait dès le premier retour des symptômes, elle aurait le plus grand tort, car elle ne pourrait en éviter les conséquences.

Et d'une maladie qui n'était rien d'abord, elle en aurait fait une maladie dont le nom seul est effrayant, parce que cette maladie, devenue chronique, n'est plus guérissable.

Vingt-neuvième fait.

Traitement de l'ulcère vénérien.

Éloignez la cause de l'inflammation si les bords de cet ulcère sont rouges.

Baignez la partie dans l'eau de guimauve souvent dans la journée.

Couvrez l'ulcère avec de la charpie, garnie d'une pommade préparée avec l'onguent basilicum, dans lequel on a incorporé du précipité rouge, 50 centigrammes pour 32 grammes.

Trentième fait.

Traitement de la fistule à l'anus.

En général, on traite la fistule à l'anus par l'opération.

Mais avant de tenter ce moyen, comme avant toutes les opérations possibles, il faut éloigner la cause de maladie et employer des lavements dans lesquels on fait entrer des émollients, des narcotico-aromatiques, des vermifuges, des dépuratifs, qui peuvent aider à une cicatrisation solide.

Trente et unième fait.

Traitement de la névralgie des seins (cancer).

C'est une chose remarquable : le cancer commence toujours par un coup, un choc dans le sein chez une femme nerveuse.

Depuis longues années la malade ne se doutait pas de son mal.

Seulement, depuis peu de temps, elle a reçu un coup nouveau dans le sein, et ses douleurs lancinantes sont devenues plus fréquentes ; elle appelle le médecin et lui dit que, depuis quelques mois, elle éprouve des élancements insupportables, qu'elle a confié son mal à une amie qui lui a conseillé de le faire voir à un médecin, car cela pourrait devenir grave.

C'est surtout à l'époque de la cessation des menstrues que les pauvres femmes s'aperçoivent d'une maladie qui , déjà, présente si peu d'espoir de guérison.

Néanmoins, tant que le cancer est occulte, sans adhérence, on peut toujours espérer de le faire fondre.

On emploie la métastase, et l'on recouvre les deux seins avec une flanelle bien garnie d'une pommade aromatico-narcotique.

On continue le traitement; il est rare qu'il ne soit pas suivi de succès.

Il n'en est pas de même quand la tumeur est adhérente; c'est encore plus rare lorsqu'elle est ouverte.

Trente-deuxième fait.

Traitement du cancer occulte.

Mademoiselle S...., âgée de 38 ans, entendant parler des cancers, disait un jour en ma présence : Quant à moi, j'ai reçu des coups de coude, des coups de clef dans les seins et jamais je n'ai rien ressenti.

Je l'engageai à mieux s'observer et à me dire le lendemain les découvertes qu'elle aurait pu faire.

Elle revint le lendemain en me disant : Je ne sais pas ce qui m'est arrivé, mais j'éprouve des élancements que je n'avais pas encore remarqués, et je crois avoir des duretés qui ne sont pas naturelles.

En effet, les deux seins étaient tellement tuberculeux que l'on peut dire , sans exagération, que chacun d'eux renfermait une concrétion grosse comme le poing.

Je commençai le traitement.

Mademoiselle S.... était très-nerveuse, aussi employai-je d'abord la grande métastase. Je continuai pendant un mois, en lui faisant couvrir la tête, puis l'épine du dos et les seins avec des flanelles bien garnies de populéum aromatisé.

A la fin du mois, les tubercules étaient entièrement fondus.

Le même traitement m'a toujours réussi auprès des malades, en assez grand nombre, qui se trouvaient dans le même cas et qui sont venus me consulter.

On a pu remarquer dans le courant de cet ouvrage que je prends souvent pour narcotico-aromatique le populéum aromatisé par l'essence de lavande fine. Il ne faut pas s'en étonner, c'est, jusqu'à présent, le meilleur narcotico-aromatique de la pharmacie, sous tous les rapports.

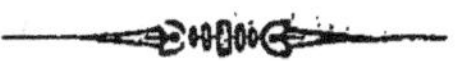

TABLE ANALYTIQUE DES MATIÈRES

RENFERMÉES DANS CE VOLUME.

PREMIERE PARTIE.

Connaissance des maladies.

DEUXIÈME PARTIE.

—

Moyens de guérison.

—

TRAITEMENT.

—

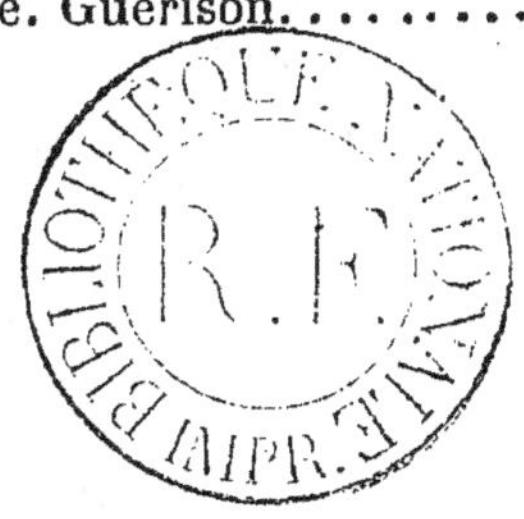

FIN DE LA TABLE.

Paris. — Typographie H. V. de Surcy, rue de Sèvres, 37.

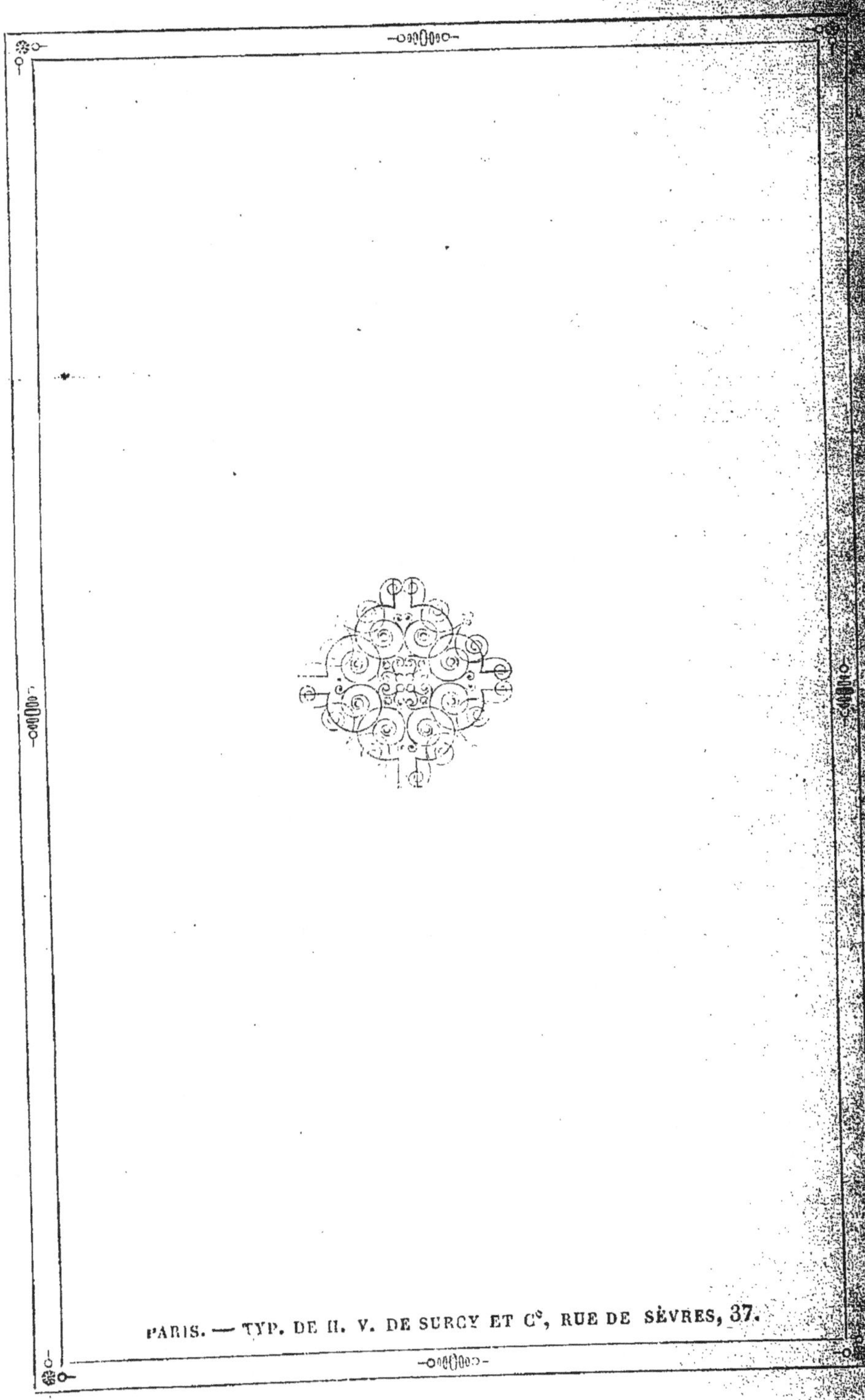

PARIS. — TYP. DE H. V. DE SURCY ET Cᵒ, RUE DE SÈVRES, 37.

www.ingramcontent.com/pod-product-compliance
Lightning Source LLC
LaVergne TN
LVHW050452060726
842526LV00001B/129